아이들을 위한 **두개천골요법**과

자신을 위한 **자가두개천골요법**

저자_주치영, 조병윤
1판 1쇄 발행_2017년 12월 4일
1판 2쇄 발행_2021년 3월 18일

발행처_다효출판사
발행인_주치영
편집_주치영
모델_주다연, 주효은
교정_서지원

등록번호_제406-2014-000036
등록일자_2014년 4월 7일
경기도 파주시 적성면 윗배우니길 441-25
담당자 서지원 010-9186-0450

ISBN_979-11-952684-2-9

아이들을 위한
두개천골요법

자신을 위한
자가두개천골요법

주치영, 조병윤

책을 펴내며

이 책을 기획하고 쓰게 된 이유는 진화, 임신, 후성유전학, 출산과정, 양육환경, 감정의 형성과 발달, 몸과 마음의 관계들을 통합적인 관점에서 바라볼 수 있는 책들이 부족하기 때문이다. 그리고 내 아이와 내 몸에서 어떤 일들이 일어나는지, 그 문제의 원인들을 고민해보고 싶었고 그에 따른 대안을 제시하고자 했다. 몸과 마음이 어떻게 연결되어 있고 서로 어떻게 영향을 주고받는지에 대해 말하고 싶었고 마음의 문제를 몸을 통해 해결할 수 있다는 것을 이야기하고 싶었다. 삶의 모든 문제들은 어떤 원인에 의해 일어나고 그 원인들이 아주 어릴 때 경험에 의해 발생할 수 있다는 것도 알리고 싶었다.

주의력결핍 과잉행동장애(ADHD), 틱장애, 난독증, 강박장애, 분노조절장애, 소아비만, 아토피, 자폐, 뇌성마비, 소아암, 각종 난치질환을 겪는 아이들의 부모들과 이야기 해보면 아이들을 위해 뭔가를 해주고 싶은데 그 방법을 모르는 분들이 많았다. 질병에 걸린 아이들은 몸의 문제를 가지고 있기 때문에 몸의 문제로 먼저 접근을 해야 된다고 생각한다. 상태에 따라서 약, 처치, 수술들이 필요하지만 몸을 직접적으로 자극하는 방법도 아주 중요하다고 생각하고 전문가들의 도움도 필요하지만 엄마와 아빠의 손길도 반드시 있어야 한다.

그 방법 중에 두개천골요법(CST. CranioSacral Therapy)을 선택하였다. 두개천골요법은 안전하고 검증된 치유법으로 이 아이들이 가진 많은 증상들을 완화시킬 수 있는 방법 중에 하나이기 때문에 소개하려는 것이다. 그리고 모든 사람들은 누구나 트라우마를 가지고 있기 때문에 아프지 않다고 하더라도 이런 방법을 통해 더 건강해질 수 있다. 원래 두개천골요법은 해부학, 생리학, 신경학, 근육학 등의 많은 공부와 오랫동안 훈련을 통해 익힐 수 있는 치유법이다. 손으로 두개골의 미세한 움직임을 감지하고 교정한다는 것은 쉬운 일이 아니다. 그렇기 때문에 이 책에서 소개하는 두개천골요법은 기존의 방식과는 조금 다르게 구성하였다. 많이 하다보면 그 움직임의 차이를 구분할 수 있겠지만 그 전까지 전체를 다 자극하는 방식으로 접근하였다. 그리고 가벼운 마사지와 같은 약한 자극방법을 사용하기 때문에 강하게만 하지 않는다면 부작용이 없고 문제가 생기지 않을 것이다. 보통 강하게 자극하면 효과가 더 있을 거라고 생각해서 세게 하는 분들이 있는데 절대 그렇지 않다. 자신의 눈을 손으로 눌러서 압박감이 느껴질 정도의 힘만으로도 충분하다. 아이들의 감각은 예민해서 약하게 자극해도 충분히 효과가 있다.

아픈 사람들과 이야기 해보면 자신을 돌보는 방법을 구체적으로 알지 못하고 그런 질병이 어떻게 시작되었는지도 잘 모르고 있다. 그리고 약간의 얼굴비대칭이나 틀어진 체형을 스스로 교정할 수 있는 방법으로 혼자서 할 수 있는 자가 두개천골요법(Self-CST)을 소개하였다.

이 책에는 의학적 이미지와 의학용어들을 사용하여 설명하였기 때문에 어떤 질병이나 증상이 있을 때 이 책에서 소개하는 두개천골요법으로 해결하려고 할 수 있다. 이 책은 건강을 위한 보조적인 방법이기 때문에 어떤 증상이 나타나거나 질병이 의심된다면 우선 병원에서 검사를 받고 의사의 상담을 먼저 추천한다.

저자 주치영. 조병윤

Contents

1부 몸 이해하기

01 서문 ············ 10
02 진화 ············ 18
03 산모와 태아의 심리적 관계 ············ 29
04 산모의 건강과 태아의 건강 ············ 35
05 태아와 산모의 커뮤니케이션 ············ 41
06 임신, 출산 호르몬 ············ 46
07 자연분만과 제왕절개 ············ 53
08 후성유전학(Epigenetics) ············ 56
09 8체질과 두개골 ············ 61
10 뇌와 두개골 ············ 71
11 악화되는 자궁 내 환경 ············ 78
12 난산에 따른 결과 ············ 86
13 출산 시 손상 ············ 91

14 신생아 호흡 ············ 106
15 비염 ············ 113
16 부정교합 ············ 117
17 턱관절 ············ 123
18 발과 두개골 ············ 126
19 트라우마 ············ 130
20 먹는 것과 두개골 ············ 139

2부 두개천골요법(CST)
21 두개골 이해하기 ············ 145
22 수평면 두개천골요법 ············ 161
23 시상면 두개천골요법 ············ 172
24 관상면 두개천골요법 ············ 179

3부 자가두개천골요법(Self-CST)
25 자가두개천골요법(얼굴 디자인) ············ 189
   책을 마치면서 ············ 209

1부 몸 이해하기

1

서문

세상 모든 사람들은 건강하고 행복하게 살길 원한다. 자신이 하는 일에 만족하며 경제적으로 안정되고 사랑하는 가족들과 지인들과 여유로운 삶을 살길 꿈꾼다.

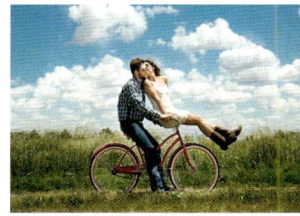
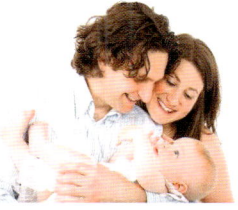
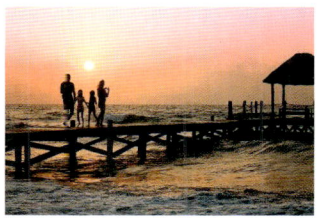

그러나 자신의 삶을 스스로 통제하지 못하고 자신의 삶이 원치 않은 방향으로 흘러가지만 아무 것도 하지 못하고 힘든 삶을 사는 사람들이 훨씬 많다.

의료기술은 발전하는데 갈수록 더 많은 사람들이 다양한 질병으로 고통을 당하고 있다. 암, 뇌졸중, 치매, 심장질환, 당뇨, 비만, 소화기질환, 어지럼증, 만성통증, 관절염, 각종 난치질환 등을 가진 사람들이 더 많아지고 있다.

주의력결핍 과잉행동장애(ADHD), 틱장애, 자폐증, 아토피, 소아성인병, 난독증, 학습장애, 분노장애, 강박장애, 소아암, 뇌성마비, 각종 난치질환 등을 겪고 있는 아이들도 많이 있고 갈수록 더 늘고 있다.

왜 그럴까?

삶이 원하는 대로 진행되지 못하는 까닭은 무엇일까?

의료기술은 엄청나게 발달하고 있는데 왜 이렇게 아픈 사람들이 많은 것일까?

이 이유를 앞으로 찾아보려고 한다.

모든 결과에는 원인이 있기 때문이다.

우리 몸은 무엇이 필요한지, 어떤 문제가 있는지, 무엇을 좋아하고 싫어하는지 정확하게 알고 있고 그것들을 몸의 구조(두개골, 척추, 근육, 내장기, 감각기관 등)를 통해 그대로 표현하고 있기 때문에 몸의 문제는 몸의 구조를 통해 찾을 수 있다.

엄마 뱃속에서의 시기, 신생아, 영유아 시기가 한 사람의 인생을 좌지우지할 정도로 중요한 때라는 연구결과들이 많이 나오고 있다. 이 시기에 심각한 트라우마를 겪게 되면 성장하면서 행복한 삶보다 힘든 삶을 살게 된다는 것이다.

물론 이런 시기에 심각한 트라우마를 받았다고 해서 모두 건강에 문제가 생기고 스스로 원치 않는 삶을 사는 것은 아니다. 오프라 윈프리는 사생아로 태어났고 9살 때 사촌에게 성폭행을 당해서 미숙아를 낳게 되었고 아이가 죽게 된다. 마약에 빠지게 되고 불우한 성장과정을 겪게 되지만 현재 미국에서 가장 영향력이 있는 인물이면서 토크쇼를 통해 많은 사람들의 아픔을 치유하는 사람이 되었다. 성장하면서 좋은 가족, 좋은 친구, 좋은 선생님 등 소통하는 사람들과의 관계에서 보상을 받게 되면 트라우마를 극복해서 더 건강하고 더 행복하게 사는 경우도 많다.

똑같은 경험을 하더라도 사람들의 반응은 모두 다르다.

그냥 '그럴 수도 있지' 하고 넘어가는 사람이 있고 며칠 동안 계속 고민하는 사람이 있고 너무 괴로워하며 자살을 시도하는 사람이 있다.

이런 반응의 차이는 어디서 오는 것일까?

서울대 심리학과 곽금주 교수는 직장인 400명을 대상으로 설문조사를 했는데 학창시절 왕따를 당한 사람들이 직장에서 왕따를 당할 가능성이 높은 것으로 나타났다.

학창시절 왕따를 당한 경험이 트라우마(정신적 외상)로 남아서 직장에 가서도 우울증, 대인관계 공포증, 피해망상 등에 의해 직장 동료들과 잘 어울리지 못한다는 것이다.

이런 사람들의 경우, 학창시절 전에는 어땠을까? 이 사람들의 어린 시절은 어땠을까?

필자의 경험에 의하면 이런 사람들은 유전적 정보나 임신 기간, 출산과정, 양육 상황에 뭔가 문제가 있었던 경우가 대부분이다. 아주 오래 전부터 문제는 이미 시작되었던 것이고 이 문제가 해결되지 않으면서 사건과 사고로 이어진 것이라 생각한다.

우리의 현재는 과거의 수많은 경험이 축적된 결과물이기 때문이다.

의식적으로 기억하고 있는 경험들도 많지만 과거의 경험들 대부분은 기억하지 못한다. 기억하지 못하는 경험들, 무의식에 있는 기억들이 우리의 현재와 미래를 결정한다는 것을 알아야 한다.

이 경험들은 엄마의 자궁에서 정자와 난자가 수정되면서부터 시작된다. 엄마의 뱃속에서의 경험들이 하나씩 기억되고 엄마 뱃속에서 세상 밖으로 나가는 생애 첫 번째 위험한 도전을 준비한다. 모든 준비를 잘 마치고 산도를 통해 잘 나오는 아이가 있고 산도를 잘 나오지 못해서 흡입(겸자)분만을 통해 나오는 아이들도 있고 제왕절개를 통해 산도를 통하지 않고 세상 밖으로 나오는 아이들도 있다.

이렇게 태어난 아이들이 스스로 생존하기 전까지 양육자의 보살핌을 받아야 한다.

어떤 아이들은 행복한 가정에서 충분한 애정과 사랑을 받으면서 자라고 어떤 아이들은 그렇지 못한 가정환경에서 힘들고 어렵게 자란다.

엄마 뱃속에서의 생활, 뱃속을 나오는 도전의 과정과 결과, 양육환경들이 우리 몸에 고스란히 기억되어 성장하면서 어떻게 행동하는지의 기본 값이 된다.

신체적, 정신적인 트라우마가 우리 삶에 많은 영향을 미치는데 심각한 외상은 당연히 트라우마가 되고 별로 심각하게 생각하지 않았던 과거의 경험들도 트라우마가 될 수 있다. 이런 트라우마 중 대부분을 우리는 의식적으로 기억하지 못한다.

많은 아이들이 아주 어릴 때 생리적 욕구를 무시당하고 학대를 당하지만 그런 경험이 있었다는 것조차 모르는 경우가 대부분이다.

- **엄마 뱃속에서의 스트레스**(심한 입덧에 의한 영양 결핍, 시끄러운 소리, 물 부족, 산소 부족 등)
- **출산 당시 외상**(분만촉진제, 무통주사, 항생제 등의 약물, 두개골이나 척추, 근육, 신경, 장기 등의 손상)
- **양육 과정에서 학대**(배고픔, 추위와 더위, 불편함, 통증, 방치, 무시 등)
- **부모의 잦은 다툼이나 싸움, 폭력, 교통사고, 낙상, 심한 부딪힘**

- 부모나 형제, 지인의 죽음. 애정을 준 동물의 죽음.
- 의료적 검사, 치료, 입원, 수술
- 화재, 홍수, 지진과 같은 자연재해

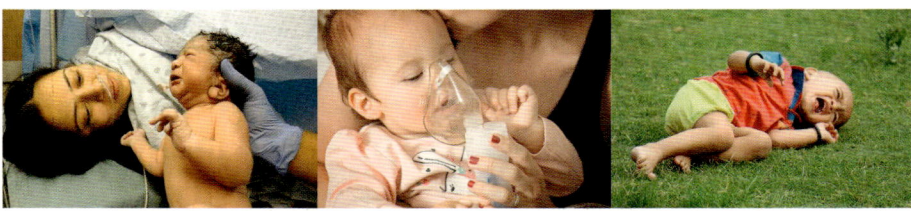

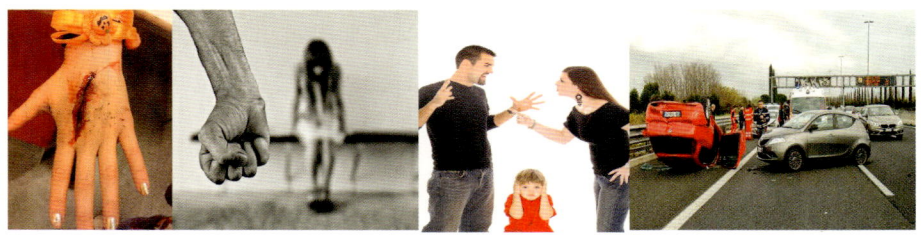

트라우마를 해결하는 방법은 여러 가지가 있지만 이 책에서는 트라우마를 정신적인 영역에서 고민하지 않고 구조영역에서 바라볼 것이다. 과거의 경험들은 뇌에만 기억되는 것이 아니라 장기, 근육, 뼈, 감각기관 등에 직접적으로 영향을 주면서 흔적을 남긴다. 트라우마에 대한 흔적은 구조를 긴장시키는 패턴으로 나타나고 구조의 긴장감은 움직임을 제한시키고 구조를 틀어지게 한다.

트라우마와 관련된 구조의 문제를 해결하면 트라우마를 어느 정도 극복할 수 있다.

부정교합, 척추측만증, 비염, 시력저하, 틱, 주의력결핍 과잉행동장애(ADHD), 얼굴비대칭, 아토피, 학습장애, 강박장애, 불안장애 등도 트라우마와 관련이 있고 트라우마를 극복하면 증상들도 나아질 수 있다.

생명을 움직임이란 단어로 표현할 수 있는 것은 살아 있는 모든 것이 움직이기 때문이다. 움직임은 두 가지 목적성을 가지는데 먹기 위한 움직임과 먹히지 않으려는 움직임이다. 이 목적성을 위해 우리 몸의 각 부분은 제각각의 움직임을 가진다.

두개골도 이 목적성을 충실히 이행하기 위해 움직이는데 보통 사람들의 심장은 하루에 120,000번 박동하고 횡격막이 22,000번 상하운동을 하듯이 두개골도 살아 움직이는 하나의 기관으로 1분에 6~12회 움직인다고 한다.

본 저서에서는 우리 몸의 구조 중에 두개골에 대해 이야기 할 것이고 아빠와 엄마가 아이들에게 해 줄 수 있는 두개천골요법을 다룰 것이다. 그러기 위해서는 두개골에 대해 알아야 하는데 두개골이 어떻게 움직이고 두개골 형태는 왜 그렇게 생겼는지? 두개골 변위가 어떻게 되었는지?에 대한 지식이 있어야 한다.

두개천골요법을 중심으로 이야기 할 것이지만 일반인들도 알 수 있게 중요한 근육과 뼈에 대한 설명도 같이 할 것이다.

두개천골요법은 부모가 아이들에게 해줄 수 있는 가장 큰 선물이라고 생각한다.

두개골은 출산과정에서 외상을 당하게 되는데 아주 심각한 외상인지, 아주 작은 외상인지의 차이일 뿐이다. 외상은 구조를 긴장시키고 긴장된 구조에 의해 기능이 떨어진다. 심각한 두개골 외상은 어릴 때부터 다양한 질병을 일으키지만 작은 두개골 외상은 직접적으로 질병을 일으키지는 않는다. 분명한 것은 두개골 외상이 삶에 부정적인 영향을 준다는 것이다. 그리고 혼자서 할 수 있는 자가두개천골요법(Self-CST)에 대해 설명할 것이다. 두개골은 건강에 중요한 역할을 하기 때문에 의료인이나 두개천골요법을 공부한 전문가에게 관리를 받는 것이 가장 좋다. 그렇지단 그럴 상황이 되지 않는 경우가 많기 때문에 혼자서 할 수 있는 방법도 뒷부분에 설명을 할 것이다.

이 책에서는 인간 몸의 구조가 어떻게 만들어졌을까? 란 의문을 가지고 이것들을 이해하기 위해 우리 몸의 시작부터 고민해볼 것이다.

내가 존재하는 것은 엄마와 아빠의 유전자가 전해졌기 때문이고 엄마와 아빠는 할아버지와 할머니의 유전자가 전해진 것이다. 할아버지, 할머니의 아빠와 엄마로 계속 위로 올라가면 어디에서 시작되었는지 짐작할 수 있다.

과학자들이 이야기할 때 지구의 나이는 47억 년 정도이고 최초의 생명체인 단세포는 37억 년 정도에 생겼다고 말한다. 나의 시작은 37억 년 정도부터이고 지금까지 그 과정이 끊어지지 않고 이어졌기 때문에 현재 내가 있는 것이다. 이 부분은 잘 기억하고 있어야 유전자의 생존과 나의 생존의 인식 차이를 알 수 있다.

엄마 뱃속에서 아기를 키우듯이 지구도 37억년 동안 자식과 같은 다양한 생명체들을 탄생 시켰다고 볼 수 있다.

지구를 엄마로 보면 이 생명체들은 자식으로 볼 수 있고 지구 입장에서 우리가 사용하는 말로 바꾸어보면 이 동물들은 서로서로 먼 친척이라 말할 수 있다.

어느 순간에 인간은 척추를 세우고 직립보행을 하면서 다른 동물들과는 달리 자연의 순리를 거부하였다. 이때부터 지구와 인간의 관계, 인간과 다른 동물들의 관계가 달라지고 인간의 삶도 극적으로 변하게 된다. 직립보행은 인간 삶의 전환점(Turning point)이 된다. 그렇기 때문에 우리의 몸을 볼 때 진화과정에서부터 바라보면 이해할 수 있는 것들이 많다.

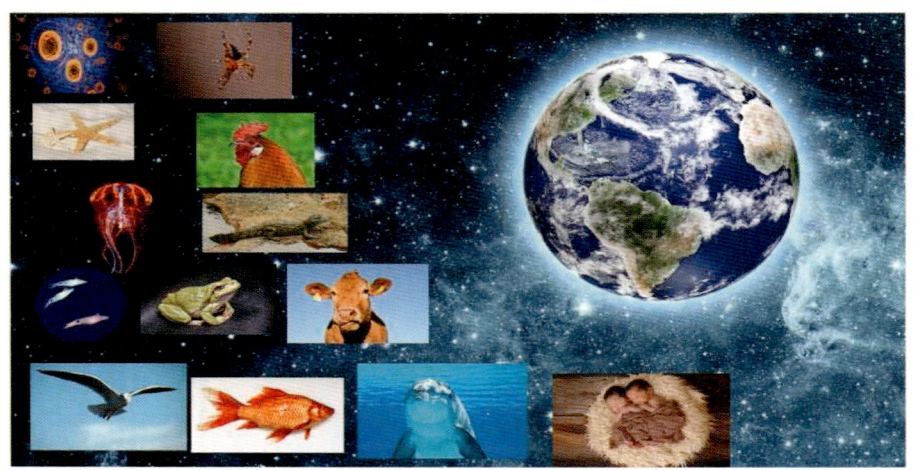

왜냐하면 아직도 진화과정에서 형성된 습성이 우리 몸에 그대로 남아있기 때문이다. 스트레스를 받으면 왜 단 것이 당기고 먹는 걸로 스트레스를 해소하려는 사람들이 많을까? 단 맛은 포도당으로 인체에서 에너지원으로 사용된다. 우리가 밖에 나가면 먹을 것을 쉽게 구할 수 있고 전화 한통이면 배부르게 먹을 수 있게 된 것은 불과 얼마 되지 않았다. 오랜 시간동안 먹을 것을 구하는 것이 어려웠기 때문에 인간이 가지고 있는 가장 큰 스트레스는 굶는 것이다. 우리가 스트레스를 받으면 몸에서는 굶는 것과 비슷한 스트레스로 인식하기 때문에 먹으려고 하는 것이다.

엄마가 자식에게 헌신적인 이유는 자식이 자신의 유전자를 가지고 있고 자신보다 젊은 자식이 유전자를 더 많이 확산시킬 가능성이 많기 때문이다.

성조숙증도 마찬가지이다. 극심한 스트레스를 지속적으로 많이 받게 되면 자신의 생존보다는 유전자의 생존을 위해 몸의 호르몬 시스템을 바꿔서 자신의 성장은 포기하고 최대한 빨리 생식이 가능하게 만드는 것이다.

키 크고 팔다리가 길고 체격이 좋고 잘생긴 남자를 선호하고 긴 머리, 깨끗한 피부, 풍만한 가슴과 엉덩이를 가진 여자에게 호감이 가는 이유는 자신의 유전자를 가진 아기를 건강하게 잘 키울 수 있기 때문이다. 키 크고 팔다리가 길고 체격이 좋은 남자는 사냥을 잘 할 수 있고 잘 생겼다는 것은 좌우대칭의 형태로 건강하다는 것을 의미한다. 긴 머리나 깨끗한 피부도 몸이 건강해야 가능하고 풍만한 가슴과 엉덩이는 아기를 잘 낳아서 건강하게 키울 수 있기 때문이다.

두개천골요법을 이야기하면서 진화과정을 이야기하는 것도 몸과 마음을 잘 이해하기 위해서이다.

몸의 구조가 긴장되고 변위가 생긴다는 것은 앎과 행함에 오류가 생긴다는 것이다.

호흡을 하면 공기가 폐로 들어오는데 쇄골이나 늑골 움직임의 제한이 있거나 사각근이나 흉쇄유돌근 등의 부호흡근이 과긴장 되어서 폐를 위쪽으로 당기지 못하게 되면 호흡하는 만큼의 공기가 들어오지 않을 것이다. 쉽게 말하면 생각하기로는 100만큼의 공기를 들이마실 수 있을 것 같은데 막상 호흡을 해보니까 90정도만큼만 가능하다는 말이다. 구조의 긴장으로 예상치 못한 10만큼의 오류가 생긴다.

측두근이나 흉쇄유돌근의 과긴장으로 인해 측두골이 회전하면 고막을 긴장시키거나 귓속뼈, 모루뼈, 등자뼈 움직임을 제한시켜서 특정한 소리의 전달에 문제가 생기게 되고 청각 기능을 떨어뜨려서 특정한 소리의 정보를 놓칠 가능성이 높아진다.

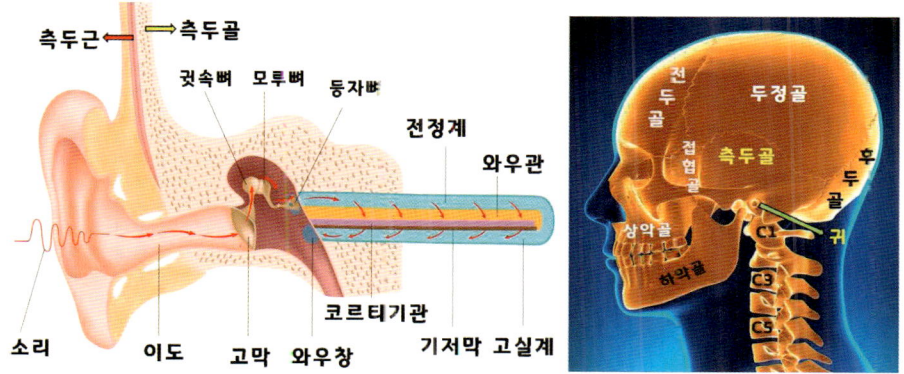

접형골에는 상안와열(Superior orbital fissure)이란 틈새가 있는데 이 틈새로 눈을 움직이는 시신경, 동안신경, 활차신경, 외전신경이 지나간다. 접형골 변위는 접형골을 통과하는 신경들을 압박할 수 있는데 이 신경들은 눈으로 가기 때문에 눈 움직임의 제한이 생기고 시력이 나빠질 수 있고 시각 정보를 받아들이는데 문제가 생기게 된다.

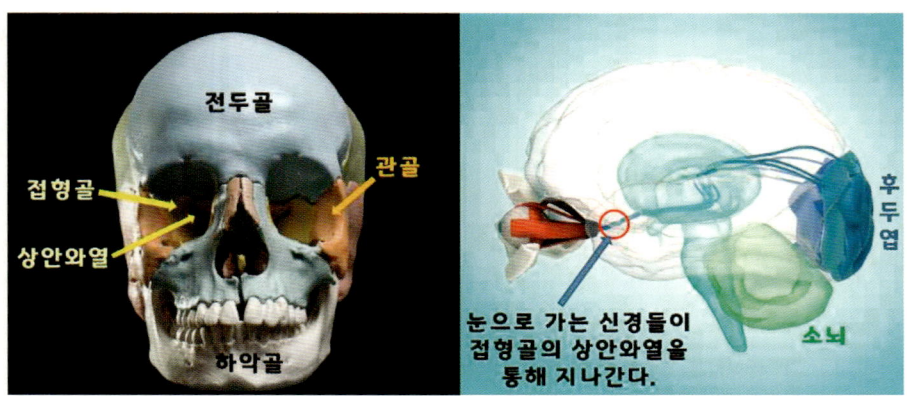

오른쪽 쇄골의 움직임 제한은 오른쪽 팔로 가는 신경을 압박하게 되고 오른쪽 손을 사용하는 근육들을 긴장시켜서 손사용에 문제가 생기게 된다.

이런 약간의 문제가 중요한 순간에 당락을 결정하고 시합에서 승패를 결정할 수 있다. 이런 사람들을 보면 생각할 때는 가능해 보였는데 막상 해보면 생각처럼 잘 안 된다는 말을 한다. 대부분의 사람들은 이런 경우, 자신의 몸의 문제 때문에 실패했다는 것을 잘 알지 못하고 운이 나쁘거나 노력이 부족했다고 생각한다.

몸의 구조는 움직임의 주체가 되기 때문에 구조의 긴장은 행함에 문제를 일으키고 이런 것들이 쌓이면서 계획했던 것과 결과물이 달라지게 된다.

몸의 구조가 긴장하면 삶에도 긴장감이 생기게 되는데 이 긴장감은 특정한 관계에서 표출되게 되고 그 관계가 나빠지게 된다. 두개골 제한 때문에 두통이 심해진 엄마가 남편이나 아이에게 짜증을 잘 내게 되면 남편과 아이와의 관계에 문제가 생기게 된다. 노력한 만큼 일이 잘 풀리지 않는다면 운이나 노력을 탓할 것이 아니라 자신의 몸에 어떤 긴장이 있는지 찾아봐서 해결하는 것이 더 도움이 될 수 있다.

진화

다른 동물들보다 인간은 미성숙한 상태에서 태어난다. 소, 말은 태어난 지 몇 시간 만에 걷기 시작하고 강아지는 10~20일 정도면 걷는다. 그런데 인간은 1년 정도가 지난 후에야 처음으로 걸을 수 있다. 걸었다고 혼자 생활할 수 있는 것도 아니고 10년 넘게 양육자의 보살핌을 받아야 스스로 생존할 수 있다.

이처럼 나약했던 인간이 현재 지구의 생태계를 바꾸고 유전자를 조작해서 새로운 생명체들을 만들고 있다. 새처럼 날지는 못하지만 비행기를 만들어 더 높이, 더 빠르게 날 수 있게 되었고 물고기처럼 물속에 오래 있지 못하지만 잠수함을 만들어 더 깊이, 더 먼 물 속을 들어갈 수 있는 세상을 만들었다. 우주의 비밀을 밝히고 다른 행성을 탐험하고 인간처럼 사고하고 행동할 수 있는 인공지능을 만들고 있다.

이제는 신의 영역에 도전하고 있는 것이다.

다른 동물들과는 비교할 수 없는 것들을 인간은 아주 짧은 시간 동안 해내고 있다.

인간과 다른 동물들과의 차이는 무엇일까?

첫째로 두발로 걷고 뛸 수 있다는 것이다.

모든 척추동물들은 인간처럼 머리, 몸통, 네 개의 부속지(2개의 앞다리와 2개의 뒷다리)를 가지고 있다. 물고기도 2개의 앞지느러미와 2개의 뒷지느러미, 새들도 2개의 날개와 2개의 다리를 가지고 있는 등 조건들은 비슷하지만 새들을 제외하고 인간처럼 두 다리로 설 수 있는 척추동물은 없다.

그리고 인간처럼 완벽하게 직립보행을 하면서 좌우 교차운동으로 오랫동안 달릴 수 있는 척추동물들도 없다.

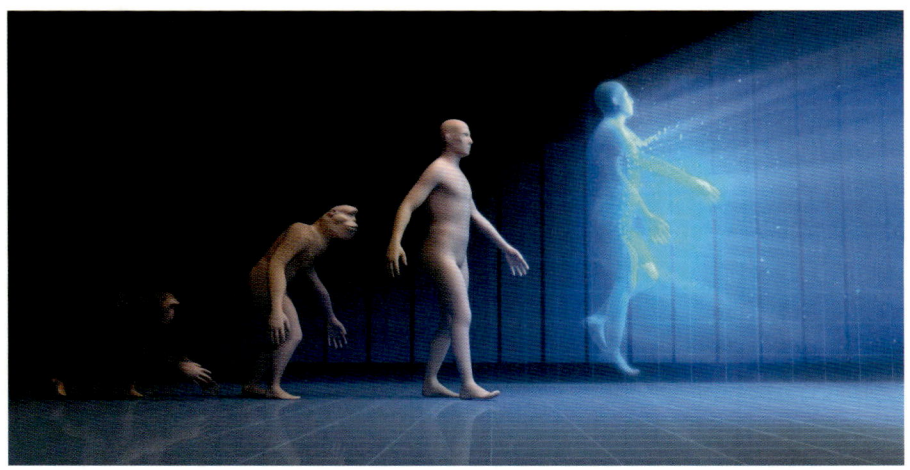

두 다리로 서고 걷게 되면서 척추와 골반의 형태가 극적으로 변하였고 두발로 서기 위해 수많은 신경이 발달하게 되고 신경들이 많아지면서 인간의 뇌는 커지게 되었다.

19세기 로렌츠 오켄은 '인간의 모든 특징들은 직립 보행을 하면서 형성되었다. 손이 자유로워지면서 모든 조작이 가능해졌고 신체의 자유가 허용되면서 정신의 자유 역시 이루어졌다'라고 주장했다.

우리가 지금 누리는 모든 문명은 직립보행을 하면서 시작되었다고 말할 수 있다.

두발로 서고 걷고 뛴다는 것은 단순한 움직임이 아니라 생존을 위한 움직임이고 가상 세계를 만드는 무한한 상상력의 원천이었던 것이다. 거꾸로 말해서 무한한 상상력과 삶에 대한 자신감을 갖고 싶다면 잘 걷고 잘 뛰어야 한다.

갈수록 걷고 뛰는 시간이 줄어들고 있다는 것이 문제라고 할 수 있다.

두 번째는 쇄골의 발달과 손과 손가락을 자유롭게 사용할 수 있다는 것이다.

인간처럼 손을 정밀하게 사용하는 동물들은 없다. 손은 뇌에 가장 많은 정보를 제공하는 감각기관으로 손의 사용은 뇌 발달과 밀접한 관련이 있다. 시각영역이 손을 사용하는 뇌 영역과 연결되어 손과 시각의 협응이 가능해졌고 다양한 도구들을 만들게 되었다. 사고, 예측, 계획, 판단, 통제를 담당하는 뇌의 전두엽은 손가락을 움직이는 자극에 의해 발달하게 되었다. 자폐, 뇌성마비 아이들을 보면 색칠하기, 오리기, 접기 등 손 사용이 서툴고 뇌손상 재활 과정에 손 훈련이 있는 것을 보면 손과 뇌가 연결되어 있다는 것을 알 수 있다.

이 부분에서 이런 궁금증이 생긴다.

어느 순간부터 손을 잘 사용하게 되었을까?

쇄골(Clavicle)의 형태에서 이 답을 찾을 수 있다.

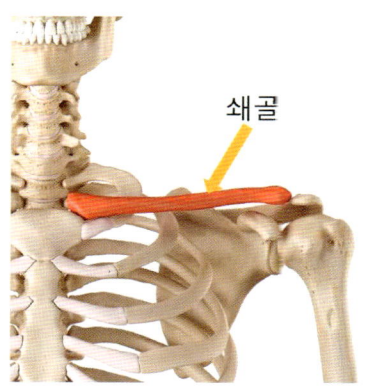 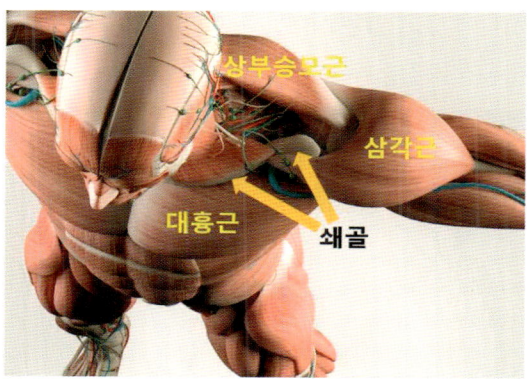

말이나 사슴처럼 네 발로 빠르게 달리는 동물은 쇄골이 없고 곰이나 고양이처럼 앞발을 어느 정도 사용하는 동물들에게는 쇄골이 있다.

팔과 손을 사용하는 동물에게 쇄골이 있다는 것을 발생학적으로 보면 손의 정밀한 사용보다는 쇄골이 먼저 발달했을 것이다. 인간이 직립보행을 하면서 팔을 더 많이 사용했을 것이다. 뿌리 열매를 얻기 위해 땅을 파거나 동물을 잡기 위해 돌을 던지거나 잡은 동물을 끌고 가는 동작들을 통해 어깨 근육들이 강해졌을 것이다. 특히 던져서 어떤 목표를 맞춘다는 것은 어깨, 팔꿈치, 손목, 손의 구조물의 조합뿐 아니라 상체회전을 위한 몸통의 움직임과 회전을 지지하기 위한 하체근육의 강력하고 정밀한 협응이 필요하다. 뼈와 관절들의 움직임과 근육들의 분리된 시간 순차성 작용을 계산하기 위해 무수히 많은 뇌세포들의 신경연결이 필요하게 되었고 이를 위해 뇌가 더 발달하고 고도화되었을 것이다.

인간은 상부승모근, 삼각근, 대흉근들이 쇄골에 강하게 붙어서 어깨를 고정해주기 때문에 팔과 손을 사용할 수 있게 되었다. 손과 팔의 모든 움직임은 쇄골과 쇄골에 붙어 있는 근육들의 작용에 달려있다. 상담을 해보면 목과 어깨, 팔, 손목의 모든 통증들은 쇄골과 관련이 있다. 손 훈련을 통해 뇌를 자극하는 방법도 목과 어깨의 근육 운동과 병행할 때 더 효과적이다.

세 번째는 눈의 진화이다.

인간뿐 아니라 육식동물 대부분은 사냥을 하기 위해 정확한 거리를 측정해야 한다. 그러기 위해서 3차원 공간에서 어떤 대상의 위치를 정확히 인식할 수 있는 양안시(입체시, Binocular vision)를 가진 눈이 필요했다. 초식동물은 풀이나 잎 등 먹이가 바로 앞에 있고 넓은 시야를 확보하기 위해서 두 눈 사이가 멀어지고 두 눈이 따로 각각의 공간을 감지하는 단안시(Monocular vision)의 눈을 가지게 된다.

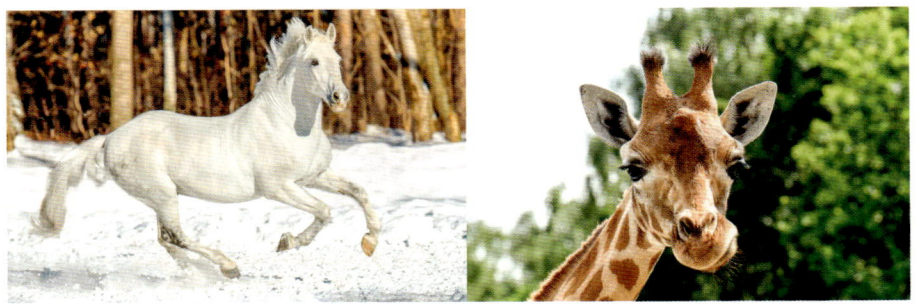

공간에서 물체의 위치를 측정하고 상대적인 깊이를 인지하는 능력은 태어난 후 3개월 정도부터 발달하기 시작해서 4개월 정도면 먼 거리의 물체에 초점을 맞출 수 있게 되고 6개월이 지나면 양쪽 눈으로 물체를 볼 수 있는 양안시 기능이 성인 수준에 도달하게 된다.

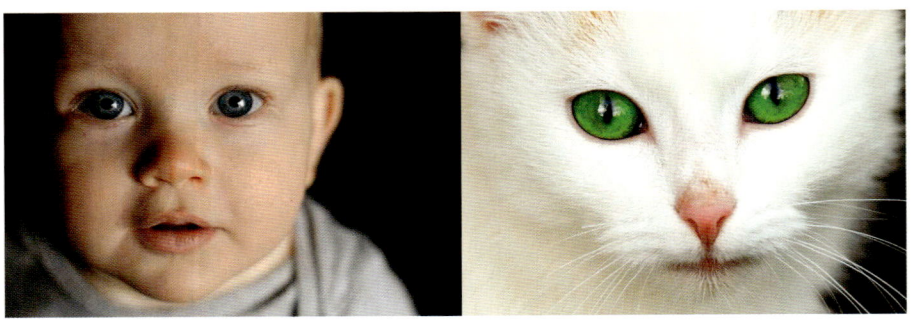

양안시가 제대로 발달하지 않으면 공간에서의 물체 위치를 정확히 찾기 힘들게 된다. 계단을 올라가거나 내려가는데 문제가 생길 수 있고 그네, 시소, 미끄럼틀, 정글짐 등 놀이터에서 잘 놀지 못할 수도 있다. 잘 넘어질 수 있고 밝은 햇빛에 심하게 눈부셔할 수 있고 눈을 찌푸리거나 눈을 자주 비비는 행동으로 나타날 수 있다. 그리고 시각 집중력이 떨어져서 책 읽는 것을 싫어하고 자신의 물건을 잘 잃어버린다.

목을 가누고 몸을 뒤집고 배밀이와 네발기기를 하면서 양안시는 발달한다. 움직이면서 팔을 뻗어 물건을 잡는 동작은 눈으로 공간에서의 물체의 위치를 파악하고 팔을 내밀어 손으로 확인하고 잡는 것이다. 눈으로 탐색하고 손으로 감지하는 시각과 손의 협응을 연습하게 된다.

인간의 두 눈은 사슴이나 말처럼 양 옆에 있는 것이 아니라 앞을 향해 가까이 위치한다. 이런 눈의 위치 때문에 세상을 3차원의 공간으로 볼 수 있고 원하는 대상에 눈을 맞출 수 있기 때문에 서로 눈을 바라보면서 의사소통을 할 수 있다. 눈을 맞추면서 상대방의 감정을 읽고 예측할 수 있는 공감능력이 형성되었다.

한 방향에 집중할 수 있는 것은 장점이면서 눈 움직임의 제한이 있다면 한 곳을 집중해도 잘 볼 수 없다는 단점이 생길 수 있다.

양안시로 인해 공간에서 자신의 위치를 인식할 수 있게 되었고 머리를 중간위치에 놓을 수 있고 양발로 잘 설 수 있게 만들어 주었다. 인간이 단안시 상태라면 공간에서 머리를 중간위치에 유지할 수 없어서 빨리 걷거나 뛰는 것이 쉽지 않았을 것이다.

양안시는 직립보행을 안정적으로 할 수 있게 만들었다.

두개골로 완전히 둘러싸인 뇌는 직접적으로 자극을 받지 못하고 눈, 코, 입, 귀, 피부 등의 감각기관을 통해 들어오는 정보를 바탕으로 어떤 선택을 한다. 만약 눈이 건강하지 않다면 눈으로 들어오는 중요한 시각정보를 순간적으로 놓칠 수 있다. 시험 문제를 읽다가 중요한 문구나 단어를 놓칠 수 있고 상대방의 미묘한 표정 변화를 무심코 지나칠 수 있다. 뇌에서는 들어온 정보를 바탕으로 결정하기 때문에 중요한 감각정보를 놓친다면 결정에 따른 결과가 초기 예측과 달라질 수 있다. 이런 과정들이 반복되면 실수를 하게 되고 실패의 원인이 될 수 있다. 노력한 만큼 결과가 좋지 않다면 눈이 건강한지 확인해볼 필요가 있다. 눈을 움직이는 신경들이 접형골을 통과하기 때문에 접형골 변위는 눈에 직접적인 영향을 주고 관골과 상악골도 눈 움직임에 영향을 미친다.

네 번째는 집단생활을 하게 되었다.

인간의 뇌가 점점 더 발달하면서 머리가 커지게 되고 출산의 위험 때문에 미성숙한 상태에서 아기를 낳게 된다. 미숙하게 태어난 아기를 생존시키기 위해 여성이 아이를 키워야 했고 여성과 자신의 유전자를 이어받은 아이를 위협으로부터 보호하고 먹이기 위해서 옆에 보호자가 필요했다. 점점 가족의 형태가 만들어지고 공동체가 형성되었고 사람들끼리 소통하기 위해 언어가 다양해지게 되고 경험과 지식들이 문자 형태로 기록되면서 인류의 문명이 급속하게 발전하기 시작했다.

많은 사람들이 모이면 여러 가지 문제가 생길 가능성이 많아지기 때문에 규칙과 규범, 질서, 법이 만들어지게 되었다.

다섯 번째는 화식이다.

인체에서 소화기관과 뇌 구조물이 가장 많은 에너지를 사용한다. 인류의 조상인 오스트랄로피테쿠스는 고기를 씹지 못하고 생채소와 과일을 주로 먹는 채식주의자였다. 뇌가 발달하면서 더 많은 지방과 더 많은 단백질이 필요했고 그러기 위해서는 다양한 음식을 먹어야만 했다. 익히지 않은 음식이나 거칠고 딱딱한 음식을 먹을 때는 강한 치아와 큰 구강구조가 필요하고 소화시간이 늘어나면서 장의 길이도 길어져야 했다.

이런 진화 과정에서 인간은 소화기관을 더 발달시킬 것인지와 뇌를 더 발달시킬 것인지 선택에 놓이게 된다. 큰 뇌와 큰 소화기관을 둘 다 가질 수는 없다. 뇌는 전체 몸무게의 2% 정도 밖에 되지 않지만 몸이 사용하는 전체 에너지 중 18~20%를 사용할 정도로 에너지 소비량이 크고 소화기관도 마찬가지로 많은 에너지를 사용한다.

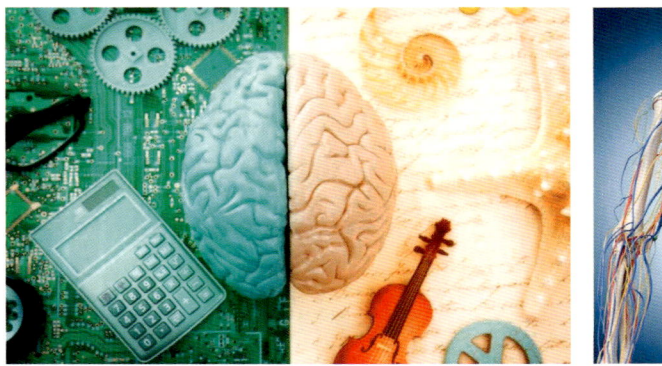
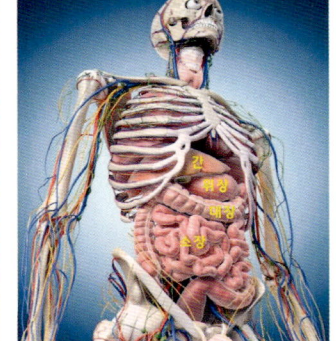

결론적으로 인간은 뇌를 발달시키기로 결정하였고 이 선택의 결과로 인해 소화기관의

길이는 줄어들고 턱과 치아의 크기를 최소화시키는 방향으로 진화되었다.
턱과 치아가 작아지게 되면서 여유가 생긴 부분만큼 뇌는 더 커질 수 있게 되었고 소화과정에 사용되는 에너지를 최소화시키고 여분의 에너지로 뇌 크기와 기능을 증가시킨 것이다.

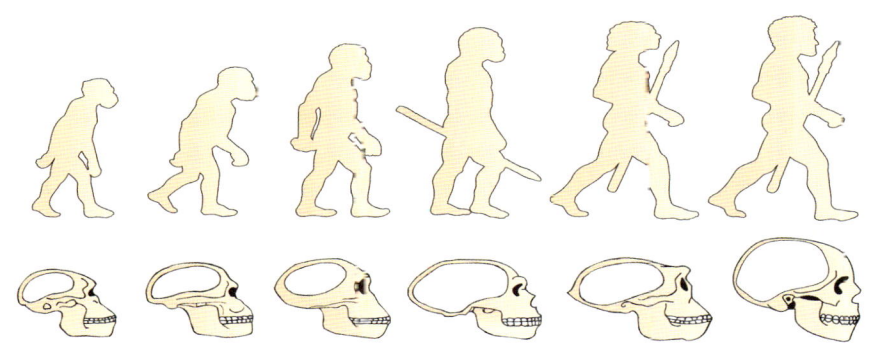

뇌와 소화기관 중 한쪽을 선택하는 것은 에너지 부족 때문에 멸종되지 않기 위한 현명한 결정이었고 많은 에너지를 공급하기 위해 더 많은 음식을 찾아야 되는 시간과 노력을 줄일 수 있게 만든 최상의 선택이었다.
포유류와 비교해보면 포유류가 인간 몸 정도의 크기라면 뇌는 280g 정도가 적절한데 인간의 뇌는 1,400g이나 된다. 소화기관은 포유류에 비해 절반 밖에 되지 않을 정도로 짧다. 인간 진화의 핵심은 뇌는 커지고 소화기관은 짧아진 것이라고 말할 수 있다.
소화기관에 에너지를 덜 사용하기 위해 인간은 위험한 불을 이용하였고 불을 다룰 수 있게 된 것은 인간의 진화를 한층 빠르게 해 주었다. 불을 사용하면 음식이 부드러워지기 때문에 작은 턱과 치아로도 음식을 충분히 먹을 수 있고 음식 먹는 시간을 단축할 수 있고 불을 사용하면서 어둠 속에서 활동을 할 수 있는 시간을 더 얻게 되었다. 음식을 가열하면 유해한 세균이 죽기 때문에 면역기능에 사용되는 에너지도 줄일 수 있게 되었다.
여기서 생각해볼 것은 소화기능이 떨어지면 뇌 집중력이 약해진다는 것이다. 소화기능이 떨어진다는 것은 소화를 시키는데 더 많은 에너지를 사용하게 된다는 의미이고 그만큼 뇌로 가는 에너지는 줄어들게 된다. 집중력이 약하거나 기억력이 떨어진다면 소화기능이 어떤지 확인해보고 식생활을 바꾸는 것이 좋다.

그 밖에 몸의 좌우와 반대인 대뇌구조, 목덜미 인대(ligamentum nuchae), 털이 없는 피부, 긴 다리, 아킬레스건, 발에 있는 아치, 짧은 발가락, 교차운동 등도 인간이 진화과정에서 획득한 놀라운 결과물이다.

진화에 따른 불가피한 선택

생명이 환경에 적응한다는 것은 아주 오랜 시간동안 아주 복잡한 과정을 거치게 된다. 약 600만 년 전 인간이 두발로 걷게 되면서 척추와 골반의 구조가 독특하게 변하였다. 척추동물의 척추는 대부분 지면과 수평이다. 이것이 자연의 설계인데 인간은 척추를 꼿꼿이 세움으로써 자연의 설계를 거부하였다.

진화과정에서 인간의 조상은 두 손을 사용해서 불안정하게 걷다가 두 발로 완벽한 직립보행을 하게 된다. 두 발로 서고 걷기 위해 대부분의 뼈와 근육의 형태가 변하고 사용되는 방식이 완전히 달라지 게 된다.

네 발로 걷는 다른 동물들의 척추와 골반구조와 달리 인간의 척추는 S자형 커브가 형성된다. 수평 상태에서 중력을 받던 척추가 수직으로 중력을 받으면서 형태가 변한 것이다. 비교적 넓었던 골반이 작아지게 되고 모든 체중이 무릎과 발목에 집중되었다.

직립보행이라는 선택에 의해 인간은 만물의 영장이라는 지위를 얻고 지구 생태계의 최상위 위치로 올라갔지만 반대로 출산의 위험과 많은 질병을 갖게 되었다.

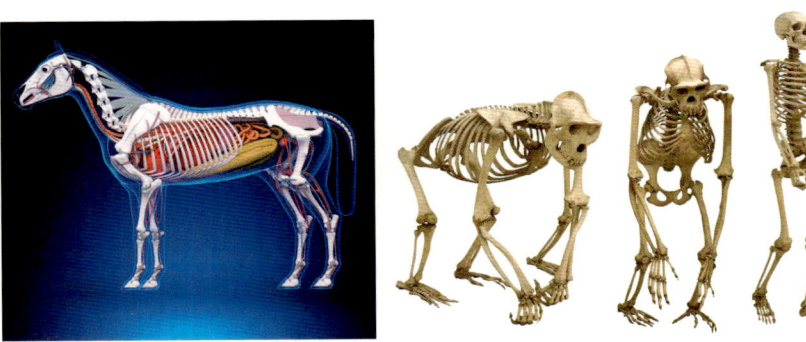

두 발로 걷고 뛸 수 있는 능력은 다른 동물들이 따라할 수 없는 동작이지만 그에 따른 엄청난 고통도 감수해야만 했다.

동물들은 네 다리로 몸의 체중이 분산되기 때문에 척추와 관절에 가해지는 충격이 한 관절 당 1/4이지만 인간은 몸의 체중이 허리에 집중된 후 다리로 내려간다.

네발동물들에게는 없는 척추질환, 골반질환, 무릎과 발목질환 등을 두 발로 직립하면서 얻게 되었다.

역류성 식도염의 원인인 식도열공 탈장(hiatal hernia), 위하수, 방광하수, 변비, 치질 등은 내장의 무게가 수직 방향으로 골반이란 딱딱한 뼈로 몰렸기 때문에 비롯되었고 빈혈이나 뇌질환-치매, 뇌출혈, 뇌경색- 역시 뇌가 심장보다 위로 올라가면서 뇌로 가는 혈액순환에 문제가 생긴 것 때문에 발생한다.

네발동물은 척추와 뒷다리가 직각을 이루었는데 인간은 직립보행을 하면서 척추와 다리가 거의 1자 형태가 되었고 골반의 형태도 완전히 변하였다. 인간의 골반은 동물의 골반과는 달리 장기를 받혀주는 역할까지 해야만 했다. 서고 걷고 뛰는 동작을 할 때 복부에 담겨 출렁이던 장기는 골반이라는 뼈에 압박을 당하게 되었다.

임신하면 태아가 커질수록 골반과 요추에서 받는 힘의 하중은 커지고 방광, 직장 등의 내장기가 눌리면서 문제가 생길 가능성이 많아질 수밖에 없다.

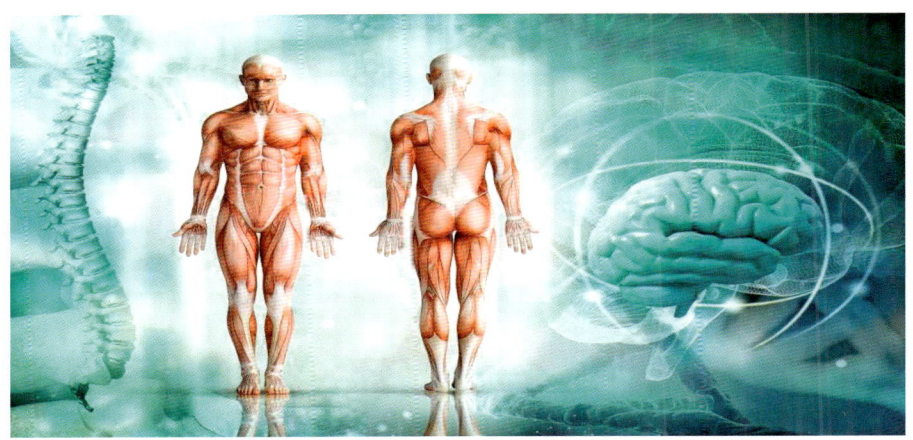

두발로 걸으면서 다리와 다리 사이가 좁아지게 되었고 골반도 점점 작아지게 되었다. 아기를 안전하게 낳기 위해서는 넓은 골반이 좋지만 직립보행을 하기 위해서는 골반이 작을수록 좋기 때문이다. 골반이 많이 작아졌지만 남성의 골반과 비교해보면 여성이 골반이 더 크다. 골반이 크면 움직일 때 회전반경이 넓기 때문에 두 발 보행의 효율성이 떨어지게 되고 운동능력이 남성에 비해 낮을 수밖에 없다.

이런 이유 때문에 남성과 여성의 생존전략이 완전히 달라지게 된다.

진화의 과정에서 출산의 딜레마(dilemma)를 해결하기 위해 여성의 골반은 뼈와 뼈 사이가 이완될 수 있는 구조를 갖게 된다. 하지만 이완되는 범위가 한정되기 때문에 출산할 때 도움은 되었지만 근본적인 해결책은 되지 못했다.

골반의 불완전한 구조를 가진 여성들이 요통이나 골반 부위의 질병이 더 많은 이유이기도 하다. 출산이 끝나면 다시 뼈 사이가 좁아지면서 이전 상태로 돌아가지만 여러 가지 이유 때문에 미세하게 틀어질 수 있다. 출산 후 몸매와 체형이 변하는 이유이다. 인간은 두발로 걷게 되면서 골반, 천골, 미골의 형태가 변하고 산도의 입구가 좁아지고 산도 중간이 꺾이게 된다.

진통이 시작되면 위쪽에서 태아를 밀게 되고 나가야 하는 산도는 좁기 때문에 산도를 통과하기 위해서 태아는 필사적인 노력을 해야 한다. 아이가 탄생한다는 것은 아이를 낳는 산모 뿐 아니라 엄마 뱃속에서 나오는 태아에게도 정말로 힘든 일이 되었다.

처음으로 겪는 가장 위험한 순간이고 이 과정에서 트라우마를 경험하는 경우가 많다. 이런 위험의 보완책으로 인간은 뇌 발달을 출생한 이후로 미루는 방식을 선택하였다. 다른 유인원이나 동물들과 달리 인간은 미성숙한 뇌와 몸을 가지고 태어난다. 그렇기 때문에 태어난 아기는 다른 어떤 동물들보다도 무능력하다. 태어나서 전적으로 양육자에게 의존하고 완전히 독립하기 위해서는 긴 시간동안 양육자의 돌봄이 필요하다. 아기가 무능력하기 때문에 아기를 안전하고 건강하게 키우기 위해서 다양한 인지 능력이 필요하게 되었고 양육 때문에 인간이 높은 지적능력을 가지게 되었다는 가설이 있을 정도이다. 우리가 가진 고도의 지적능력은 아기를 키우기 위해 진화되었다고 말하는 과학자들도 있다.

또 다른 보완책으로 산도를 통해 아기가 나올 때 얼굴을 옆으로 돌려서 머리가 나온 다음 다시 중간에 머리를 90도로 돌려서 어깨가 빠져나오는 움직임을 선택하였다.

원숭이와 같은 영장류는 산도가 충분히 넓기 때문에 산도를 나올 때 새끼의 얼굴이 엄마의 얼굴을 보고 있는 방향에 있다. 태어날 때 엄마와 새끼가 서로 얼굴을 바라보는 방향을 하고 있기 때문에 엄마가 손을 뻗어서 새끼를 빼낼 수 있다. 원숭이를 비롯한 대부분의 동물들은 혼자서 새끼를 낳을 수 있다. 대부분의 동물들이 새끼를 낳는 일이 힘들지 않고 다른 동물의 도움 없이 스스로 낳을 수 있는 것은 산도의 크기가 넉넉해서 새끼가 나오는데 큰 어려움이 없기 때문이다.

하지만 인간의 경우는 다르다. 산도에 어느 정도 진입한 태아는 머리를 회전하고 머리가 밖으로 나오면 끝나는 것이 아니라 어깨가 나와야 한다. 유인원의 어깨는 비교적 좁기 때문에 쉽게 나올 수 있지만 태아의 어깨는 넓고 유연하지 않기 때문에 머리가 나올 때처럼 어려움이 많다. 인간은 어깨를 사용하면서 생존의 가능성이 훨씬 높아졌지만 넓어진 어깨 때문에 출산의 위험은 더 증가되었다. 머리의 장축을 골반 입구에 맞추고 머리가 나온 후에는 어깨의 좌우 축을 골반에 맞추어야 한다. 간혹 산모의 치골에 태아의 어깨가 걸릴 수 있는데 심하면 태아의 쇄골을 부러뜨리는 경우도 있다.

원숭이의 경우는 새끼의 얼굴이 엄마를 보고 있는 방향이기 때문에 아기를 빼 낼 수 있지만 인간의 경우에 엄마가 신생아의 뒤통수를 보고 있는 모습이기 때문에 혼자서 아기를 빼내다가는 아기의 목이 뒤로 꺾일 수 있다. 그래서 인간은 혼자서 아기를 낳지 못한다. 인류의 역사를 보면 아기 낳는 것을 도와주는 사람들은 산모의 어머니이거나 한 집단에서 산파 역할을 한 경험이 많은 여자들이 담당했다.

아기는 출산할 때부터 여러 사람의 도움을 받아서 태어나고 자라는 사회적 동물(사회적 관계)이 된 것이다. 그림에서 보는 것처럼 천골의 형태를 따라 산도를 빠져 나온다.

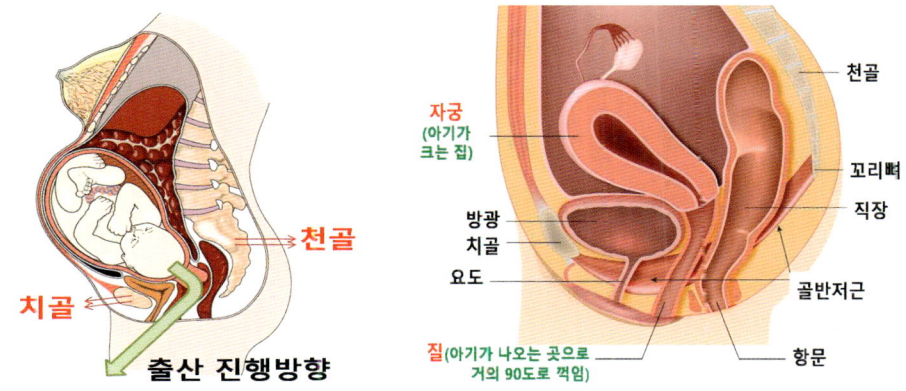

우리 몸을 이해하기 위해 진화과정을 살펴보면 훨씬 도움이 된다.

우리 몸이 이렇게 만들어진 이유가 있기 때문이다.

산모와 태아의 심리적 관계

생명을 탄생시킨다는 것은 기적과 같은 일이다.

눈에 보이지 않을 정도의 크기인 정자는 한번에 1~2억 개가 방출되고 방출된 정자들이 15~20cm 나팔관까지의 난자를 만나는 여정은 험난하다. 170cm의 성인이 5km를 수영하는데 상어도 있고 물살도 세고 갈림길도 있는 죽음의 레이스와 같다.

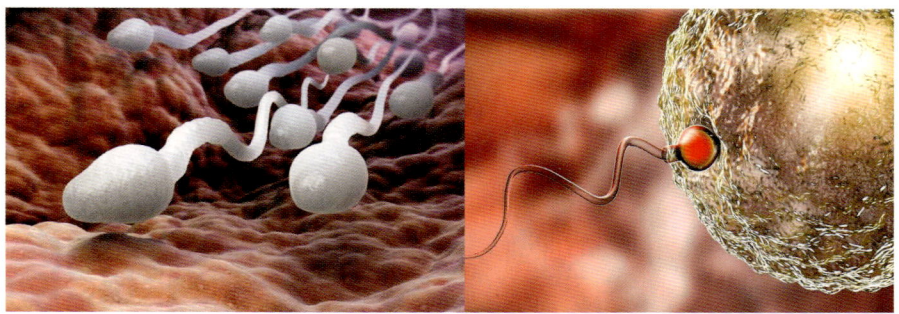

이 여정을 성공적으로 마친 정자가 난자를 만나서 수정되고 세포가 분열하면서 엄마와 아빠를 닮은 아기가 되는 과정은 더 경이롭다.

아이를 낳는다는 것은 자신의 유전자를 가진 생명을 탄생시킨다는 의미이고 한 인간으로써 부여받은 종족번식이라는 본연의 임무를 충실히 이행하는 숭고한 과정이다. 하지만 산모 입장에서의 임신과 출산은 걱정과 불안, 두려움과 공포심을 갖게 한다.

산모들 대부분 출산 과정에서 경험해야 하는 통증과 고통에 다한 두려움이 가장 크다고 말한다. 회음부 절개나 여러 사람 앞에서 자신을 보여줘야 한다는 수치심도 두려움을 느끼게 하는 원인 중에 하나이다.

출산에 대한 스트레스는 모든 산모에게 있지만 분만공포증을 가지게 되고 출산에 대한 극심한 스트레스를 갖는 것은 태아나 산모에게 악영향을 줄 수 있다.

일부 산모들의 경우에 분만공포증 때문에 과호흡 증상이 나타날 수 있고 과호흡 때문에 난산이 될 수 있다.

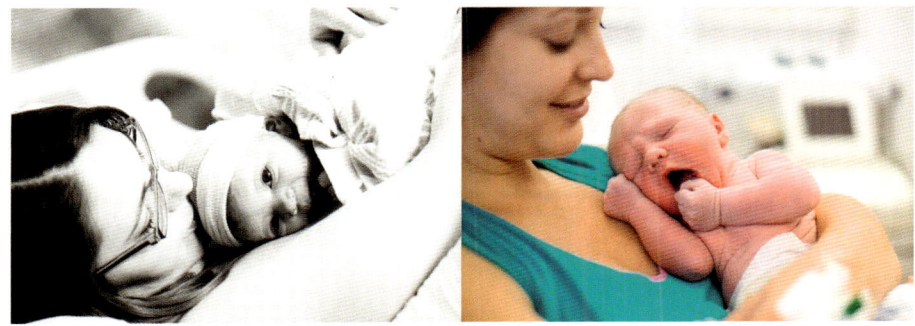

이런 부정적인 감정에도 불구하고 아이를 출산 한 후 느끼는 기쁨은 세상 어떤 것과 비교할 수 없을 정도로 크다고 한다. 모든 산모들은 태어난 아기를 보고 안는 순간 출산의 힘든 과정은 모든 사라진다고 말하기 때문이다.

새 생명이 잉태되고 탄생하는 과정에서 산모와 아기는 모두 행복하고 기뻐할까?
독일 심리학자 루케쉬(Lukesch)와 오스트리아 로트만(Rottmann)은 임신을 바라보는 관점과 심리상태에 따라 이상형(ideal) 엄마, 파멸형(catastrophic) 엄마, 양면성형(ambivalent) 엄마, 냉담형(cool) 엄마 유형으로 분류하고 이런 성향에 따라 태아가 어떤 영향을 받는지를 연구하였다.

의식과 무의식 모두 아기를 진심으로 바라고 태교를 잘하고 건강하게 아기를 출산하는 이상형적인 엄마, 임신 자처를 부정적으로 생각하고 낙태를 생각하며 임신중독증과 같은 상태가 될 수 있고 미숙아나 저체중아를 낳을 수 있는 파멸형 엄마, 겉으로는 임신을 기뻐하지만 무의식에서는 임신을 부정적으로 생각하는 양면성형 엄마, 겉으로는 임신을 원하지 않는 것처럼 보이지만 마음속으로는 임신을 원하는 냉담형 엄마로 분류한다.

임신과 출산 그리고 아기를 대하는 엄마들의 심리가 다른 것은 이런 이유 때문일 거라 생각한다. 자신의 엄마와 아빠에게 애정과 사랑을 얼마나 받았는지에 따라 다양한 감정들이 형성되고 이 관계에서 형성된 감정들이 자신의 아이에게 그대로 투사된다.

외할아버지, 외할머니, 친할아버지, 친할머니의 상태는 비슷하지만 어머니와 아버지 상태가 차이가 나는 것은 성장과정에서 어떤 사람을 만나고 어떤 환경에 있었는지에 따라 달라진다.

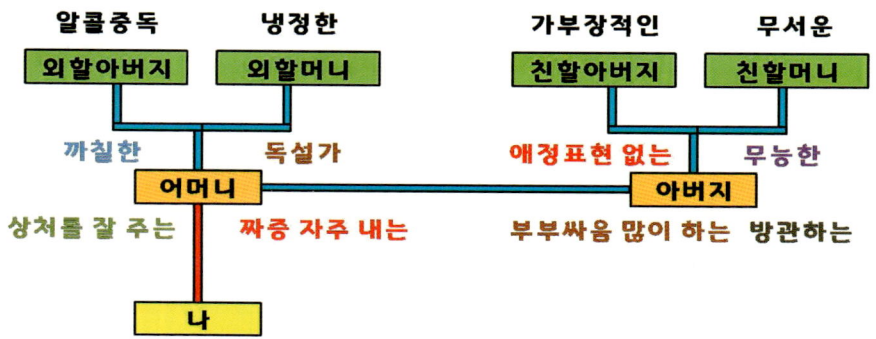

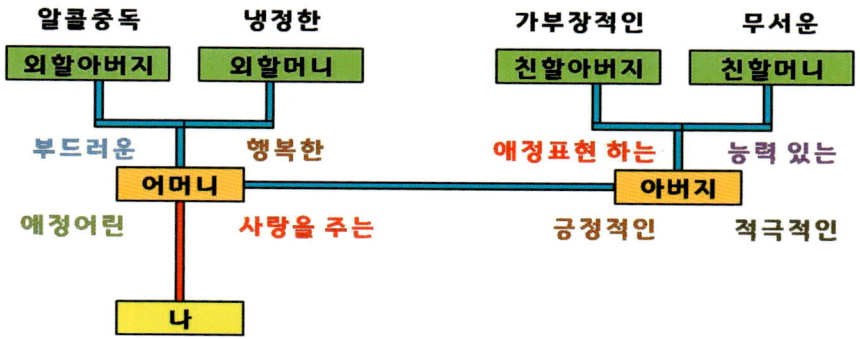

미국 코넬 대학교 메리제이와 워드는 외할머니-엄마-아기의 애착유형을 연구했는데 엄마와 아기의 애착유형은 82%가 일치하였고 친정엄마와는 75% 일치하는 것으로 나타났다. 이 연구결과에 의하면 애착유형은 대물림된다는 것을 알 수 있는데 외할머니와 엄마와의 관계가 엄마와 아기의 관계랑 비슷하다.

이 연구자들이 주장하는 것은 엄마가 임신을 어떻게 인식하고 태아를 어떻게 생각하느냐에 따라 태아의 감정상태가 영향을 받는다는 것이다. 냉정하고 짜증을 많이 내는 엄마에게 태어나서 자란 아이는 애착장애, 불안장애, 공격성 증가 등을 보인다.
변화되지 않으면 계속 대물림된다.
어린 시절의 애착장애는 결혼하면서 나타나는 경우가 많은데 배우자를 통해 애착결핍을 채우려고 하지만 남편이나 아내 모두 애착결핍이 있는 경우에는 오히려 채워지기는커녕 불평불만이 쌓이면서 부부싸움이 시작되고 배우자로부터 받는 스트레스는 연약한 아이를 공격하게 된다. 자신이 살면서 그렇게 힘들게 생각했던 애착장애를 자신의 아이에게 그대로 전달해주게 된다. 자신이 극복하지 않으면 자신의 아이가 경험하게 되고 자신의 아이가 극복하지 못하면 애착장애는 또 다음 세대로 계속 대물림된다. 두개천골요법은 애착장애를 극복할 수 있는 방법 중의 하나이다.

'심리학자인 매슬로(Abraham H. Maslow)의 욕구위계이론에 의하면 인간의 행동은 충족되지 못하고 결핍된 욕구를 채우는 것을 목표로 한다는 것이다.
사람들이 가진 공통된 욕구들이 있고 그런 욕구들은 서열화가 되어 있다고 말한다.
하위욕구가 충족되면 상위단계의 욕구를 충족하기 위해 행동하고 하위욕구가 충족되지 못하면 다음 단계의 욕구를 위해 행동하지 않는다는 것이다.

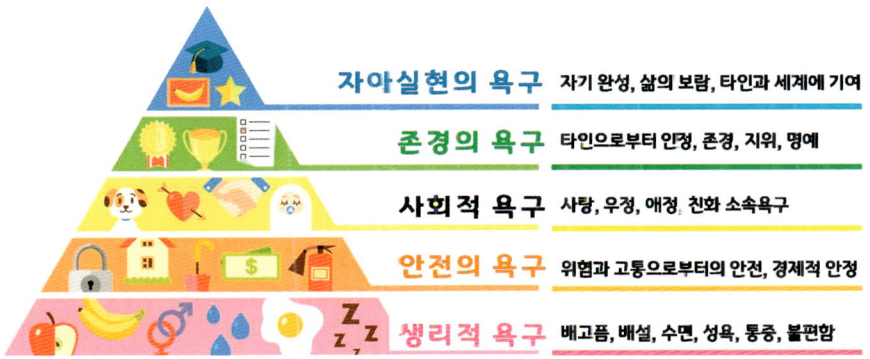

직장도 없고 하루하루 먹고 살기가 어려운 사람에게 결혼이나 명예, 자아실현, 자기완성 등은 아무 소용이 없는 말이다. 대부분의 사람들은 먹고 사는 것이 어느 정도 해결된 후 이성 교재나 결혼, 사람들 속에서 소속감을 갖고 싶어 하고 그 다음 단순한 구

성원이 아니라 다른 사람들에게 인정과 존경을 받고자 하고 마지막으로 자신이 가진 꿈과 이상을 실현하고 타인과 세상에 기여하려고 한다.

어릴 때 받게 되는 외상은 생리적 욕구의 결핍을 초래한다. 태어날 때 저산소증을 경험하면 저산소증은 폐 기능을 떨어뜨리고 비염을 발생시키고 호흡기능을 떨어뜨려서 산소가 부족해진다. 건강이 나빠진 아이의 몸에 세로토닌 분비가 적어지고 세로토닌은 밤에 멜라토닌으로 바뀌는데 수면 호르몬인 멜라토닌 수치가 낮아지면서 수면장애가 나타나게 되고 장 기능이 떨어져 영아산통이 발생할 수 있다. 이유 없이 한 두 시간씩 심하게 울게 만드는 영아산통은 애착결핍을 만들고 생리적 욕구를 충족시키지 못하게 만든다.

임신 중 산모가 받은 스트레스 때문에 태어난 아기에게 저혈당이 생길 수 있고 저혈당이 있는 아기는 다른 아이들보다 배고픔을 더 자주 느낄 것이다. 배고픔을 자주 느꼈다면 본능적으로 굶주림에 대한 공포가 더 강해질 것이고 위험한 상황에 극도로 예민해지게 된다. 식탐도 강해지고 욕심도 많아질 수 있다.

배고픔이란 생리적 욕구를 충족하지 못했던 사람이나 애착결핍인 사람이 주변 환경이 좋아서 4단계의 존경의 욕구단계에 올라갈 수 있지만 어떤 상황에서 4단계에 맞지 않는 행동을 할 수 있다. 높은 지위에 오르고 사회적으로 성공한 사람이 아랫사람에게 폭언을 하거나 가족을 무시하고 때릴 수 있다.

어릴 때 결핍된 욕구장애는 저녁마다 시간 때울 친구를 찾게 하고 게임에 빠지게 하고 술에 중독되게 하고 끊고 싶은 담배를 찾아 피우게 하고 쇼핑을 너무 많이 하게 만든다. 사람도 만나기 싫고 만사가 귀찮아 지게 한다. 강박을 만들어 자신을 공격하기도 하고 감정을 조절하지 못하고 결벽증이나 결정장애를 겪기도 한다. 스스로에게 대체적으로 만족하지만 자신 스스로 통제하지 못하는 어떤 부분들이 있게 된다.

수정 후 4개월 정도가 되면 태아의 감정이 형성된다고 한다. 기쁨, 분노, 슬픔 등의 감정이 생기고 7개월 정도가 지나면 자신의 감정을 빨기, 손 뻗기, 발차기, 얼굴 찡그리기, 가만히 멈추어 있기, 숨 참기 등의 움직임으로 표현한다. 태아는 엄마의 감정을 느끼고 감정에 반응하고 감정을 기억하기 때문에 산모의 심리상태에 따라 태아의 감정상태가 어느 정도 결정된다.

짜증, 불안, 긴장, 분노와 같은 감정이 가끔씩 일어나면서 적절하게 작용하면 태아에게 좋은 영향을 주게 된다. 이런 감정 상태에서 벗어나기 위해 몸을 움직인다거나 발로 차는 행동을 하거나 손을 빠는 동작을 하게 된다. 이런 움직임은 자기 방어 시스템을 자극하고 몸의 움직임을 통해 신경계가 발달하게 된다. 적절한 스트레스가 태아의 발육을 촉진한다는 연구결과가 있듯이 스트레스가 꼭 나쁜 것은 아니다.

단기기억을 장기기억으로 전환시키는 해마는 임신 초기에 발달하기 때문에 엄마 뱃속의 경험들과 엄마의 감정들을 기억할 수 있다. 이 기억들은 무의식에 저장되어 태어난 이후 의식적인 모든 선택과 행동에 영향을 미친다.

애착장애는 정신적인 문제만 일으키는 것이 아니라 육체적으로 심각한 영향을 미친다. 애착장애를 가진 사람들은 항상 긴장을 하기 때문에 두통, 저림이나 근육통증은 기본이고 면역계장애, 심혈관장애, 소화기장애 등을 갖게 된다.

이런 육체적인 문제들은 두개골 움직임에 직접적으로 영향을 미친다.

마음과 몸은 완벽하게 연결되어 있기 때문에 마음이 불안하면 이런 육체적인 증상들이 더 심해지고 육체적인 증상이 심해져도 마음이 더 불안해진다.

애착장애는 두개골 움직임을 제한시키기 때문에 움직임이 제한된 두개골을 잘 자극하면 애착장애와 같은 정신적인 트라우마를 어느 정도 극복할 수 있다.

이 부분은 앞으로 계속 이야기 할 것이다.

산모의 건강과 태아의 건강

산모의 건강은 태아의 건강에 많은 영향을 미친다.

국민건강보험공단은 임신 중 임신성 당뇨병으로 진단받은 여성이 2003년 1만 9,799명에서 2012년 11만 5,646명으로 5.8배 정도가 늘었다고 발표했다.

통계청 발표에 의하면 37주 이전에 태어나는 조산아의 비율이 2000년 3.8%에서 2010년 5.8%로 늘었고, 같은 기간 신생아의 몸무게 2.5kg미만인 저체중아의 비율도 3.8%에서 4.9%로 증가한 것으로 나타났다.

국민건강보험공단에 의하면 2005~2008년까지 3년 동안 6세 미만 소아 선천성 기형 환자수가 연평균 3%씩 증가하고 있다고 한다. 이런 상황에 대해 산부인과 전문의들은 산모의 건강상태가 나빠지고 있기 때문이라 말한다.

우리나라 초혼 여성 연령이 2006년 27.8세에서 2016년 30.1세로 높아졌다. 극심한 취업난과 주택문제, 양육과 가사에 대한 부담 때문에 결혼 시기가 늦어진 것이다.

다른 이유들도 있지만 늦게 결혼하는 것과 조산과 관련성이 있다는 연구결과들이 있다. 조기진통은 임신 37주 이내에 분만진통이 나타나고 정상적인 임신 기간인 40주를 다 채우지 못하고 37주 이내에 아기를 낳을 가능성이 많아진다. 출산율은 하락하고 있지만 조산 비율이 2000년 3.8%에서 2012년 6.3%로 높아지고 있다.

임신성 당뇨병이 태아에게 미치는 영향

1. **거대아** - 태아의 몸무게가 4.5kg 이상일 때 거대아라고 하는데 특히 임신 중기와 말기에 산모의 혈당이 높으면 태아에게 포도당이 너무 많이 전달되어 태아의 체중이 증가할 수 있다. 산모의 임신성 당뇨는 태아의 몸에 영향을 미치는데 태아의 평균 크기보다 거대아가 될 가능성이 많아지고 거대아가 되면 좁은 자궁에서 움직임이 제한되고 이 결과로 운동능력이 떨어질 수 있다. 난산으로 인해 저산소증을 경험할 가능성이 많고 출산 과정에서 상완신경총 손상(쇄골 아래로 지나감), 횡격막을 움직이는 신경의 손상으로 인한 호흡장애, 쇄골골절, 출혈 등의 손상을 입을 가능성이 많다.

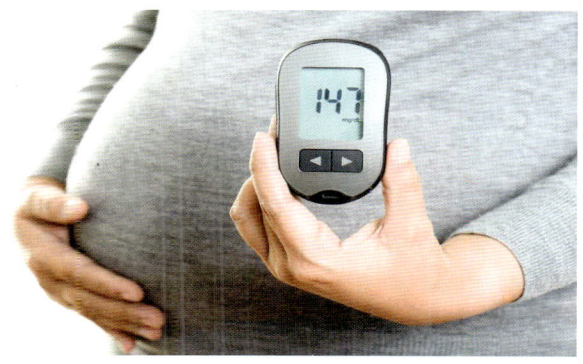

2. **태아 저혈당** - 태아는 산모의 영양분에 의존하여 성장한다. 특히 태아의 성장과 발달을 위해 에너지가 필요한데 필수적인 에너지의 80%를 포도당에서 얻고 나머지는 지방산과 아미노산 등에서 얻는다. 심한 기아 상태와 같은 비정상적인 상황이 아니면 태아 스스로 포도당 신합성(Gluconeogenesis)을 하지 못하기 때문에 산모로부터 전해지는 포도당에 전적으로 의지한다. 임신 중에 탄수화물을 자주 먹고 많이 먹었던 산모가 포도당 수액을 많이 맞는다면 산모의 혈당(포도당)이 높아지고 태아의 혈당도 상승하게 된다. 혈당(포도당)이 높아지면 인슐린이 과도하지 분비되고 인슐린에 의해 혈당(포도당)이 떨어지면서 태아는 오히려 저혈당이 생길 수 있다. 가장 흔한 합병증으로 신생아 저혈당이 발생하는데 출생 이후 혈당이 급격히 감소하는 경우가 많다. 건강한 신생아의 경우에는 출생 후 포도당 수치가 떨어지면

혈중 인슐린 수치도 떨어지는데 저혈당 신생아는 혈중 인슐린 농도 수치가 떨어지지 않으면서 저혈당이 생긴다. 혈당은 뇌의 에너지원으로 사용되는데 혈당이 낮으면 뇌 영양분이 부족해지면서 뇌 발달에 문제가 생길 수 있다. 임신 6주 이내에 혈당이 심하게 불안정하면 태아의 중추신경계, 심혈관계, 근골격계, 감각기계, 폐, 신장 등의 선천성 기형이 증가할 수 있다.

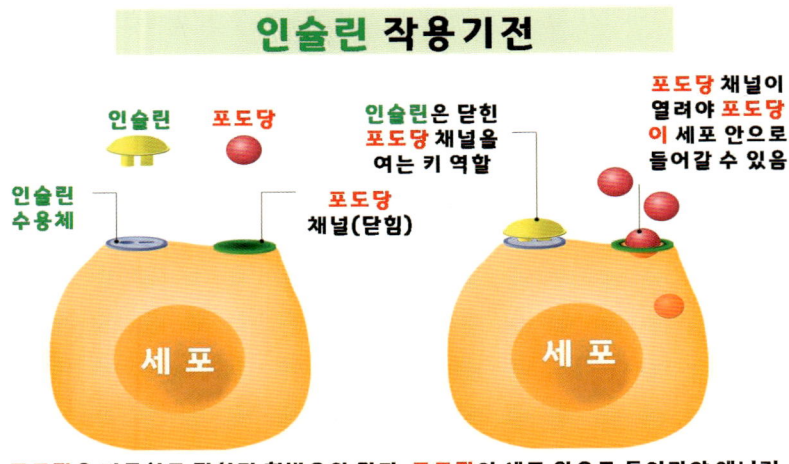

3. **신생아 황달** - 출생 후 보통 3~4일 정도에 나타나고 신생아의 피부가 노란색을 띠다가 7~10일 정도가 지나면 대부분 저절로 좋아진다. 황달은 혈액 안에 '빌리루빈(bilirubin)'이라는 노란색 물질이 많아져서 생기는 증상으로 빌리루빈은 적혈구가 파괴되는 과정에서 만들어지며 간에서 대사되어 담즙을 통해 배출된다.

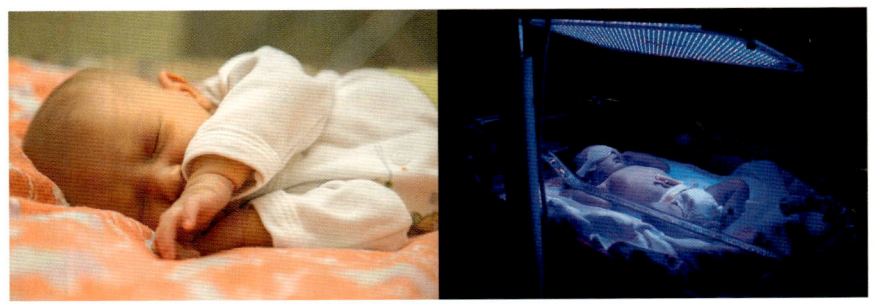

적혈구가 많이 파괴되거나 간에서 처리하지 못하면 황달이 발생한다. 신생아 황달

발생률은 산모의 혈당 조절 정도에 비례하고 조기 분만과 태아의 저산소증 때문에 생긴다는 주장이 많다.

4. **산모우울증** - 임신 중 산모우울증은 산모와 태아에게 나쁜 영향을 준다. 산모는 호흡부족으로 인해 저산소증이 생기고 산소가 부족해지면 영양흡수가 안되면서 영양결핍이 되고 우울해지면서 음주나 흡연을 할 가능성이 높아진다. 우울증은 산모의 호르몬 변화를 일으키는데 특히 부신에서 분비되는 코르티솔이라는 스트레스 호르몬은 혈관을 수축시켜 태아에게 전해지는 산소와 영양분을 감소시키고 태아의 발달에 직접적으로 영향을 미친다. 2008년 경미한 우울증을 가진 산모의 경우, 조산될 가능성이 60% 증가했고 심한 우울증을 앓고 있는 산모의 경우에 저체중아의 출산율이 건강한 산모보다 2배 정도 높았다.

제일병원 이수영 교수팀은 2013~2016년까지 3801명의 산모를 대상으로 4차례에 걸쳐 시기별 정신건강 상태를 추적하는 연구를 시행했다. 임신 초기(12주)가 19.3%로 우울증 위험이 가장 높았고 산후 1달 정도 16.8%, 임신 말기 14%, 임신 중기(24주)가 13.8%로 나타났다. 출산 후 양육 과정에서 나타나는 산후우울증의 위험보다 임신 기간에 더 높다는 것이다.

과거에 우울증이 있었다면 위험도가 4.3배로 높아졌고 가족 중에 우울증 환자가 있는 산모의 경우에 2.2배 우울증을 경험할 위험성이 높았다.

임신 중 우울증을 진단받으면 비교적 안전하다고 알려진 세로토닌 재흡수억제제(SSRI)라는 항우울제가 처방된다. 어떤 연구 결과에 의하면 이런 항우울제가 유산 가능성을 소폭 증가시키거나 호흡장애를 보이는 신생아를 출산할 가능성을 높인다고 말한다. 그래서 많은 산모들이 항우울제를 처방받지만 먹는 것을 꺼려한다.

2006년 연구에 의하면 우울증을 앓았던 산모 201명을 상담하였는데 약물을 계속 복용한 산모들의 1/4 정도가 임신 중 우울증을 앓았지만 복용을 중단한 산모들의 경우 2/3 이상 우울증이 재발한 것으로 나타났다. 우울증이 심할 경우에는 태아에게 부정적인 영향을 미치기 때문에 전문의와 상담을 통해 항우울제를 처방받아서 먹는 것이 좋다. 보통 셀렉사, 팍실, 프로작, 졸로프트 등이 있는데 알러지 반응이 없는 약을 선택하면 부작용은 최소화할 수 있다.

산모의 우울증은 아기의 세로토닌 분비를 저하시키고 세로토닌이 부족해지면 멜라토닌 수치도 떨어진다. 세로토닌은 밤에 멜라토닌으로 변하기 때문에 세로토닌 부족은 멜라토닌 부족으로 이어져서 수면장애로 나타난다.

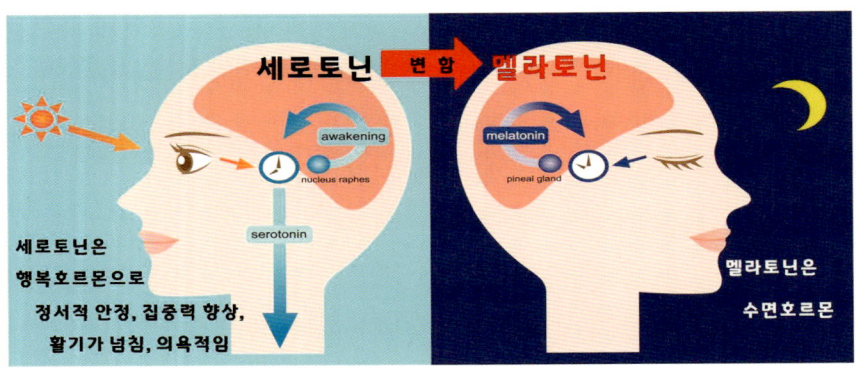

5. **산모의 코골이** - 미국 미시간대학 수면장애 연구팀은 1673명의 산모를 대상으로 코를 고는 것과 저체중아를 출산할 확률과 제왕절개 할 확률의 연관관계를 연구하였다. 1673명 중 1/3 이상이 코를 고는 것으로 나타났고 임신 전부터 코를 고는 만성적인 코골이 산모들을 보니까 체중이 가장 적게 나가는 10%의 아이를 낳을 확률이 66% 정도 증가했고 제왕절개도 2배 높았다. 임신 기간 중에 프로게스테론이라는 호르몬의 분비가 증가하는데 이 호르몬이 코의 점막을 붓게 해서 코를 골게 하는 경우가 많아진다. 코골이가 수면 무호흡증으로 이어질 경우에 산소가 부족해지고 임신중독증에 걸릴 가능성이 높아진다.

6. **산모의 혈당 불안정** - 산모의 혈당 조절 기능의 문제는 태아의 혈당 조절 기능을 떨어뜨리기 때문에 폐 성숙도가 정상 신생아보다 늦어져 인큐베이터 치료를 받을 가능성이 많아진다. 이런 아이는 성장하면서 비만이나 당뇨 등 성인병에 걸릴 가능성이 높다는 연구결과들이 많이 나와 있다.

정제된 탄수화물 위주 식단이나 단 음식을 좋아했던 여성들은 임신하면 인슐린 저항증이 생기게 되고 임신성 당뇨가 발병될 가능성이 높아진다. 인스턴트 음식이나 탄수화물 위주의 식단은 비만을 초래하고 태아가 있는 자궁은 체지방 때문에 좁아져 난산과 조산의 원인 중의 하나이다.

37주 이전에 태어난 신생아를 미숙아라 하는데 미숙아는 자궁 밖의 환경에 적응할 준비가 아직 되지 않았다. 미숙아 발생률은 2003년 100명당 4.5명, 2008년 5.5명, 2009년 5.7명, 2010년 6.0명, 2013년 6.5명 등으로 계속 증가하고 있다.

미숙아들은 폐 성숙이 되지 않았기 때문에 호흡곤란과 산소부족, 장 기능의 저하와 소화효소들의 부족에 의해 영양결핍이 생기게 되고 면역체계의 약화 때문에 감염이 쉽게 일어난다. 뇌 안의 출혈이 생길 수 있고 감각 기관의 미발달에 의해 감각 정보들이 왜곡되거나 차단될 수 있다. 대부분의 미숙아들은 의료 환경이 좋아져서 건강하게 성장하지만 미숙아의 일부는 영구적인 문제를 가지고 성장하게 되고 중증 질환에 걸릴 가능성이 많고 성장하면서 생명을 위협할 수 있는 합병증에 더 쉽게 노출된다.

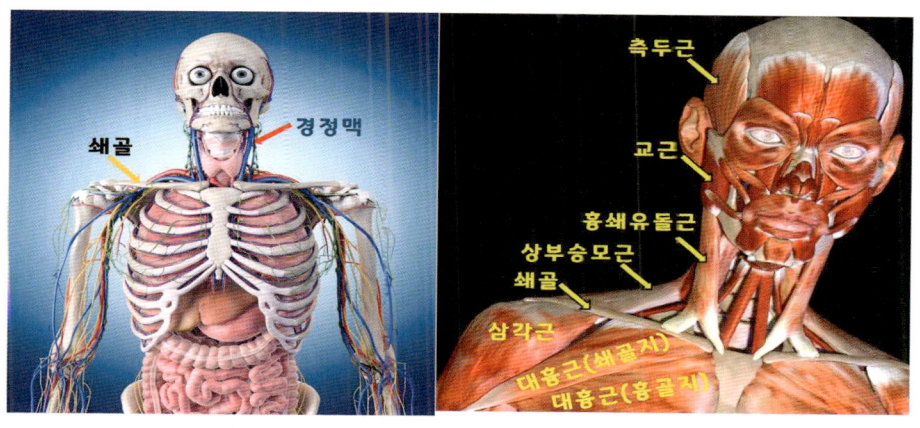

폐 기능이 떨어진 아이들을 보면 쇄골과 흉골, 상부 늑골 움직임에 제한이 생긴다.

특히 쇄골은 목 위쪽으로 근육들이 붙는 곳이기 때문에 쇄골이 잘 움직이지 않게 되면 목 근육이 약해지게 된다. 하악골 성장이 느리거나 목 근육 약화로 인해 두개골 움직임이 불안정해지게 된다. 쇄골 밑으로는 팔과 손을 움직이는 모든 신경과 혈관이 지나가기 때문에 쇄골의 제한은 팔과 손사용을 부정확하게 만든다.

색칠하기, 오리기, 접기, 자르기 등이 서툴다면 쇄골의 움직임 제한이 있을 가능성이 많다. 이럴 경우에 쇄골을 지속적으로 자극해주면 이런 기능들이 나아질 수 있다.

쇄골은 또한 머리 쪽으로 올라가고 내려가는 경동맥과 경정맥을 압박할 수 있기 때문에 뇌 건강에 절대적인 영향을 미칠 수 있다.

이런 경우 '커가면서 건강해지겠지'라고 생각하면 안 되고 아이가 건강해질 수 있는 적극적인 방법들을 찾아야 한다. 두개천골요법은 적극적인 방법 중에 하나이다.

태아와 산모의 커뮤니케이션

'태교가 중요하다'는 말은 누구나 알고 있다.
인간의 모든 경험은 몸에 고스란히 기억된다.
엄마 뱃속에 있던 태아 시절의 경험도 마찬가지로 기억된다.
대부분의 사람들이 얼마 전에 일어난 일은 생각해서 말할 수 있지만 태아 시절의 경험은 기억을 떠올려서 말을 할 수가 없다. 왜냐하면 무의식에 저장되기 때문이다.

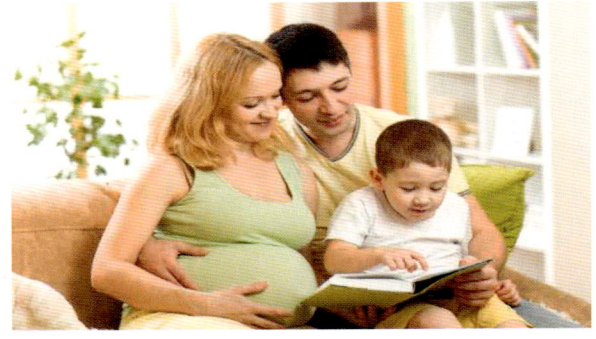

산모가 좋은 영양분을 골고루 섭취하는 것도 중요하지만 엄마 뱃속과 밖에서 벌어지는 모든 일들에 대해 태아가 반응하고 기억하기 때문에 태교도 중요하다.
나쁜 말을 듣지 않고 나쁜 장면은 보지 않고 나쁜 생각과 행동은 하지 않는 것이 기본

적인 태교라고 말을 한다.

우리나라는 태교에 대한 기록이 조선시대부터 있을 만큼 일찍부터 다양한 태교를 실천하였고 태어나면 한 살로 인정하는 것은 엄마 뱃속에 있는 10달을 중요하게 생각했기 때문이다.

출산이 시작되기 위해서는 산모와 태아 사이에 긴밀한 상호작용이 필요하다.

태교를 어떻게 했느냐에 따라 산모와 태아 사이 상호작용의 질이 달라진다.

출산이 어떻게 시작되는지에 대한 기전은 아직 과학적으로 증명된 것은 없지만 여러 요인들이 복합적으로 작용해서 시작된다고 여겨지고 있다.

태아는 수정 후 38~42주 정도가 되면 엄마 뱃속에서 나올 준비를 한다.

1. **에스트로겐-프로게스테론 이론** - 에스트로겐이 프로스타글란딘 합성을 촉진하고 프로게스테론의 수치가 감소하면 자궁 수축이 증가하면서 분만이 시작된다는 것이다. 출산이 가까워질수록 태아의 부신은 코르티솔을 분비해서 태반 호르몬의 변화를 일으키고 태반 호르몬인 에스트로겐과 프로게스테론이 만들어지면서 분만 진통이 시작된다는 것이다. 즉 이 이론은 태아의 부신 호르몬이 분만 진통을 일으키는 것으로 태아가 출산을 결정한다는 것이다.

2. **옥시토신 이론** - 뇌하수체 후엽에서 분비되는 옥시토신(Oxytocin)이란 호르몬이 자궁수축을 유발하고 간접적으로 프로스타글란딘 형성을 증가시키면서 분만이 시작된다는 이론이다. 산모의 뇌와 태아의 뇌에서 분비된 옥시토신이 자궁 수축을 일으키면서 진통이 시작된다는 것이다. 진통이 시작되고 태아의 머리가 자궁 입구를 압박하면 이 자극이 산모의 척수신경을 타고 뇌로 전달되면서 더 많은 옥시토신을 분비하게 된다. 태아의 머리가 산도를 통과하면서 옥시토신이 계속 분비되고 출산할 때에 이르면 산모 뿐 아니라 태아의 뇌하수체에서도 옥시토신을 생산한다. 이 옥시토신은 출산을 유도하는 호르몬으로 자궁의 진통을 시작하고 출산을 가속화한다. 산모가 무통주사를 맞게 되면 태아가 자궁을 자극하는 신호와 자궁 통증을 뇌에서 감지하지 못하기 때문에 산모의 뇌하수체에서 옥시토신을 분비하지 않게 된다. 그러므로 인위적으로 옥시토신(분만촉진제)을 주입받게 된다.

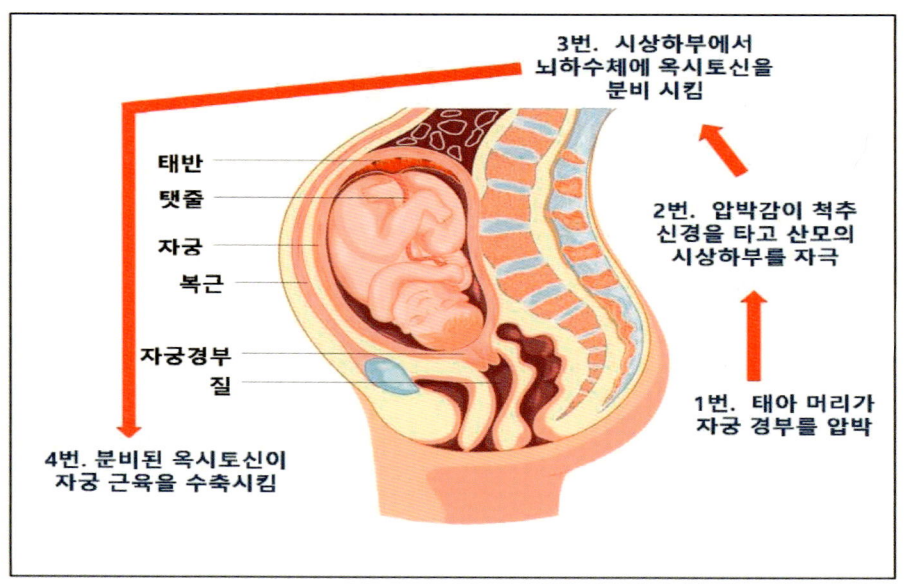

3. **태아의 내분비 조절 이론** - 태아의 부신에서 분만 기전을 자극하는 부신피질호르몬 (corticosteroids) 분비가 촉진되고 프로스타글란딘의 전구물질이 분비되면서 자궁수축이 일어나게 된다는 이론이다. 스트레스를 심하게 받게 되면 태아의 부신피질호르몬(코르티코스테로이드) 분비가 촉진되면서 조산이 될 수 있다.

4. **자궁신전 이론** - 태아가 성장하게 되면 자궁이 커지게 되고 자궁의 구조물이 커지는데 한계에 도달하면 자궁 수축을 일으켜서 분만이 시작된다는 이론이다. 다태아 임신이나 양수과다증에 의해 조산이 될 수 있다는 이론적 배경이 된다.

5. 미셸 호프먼은 **산모의 신진대사 중 약 15% 정도를 태아가 소모**하게 되면 진통이 시작된다고 말했다. 태아의 시상하부(hypothalamus)는 포도당 농도가 떨어지면 교감신경을 통해 글루카곤과 아드레날린을 분비시켜 포도당 농도를 높이려고 한다. 포도당 농도가 자주 불안정해지면 반복적으로 교감신경이 흥분되고 부신이 과도하게 기능을 한다.

엄마 뱃속에 있는 태아는 출산이 시작되는 시점부터 출산이 진행되는 동안에도 능동적으로 적극 참여한다.

무뇌증(선천적으로 대뇌가 없는 상태)을 연구한 발표에 따르면 무뇌증 아기들은 대부분 임신 중이나 분만 중에 사망하거나 출산한다고 해도 유도분만을 한다. 출산하는 과정도 정상 아이들보다 훨씬 더 느리게 진행된다. 이 연구를 보면 태아의 뇌 건강 상태가 출산 과정에서 중요한 역할을 한다는 것을 알 수 있다.

태아와 산모의 커뮤니케이션(의사소통)은 임신 준비 단계부터 출생과 육아의 단계까지 이어져야 한다. 임신 준비도 잘하고 태교도 잘하고 순산하고 양육환경이 좋을 때가 가장 이상적이다. 그런데 이 부분을 읽으면서 내 아이에게 그렇게 못 해주었다고 해서 너무 죄책감을 가질 필요는 없다. 앞으로 바로 잡을 수 있는 방법들을 계속 이야기 할 것이기 때문이다.

아이가 건강하고 행복하게 성장하기 위해서 가장 우선적인 것은 자궁 내 환경을 좋게 하는 것이다.

산모가 맛있는 음식을 먹거나 즐겁고 행복한 감정을 가지면 태아는 활발하게 움직인다. 반면에 산모가 스트레스를 받거나 불안하고 긴장하면 태아도 움직이지 않고 산모의 배가 단단하게 뭉치게 된다. 산모의 감정습관을 태아는 기억하고 특정한 유전자를 발현시키고 태어나서 형성되는 성격의 밑바탕이 된다.

다시 말하면 출산과정에 태아가 적극적으로 참여하고 있다는 것을 알 수 있다.

뱃속에서부터 엄마와의 상호작용을 통해 애착이란 감정이 형성되기 시작하는데 애착이란 감정은 인간의 일생 전반에 엄청난 영향을 미친다. 건강한 애착감정은 태교에서 시작되고 생리적 욕구가 충족이 잘 되면서 형성된다. 아기와 양육자의 친밀한 신체접촉에 의해 애착형성이 더 세밀해진다. 애착감정이 긍정적으로 형성된 아이들은 상대방의 감정을 읽는 공감능력과 자기감정을 조절하고 절제할 수 있는 자기 관리능력을 갖게 된다. 성장하면서 이런 아이들은 자기주도적인 삶을 살게 된다.

애착감정은 자신이 통제 가능한 상황과 도움이 필요한 상황을 구분하게 해준다.

생리적 욕구를 충족하지 못한 채 방치되고 학대받은 아이들은 애착이란 감정이 형성되지 않고 살면서 항상 불안감을 가지고 긴장하면서 살게 된다.

이 아이들은 어려움에 처했을 때 도와주는 사람이 없다고 생각하고 실패했을 때의 고통스런 과정을 알기 때문에 상황이 힘들어지면 그냥 포기한다. 쉽게 타협해 버리고 항상 안전하고 비교적 쉬운 길을 선택한다. 자신의 실패를 다른 사람 탓으로 돌리는 경우가 많고 욱하면서 공격적인 성향을 가지고 '그건 내 스타일이 아니야'라고 하면서 합리화시켜버린다. 이 아이들은 본능적으로 자신의 나약함을 감추기 위해 모든 상황에서 많은 방어기제를 사용하게 된다.

이 부분에서 저자가 하고 싶은 말은 임신과 출산 과정에서 아이가 받는 트라우마는 전적으로 엄마와 아빠 탓이 아니라는 것이다. 물론 부모의 역할이 아이에게 많은 영향을 주지만 아이도 임신과 출산 과정에서 능동적인 역할을 하기 때문에 트라우마의 일정 부분은 아이에게도 책임이 있다.

이 책을 쓰면서 저자가 가장 우려하는 부분은 자신의 모든 문제를 엄마와 아빠의 탓으로 돌릴 수도 있다는 것이다. '태교를 잘 못한 것, 난산을 한 것, 어릴 때 힘들게 자란 것들이 나를 이렇게 만들었어'라고 생각할 수 있는데 이렇게 생각한다면 이 책을 쓰는 의도와 전혀 다르게 해석하는 것이다.

이 책은 앞에서 말한 것처럼 내 아이를 좀 더 건강하게 키우는 정보를 제공하는 것이 가장 큰 목적이고 그 다음은 자신의 문제의 원인을 찾아보고 자가두개천골요법으로 자신의 문제를 극복하는 데 있다.

임신, 출산 호르몬

옥시토신(Oxytocin)은 뇌하수체(Pituitary gland)에서 분비되는 호르몬으로 임신과 출산, 양육과정에서 중요한 역할을 하는데 출산이 가까워지면서 옥시토신 분비는 최고가 된다. 출산 후에 아기가 젖을 빨면 그 자극이 산모의 시상하부를 자극해서 옥시토신이 분비되고 산모의 옥시토신 호르몬은 유방의 유관 수축 운동을 도와 젖 분비를 촉진시킨다. 어떤 연구결과에 의하면 모유수유를 한 엄마들이 모유수유를 하지 않은 엄마들보다 유방암에 걸릴 확률이 20% 정도 낮다는 것이다. 모유수유를 하는 과정에서 분비되는 옥시토신이 암세포 생성을 억제해 주기 때문이라고 한다.

사이언스(Science)에 실린 연구 결과에 따르면 출산할 때 분비되는 옥시토신이 태아의 뇌를 진정시키고 에너지 소모를 줄인다는 것이 밝혀졌다. 출산 과정에서 탯줄이 압박되거나 엉키면서 산소와 영양공급이 줄어들 수 있는데 이 순간 태아는 극심한 스트레스를 받게 되고 혈당을 아주 많이 사용하게 된다. 스트레스를 받으면 혈당이 떨어져서 단맛(포도당)이 있는 음식을 먹고 싶은 것처럼 에너지 소모를 빠르게 증가시키기 때문에 혈당이 떨어지게 된다.

이때 엄마 뇌에서 분비되는 옥시토신이 태아의 스트레스를 줄이고 결과적으로 에너지 소모를 방지하고 저혈당 상태가 되지 않게 만들어 준다.

엄마의 뇌에서 옥시토신 분비가 증가하면 엄마의 모성애와 아기에 대한 애착감정이 비례해서 늘어난다.

결국 옥시토신은 출산을 유도하고 태아의 스트레스를 감소시키고 모유 분비를 자극하여 출산 후 필요한 영양분을 공급할 수 있게 만든다. 정신적으로 모성애를 갖게 하고 애착감정을 형성시키는 출산-육아에 절대적인 호르몬이다.

옥시토신이 인간관계에서 중요한 역할을 한다는 연구결과도 많이 있다. 자연분만을 하면 출산 과정에서 계속적으로 옥시토신이 분비되지만 제왕절개를 하게 되면 옥시토신의 분비가 줄어들게 된다.

옥시토신은 사랑에 빠지게 하는 호르몬으로 아이와의 유대감과 친밀감을 높이는 역할을 한다. 고아원에서 학대를 받고 자란 아이들의 옥시토신 수치를 검사해보면 행복한 가정에서 애정을 받으면서 자란 아이들보다 옥시토신 농도가 낮다는 것이 밝혀졌다. 옥시토신 수치가 낮은 아이들을 보면 성격형성, 인간관계, 가족관계 등에서 공격적인 성향이나 수동적이고 위축된 성향을 갖는 경우가 많았다.

옥시토신이라는 호르몬은 애정, 신뢰, 애착, 사랑의 감정을 고취시키는 것으로 알려져 있으며 두려움과 공포를 기억하고 반응하는 편도체(Amygdala)에 영향을 미쳐서 두려움을 감소시킨다는 연구결과가 있다. 출산 직전에 다량의 옥시토신이 엄마의 뇌에서 분비되는 것은 출산에 대한 두려움을 감소시키는 역할을 할 뿐 아니라 태아가 경험하는 출산 과정의 극심한 고통과 두려움을 줄이는 역할을 한다.

옥시토신의 분비가 잘 되지 않는다고 해서 약이나 주사를 통해 몸에 주입하는 것은 소용이 별로 없다. 옥시토신은 애정 어린 신체접촉과 존중하는 마음을 가진 인간관계를 통해서 다량으로 분비되기 때문이다. 그렇기 때문에 엄마나 아빠가 직접 손으로 아이에게 해주는 두개천골요법은 대단히 중요하다.

바소프레신(Vasopressin)은 옥시토신과 함께 시상하부에서 만들어지고 뇌하수체 후엽에서 분비되는 호르몬으로 뇌와 온몸에 작용하는 호르몬이다. 바소프레신은 신장에서 물의 재흡수를 촉진해 수분이 많아지도록 하고 모세 혈관을 수축시켜서 혈압을 일정하게 유지시키는 역할을 한다. 몸의 수분, 포도당, 염분 등의 농도를 일정하게 유지시키는데 핵심적인 역할을 하는 호르몬이다. 출산 후 바소프레신이란 호르몬이 분비되는 이유는 아기가 위험에 노출되었을 때 강한 공격성을 일으켜서 아기를 지키기 위해서이다.

자폐증을 가진 사람들에게 가장 어려운 것은 비언어적 의사소통 방식으로 다른 사람들과 어울리는 것이다. 비언어적 의사소통 방식은 상대방의 표정, 목소리, 몸짓 등을 통해 상대방의 의도와 감정을 추론해서 대응하는 것을 말하며 사람들과 의사소통을 할 때 80~90% 정도가 이 방식에 의존한다. 자폐증 환자들을 검사한 결과 옥시토신과 바소프레신 호르몬의 수치가 비정상적이었고 이 호르몬들이 사회적 소통 능력과 연관성이 있다는 연구결과이다. 공감능력이 떨어지거나 감정이 메마르다는 것은 비언어적 의사소통 방식으로 사람들과 어울리지 못한다는 것이고 이런 사람들의 호르몬 수치를 측정해보면 불균형이 있다는 말이다.

옥시토신과 바소프레신은 뇌하수체에서 분비되는데 뇌하수체는 접형골의 터어키안이 보호하고 있다. 접형골이 틀어지거나 움직임의 제한이 생기면 이 호르몬 분비에 영향을 주게 되어 호르몬 분비의 불균형이 생길 수 있다. 접형골, 측두골, 후두골의 변위에 의해 생긴 호르몬 불균형은 두개골을 지속적으로 자극함으로서 나아지게 할 수 있고 공감능력이나 감정이 풍부해져서 사람들과 소통을 좀 더 잘 할 수 있게 된다.

몇 번 말하지만 구조가 기능을 결정하기 때문이다.

스트레스 호르몬으로 알려진 카테콜아민은 출산이 진행되면서 통증이 심해지고 불안과 긴장이 커지면서 분비량이 많아진다. 출산 과정에서 받는 스트레스와 자궁수축으로 인한 일시적 저산소증으로 태아도 카테콜아민 분비를 증가시킨다.

이렇게 분비된 카테콜아민은 산소흡입을 증가시키고 신체의 중요한 기관에 더 많은 혈액을 보내도록 하는 역할을 해서 저혈당을 예방하게 된다. 하지만 카테콜아민이 과도하게 분비되면 오히려 신생아의 호흡장애, 저빌리루빈혈증을 초래할 수 있기 때문에 항상 적절한 양이 분비되는 것이 가장 중요하다.

과학자들은 부모가 자식에게 보내는 절대적인 애정의 근원을 호르몬 분비에서 찾는다. 도파민(Dopamine)은 뇌신경 세포를 흥분시키는 역할을 하는 신경전달물질의 하나로 기분을 좋게 하고 자존감과 관련이 있다. 아이가 웃으면 엄마의 뇌에서 도파민 분비가 증가되어 엄마가 더 행복해진다. 위에서 이야기 했듯이 이런 호르몬들의 분비는 두개골의 움직임과 밀접한 관계가 있다. 그리고 이런 이유 때문에 부모들도 뒤쪽에 나오는 자가두개천골요법으로 자신의 두개골을 자극해야 된다고 생각한다.

태아의 부신

부신은 신장 바로 위에 꼬깔콘처럼 붙어 있는 호르몬 분비 기관으로 인간은 왼쪽과 오른쪽에 하나씩 두 개의 부신이 있다. 부신은 아드레날린이라는 호르몬을 분비시켜서 위급한 상황에 빠르게 대처(에너지 공급을 증가-기관지 확장, 호흡수 증가, 근육으로의 혈액 순환 증가 등) 할 수 있게 만들고 알도스테론을 분비하여 염분과 칼륨의 체액 농도를 일정하게 유지시킨다. 성호르몬을 생산하고 가공하는 역할을 하고 뇌와 내장기 성숙에 필요한 호르몬도 분비한다.

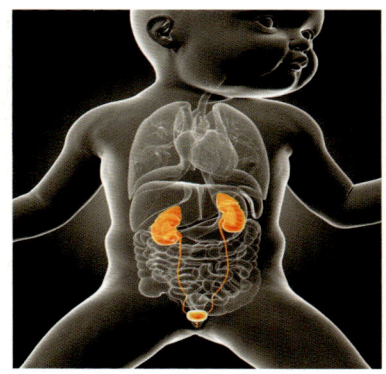 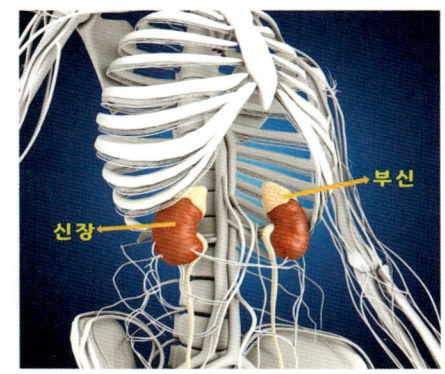

길을 걷다가 사나운 개가 으르렁거리고 있을 때 시상하부가 뇌하수체에 신호를 보내고 그 신호는 부신에게 전달된다. 부신에서 코르티솔과 같은 스트레스 호르몬을 분비해서 싸울 것인지? 도망갈 것인지?를 선택한다. 꼭 이런 상황이 아니더라도 직장 내 스트레스, 가족 간의 스트레스, 자신의 현재와 미래에 대한 스트레스, 외상, 수술, 감염, 염증이 있거나 미세먼지, 곰팡이, 중금속, 환경호르몬에 노출될 때에도 스트레스 호르몬이 분비된다. 스트레스 호르몬의 분비가 많아지게 되면서 부신이 일을 많이 하게 되고 이런 상태가 지속될 경우에 부신 기능이 고갈되기 시작한다.

부신기능 저하증으로 진행되면 무기력감, 피로감, 식욕부진, 구토, 복통, 저혈압, 체중 감소, 우울증 등이 나타난다.

신생아 출생 당시 체중에 대한 부신의 크기는 성인 체중에 대한 부신 크기의 약 10~20배 크기이고 출생한 후 1년 동안 빠르게 크기가 감소한다. 출생 당시 신생아 부신은 신장 크기의 약 1/3 정도이고 성인의 경우 부신의 크기가 신장 크기의 약 1/30

정도가 된다(부신질환의 영상진단. 영남의대. 조재호).

태아의 부신이 이렇게 큰 이유는 무엇일까?

당연히 할 일이 많기 때문일 것이다.

시상하부-뇌하수체-부신(hypothalamus-pituitary-adrenal gland. HPA)은 태아의 신체와 산모의 자궁 내 항상성 조절, 태아 내장기의 적절한 분화와 성장에 중요한 역할을 한다.

태아의 부신은 임신 8주(2달) 정도가 되면 호르몬을 분비할 수 있게 된다. 임신 초기에는 부신에서 코르티솔이라는 호르몬을 적게 분비하고 임신 말기로 가면서 코르티솔 분비가 급격하게 증가되는데 이것은 폐 성숙과 출산과 연관이 있다.

심한 입덧으로 인한 영양불균형과 영양결핍, 산모의 정신적. 육체적인 스트레스, 흡연이나 알코올 섭취, 약물복용, 중금속이나 환경호르몬의 과다한 노출 등과 같은 스트레스를 임신 내내 받는다면 산모의 부신 기능은 고갈될 것이다.

문제는 심한 스트레스 때문에 산모의 부신 기능이 고갈되면 산모가 태아의 부신을 사용한다는 것이다. 임신 전이나 임신 초기에 몸이 많이 힘들었지만 시간이 갈수록 컨디션이 더 좋아지고 몸이 더 가벼워지고 기분이 좋아지는 산모들이 있다.

태아의 부신을 사용하기 때문이다.

이럴 경우 태어나기 전부터 태아의 부신은 기능저하가 되어 있고 스트레스에 예민하게 된다. 잠투정이 심하고 면역기능이 떨어져 감기에 잘 걸리고 영아산통이나 중이염, 비염처럼 염증이 잘 생기고 잘 먹지 못하게 된다. 잘 울고 예민하고 까칠한 아이가 되는 경우가 많은데 이런 예민함을 조절하는 부신 기능을 엄마가 써버렸기 때문에 아기의 예민함이 심해졌다고 봐도 된다.

부신에서 분비하는 스트레스 호르몬인 코르티솔은 태아에게 아침과 저녁을 인지시키는 역할을 한다. 혈중 코르티솔 농도는 아침에 가장 높고 늦은 오후와 저녁에 가장 낮기 때문이다. 적절히 분비되는 것이 중요한데 임신 기간 동안 육체적, 정신적 스트레스를 과도하게 받게 되면 코르티솔과 카테콜아민이 태아에게 너무 많이 전달된다.

전문가들은 이런 스트레스 호르몬의 과도한 분비가 유산, 조산, 난산 등의 원인이고 저산소증, 뇌성마비, 자폐증, 언청이, 다운증후군 등 신생아 질병의 모든 원인이라 말한다. 스트레스 호르몬이 지나치게 많아지면 신경세포의 발생과 성장, 시냅스의 형성 등 뇌 발달의 모든 과정에 영향을 미치기 때문이다.

카테콜아민이 지나치게 많아지면 태아의 활동량이 늘어나게 되고 영양분이 빨리 소모되면서 뇌에 필요한 영양분이 부족할 수 있다.

태아가 고농도의 카테콜아민에 노출되면 카테콜아민 농도를 높게 유지하기 위해 유전자를 조작해서 스트레스에 과잉 반응하는 유전자가 켜지게 되고 태어난 후에 행동이 거칠어지고 예민하고 급한 성격을 갖게 된다. 욱하는 성격이 엄마 뱃속에서 형성되기 시작했을 수도 있다.

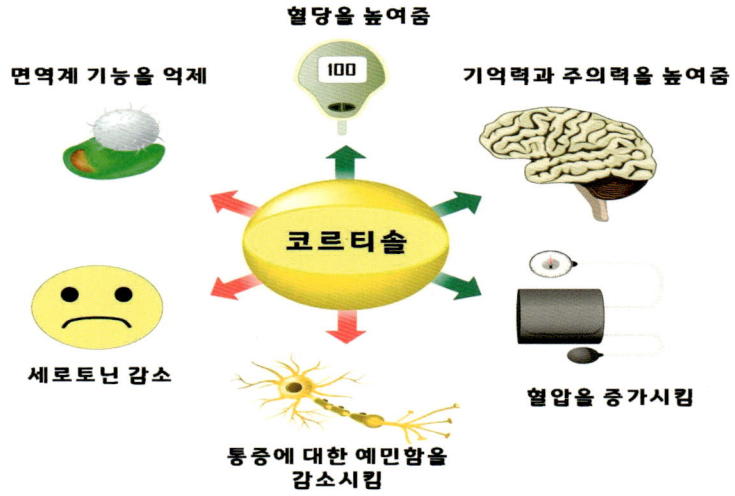

엄마가 심한 스트레스로 인해 교감신경계가 항진되면 자궁근육을 수축시켜 태아에게 전달되는 혈류량을 떨어뜨려서 산소와 영양분이 부족하게 될 수 있다.

태아의 신체 기관 중 유난히 큰 부신은 스트레스가 지속될 경우에 기능이 빨리 떨어질 수 있고 부신 기능의 고갈기가 오랫동안 지속되면 뇌 발달을 저해하고 뇌를 위축시킬 수 있다.

미숙아들을 보면 시상하부-뇌하수체-부신의 상태가 미성숙하고 코르티솔 분비능력이 떨어진다. 코르티솔 수치가 떨어지면 스트레스 상황에서 적절하게 반응하지 못하게 된다. 당류코르티코이드는 면역체계에 작용해서 염증을 억제하고 포도당 합성을 증가시키고 혈당을 상승시킨다. 태아의 폐 성숙에 중요한 역할을 하기 때문에 분비에 문제가 생기면 호흡곤란증후군, 만성폐질환 등을 일으킬 수 있다.

부신출혈의 원인은 명확하게 밝혀지지 않았지만 전문가들에 의하면 난산(특히 둔위분만)에 의해 발생할 수 있으며 복부 종괴(뱃속에 덩어리진 것), 황달, 빈혈 등의 증상을 일으킬 수 있다고 말한다.

부신이 정상적으로 기능하면 스테로이드 호르몬을 분비해서 수시로 변하는 환경에 적절하게 반응할 수 있게 하준다. 부신에서 분비되는 호르몬은 인체를 각성시키는 역할을 하는데 부신에서 나오는 코르티솔은 아침에 가장 많이 분비되어 잠을 깨게 만들고 밤에는 줄어들면서 잠을 자게 만든다. 아침에 못 일어나고 밤에 늦게 자는 아이들의 경우 부신기능에 문제가 있는 경우가 많다.

부신은 횡격막 아래에 붙어 있고 요근과 요방형근 가까이에 위치하고 있다.

부신 기능이 떨어지면 하부흉추(T10, T11, T12)와 상부요추(L1, L2) 움직임의 제한이 생기게 되고 긴장하게 된다.

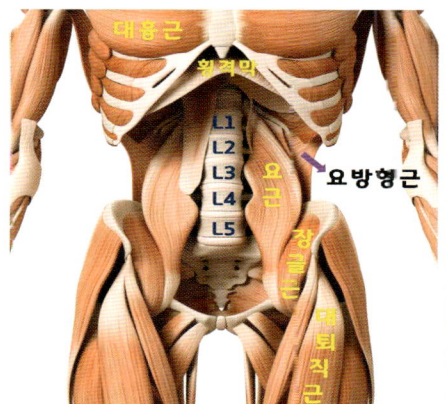 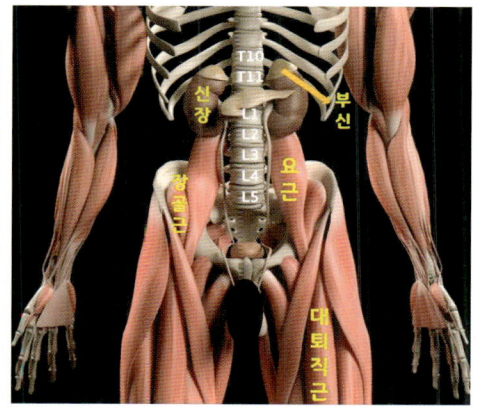

이 긴장감은 신장과 부신으로 가는 혈액순환을 막아서 기능이 더 떨어지게 된다.

이때 횡격막과 요근, 요방형근 자극을 통해서 하부흉추와 상부요추를 움직이게 할 수 있고 이로 인해 부신 기능을 올릴 수 있다.

요근, 장골근, 요방형근은 걷고 달릴 때 활성화되는 근육으로 신장과 부신과 연결되어 있다. 이 근육들이 약하면 걷기를 싫어하고 자주 안아달라고 하거나 유모차를 타려고 하는데 이런 아이들의 경우도 부신이 약할 가능성이 많다. 이 근육들은 골반에 붙어 있기 때문에 뒤에 나오는 치골과 골반을 자극하는 방법을 통해 강화시킬 수 있다.

자연분만과 제왕절개

태아의 몸에 비해 여성의 골반이 작고 산도가 좁기 때문에 태아가 작고 좁은 산도를 나오기가 쉽지 않고 나올 때 산소결핍, 두개골 손상 등의 외상이 생길 수도 있다.
두개골이 타원형으로 변형되고 두개골, 경추, 쇄골이 손상 받을 위험성이 높은데 여성과 태아는 왜 자연분만(질식분만)을 선택했을까?
생명체가 진화과정에서 어떤 선택할 때는 반드시 이유가 있다.
우연한 것은 없기 때문이다.

1. 산도를 지나면서 태아에게 가해지는 강력한 압력은 태아의 피부를 자극한다. 피부는 외부의 변화를 감지하는 가장 큰 감각기관으로 자율신경계(소화기능, 면역기능 등), 감정 상태와 직접적으로 연결되어 있다. 감각기관이 견디기 힘든 자극을 받으면 이를 감지하는 뇌 세포 중 약한 세포는 죽게 된다. 식물을 건강하게 키우기 위해서 건강하지 않은 옆에 식물을 솎아주는 것처럼 뇌 세포가 너무 많으면 뇌 발달에 문제가 생긴다. 그렇기 때문에 이런 과정에서 건강하지 않은 약한 뇌 세포가 죽게 되고 남아있는 뇌 세포들이 더 건강하게 발달하는 것이다. 뇌 신경망 가지치기 효과와 비슷한 과정이라 생각한다. 또한 산도를 나오면서 가해지는 압박은 폐에 차 있는 양수를 짜주는 작용을 한다. 폐 안에 들어있는 양수가 빠지게 되면 탯줄 호흡

에서 폐호흡으로 전환이 빨라지게 된다.

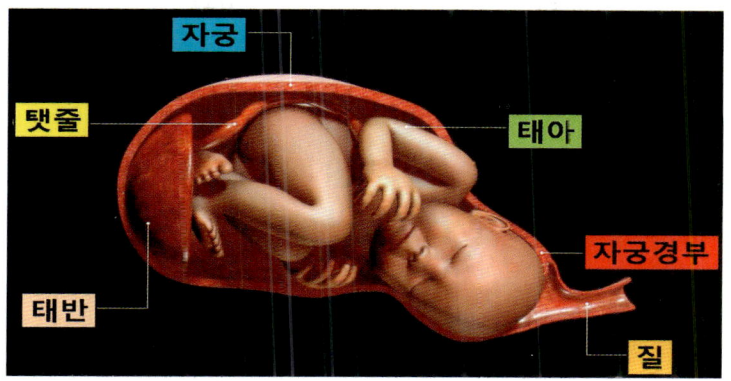

2. 출산 과정에서 극심한 통증 때문에 태아와 산모가 분비하는 스트레스 호르몬은 폐 성숙을 돕고 폐 안에 차 있는 양수와 기관지에 고여 있는 이물질을 배출시키는 역할을 한다. 또한 스트레스 호르몬은 혈액순환을 촉진시키고 산소결핍 상황에 견딜 수 있게 해 준다. 무통주사를 맞거나 제왕절개를 통해 태어난 아기들이 호흡곤란을 겪는 경우가 있는데 산도를 통과하면서 가해지는 압박이 없었고 스트레스 호르몬인 카테콜아민이 충분히 분비되지 않기 때문이다.

3. 산도를 나오면서 엄마 산도에 있는 많은 미생물들을 태아가 먹고 태아의 피부에 묻게 된다. 특히 락토바실러스균 등 좋은 미생물들은 면역력을 형성하고 장내 좋은 세균들을 더 많이 증식하고 나쁜 세균들이 생성되는 것을 막아준다. 당연히 소화기능과 면역기능이 좋아지게 된다. 제왕절개를 한 경우, 이런 좋은 미생물들이 부족해지면서 면역기능과 소화기능이 떨어질 수 있다. 대장에 살고 있는 세균의 수는 100조마리 정도이다. 세균이 무조건 나쁜 것이 아니라 우리 몸에서 분해하지 못하는 음식들을 이 세균들이 효소를 분비해서 분해한다. 태아가 출산 과정에서 산도를 지나게 되고 이때 엄마의 몸에 있는 좋은 세균들을 물려받는 것이다.

4. 제왕절개에 비해 합병증이나 출혈량이 적고 회복이 비교적 빠르다.

5. 출산은 엄마와 태아가 함께 협력하면서 고통을 이겨내는 과정으로 태아에게는 삶의 첫 도전이다. 출산의 고통을 이겨내는 과정에서 인내심이 생기고 엄마와의 유대감이 강해진다.

이런 이유들이 있어서 자연분만을 추천하지만 의사의 의학적 소견 상 제왕절개를 해야 될 상황이면 자연분만을 고집해서는 안 된다고 생각한다. 무리한 자연분만이 더 위험할 수 있기 때문이다. 제왕절개를 했기 때문에 무조건 아이의 건강상태가 나쁘다는 것은 아니다. 어떻게 태어나는지도 중요하지만 어떻게 자라는지도 중요하기 때문이다. 이 책에서 말하고자 하는 핵심내용은 앞으로 태어날 아기가 있다면 이런 부분들을 조심하면 될 것이고 아이가 이미 제왕절개로 태어났다면 이런 트라우마들이 있을 수 있다는 것을 인지하고 두개천골요법을 통해 극복하는 것이다.

제왕절개를 해야 하는 경우

1. 태아의 탯줄이 목을 감고 있거나 과체중이여서 자연분만이 어렵거나 역아거나 전치태반 등의 위험상황에서 비교적 안전하게 출산할 수 있다.

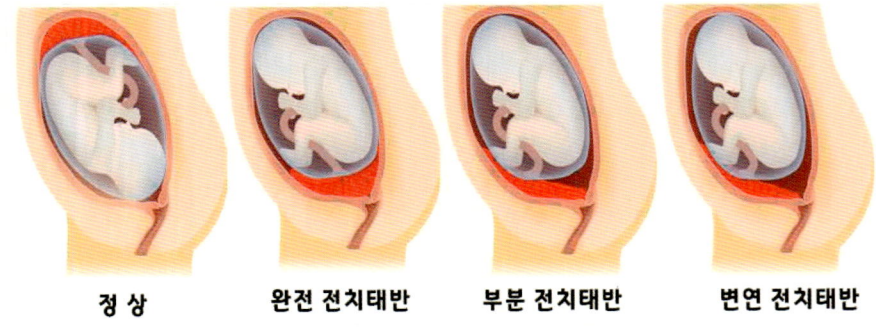

정상   완전 전치태반   부분 전치태반   변연 전치태반

2. 골반을 통과하는 태아의 신체부위가 안면위(과신전)일 때 자연분만이 더 위험할 수 있다. 뒷부분에서 자세하게 설명할 것이다.
3. 분만공포증과 같은 심리적으로 불안한 산모들은 난산할 가능성이 많기 때문에 제왕절개를 하는 것이 낫다.

의학이 발달하기 전에는 출산이 여성의 생명을 위협하는 위험한 사건이었다.

왜냐하면 출산 과정에서 죽는 여성들이 많았기 때문이다. 의학이 발달하면서 출산하다 죽는 여성은 예전에 비해 많이 줄었다.

앞에서 이야기 했듯이 무조건 자연분만이 좋고 제왕절개는 나쁘다고 말할 수 없다. 태아와 산모의 상태에 따라 분만 방법이 선택되어야 한다.

인간의 성장과정에서 출산은 하나의 과정이고 현재의 변화를 통해서 과거의 문제들은 얼마든지 극복 가능하다는 것을 다시 한 번 강조한다.

후성유전학(Epigenetics)

아빠와 엄마는 같은데 자식들을 보면 서로서로 외모와 성격이 전혀 다르고 삶을 대하는 태도와 방식에 많은 차이가 있다.

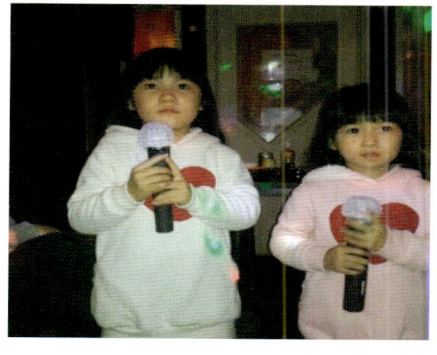
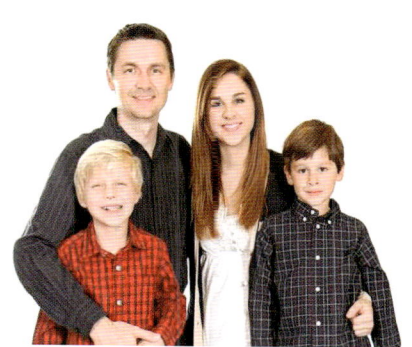

왜 그럴까?

아빠와 엄마는 똑같은데?

같은 유전자를 받았을 것인데?

이런 의문에 대해 누구나 한번 씩 생각해본 적이 있을 것이다.

후성유전학(Epigenetics)은 콘래드 워딩턴(Conrad Wadington)이 처음 사용한 말로 '발생 과정에서 유전형이 어떻게 표현형을 창출하는가"를 연구하는 학문이라고 정의 내렸다.

후성유전학자 네사 캐리(Nessa Carey)는 '유전자는 네가 한 일을 알고 있다'란 책에서 몸을 사용하는 방법에 따라 DNA의 운명이 달라진다고 말한다.

임신과정, 출산상황, 성장하는 환경, 먹는 음식, 화학물질에 노출된 양, 아동 학대나 성장과정에서 겪는 트라우마 등으로 꺼져 있는 유전자가 발현되기도 하고 그냥 꺼져 있는 상태로 나타나지 않기도 한다.

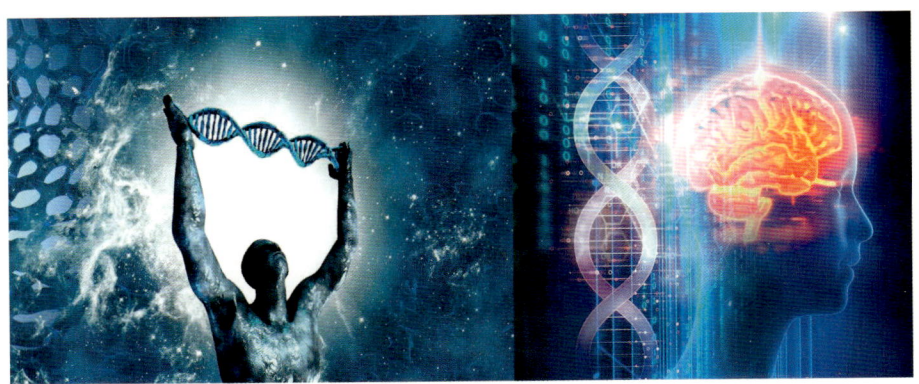

유전자가 발현된다는 의미와 꺼져 있다는 의미를 학문적으로 표현하니까 어렵지만 간단하게 말하자면 암을 유발하는 유전자는 누구나 가지고 있는데 건강한 생활을 하면 암을 유발하는 유전자가 꺼져있는 상태가 되어 암이 발생하지 않고, 건강하지 않은 생활을 하면 암을 유발하는 유전자가 발현되면서 암에 걸린다는 것이다.

또 환경의 변화가 유전자에 흔적을 남기고 그 흔적들은 유전자에 기억되어 다음 세대에 전달된다. 내 할아버지나 할머니의 삶의 경험들, 엄마와 아빠의 삶의 과정들이 유전자에 기억되어 나에게 전해진다. 실제로 환경의 변화가 유전자에 영향을 미치고 그 영향력이 몇 세대를 걸쳐 대물림된다는 연구결과가 많이 있다.

1944년 네덜란드 대기근 당시 음식을 먹지 못한 산모들에게 태어난 신생아들 중에 저체중아들이 많았고 이 아이들이 어른이 돼서 당뇨병, 심장병, 관절염 등의 질병을 더 많이 앓았다는 연구결과가 있다.

영국의 질병 역학자 데이비드 바커(David Barker)는 1992년 '태내 환경이 아기의 미래 건강, 특히 심근경색 여부를 결정한다'는 이론을 발표했다. 바커 박사는 유아사망률이 높았던 영국의 한 지역을 역학 조사한 결과, 잘 먹지 못했던 산모들이 많았고 당시 태어난 아기들이 성인이 돼서 심근경색에 많이 걸린 사실을 발견했다. 출생할 때 저체중이었던 경우에는 비만, 당뇨병, 관절염, 심근경색, 뇌졸중에 걸릴 위험이 높다는 결과도 얻었다. 바커 가설은 질병을 일으키는 원인이 엄마 뱃속에서 성장할 때 필요한 영양분의 부족 때문이라고 주장한다.

다른 후성유전학 연구에 따르면 임신 초기 3달 동안 입덧이 너무 심했거나 어떤 이유로 영양실조에 걸렸다면 아이가 성장하는 과정에 비만이 될 가능성이 높아진다는 것이다. 뱃속에 있는 아이는 입덧 때문에 영양분이 부족한 상태를 앞으로 태어날 세상에도 계속 될 거라고 예측한 후 영양분을 몸 밖으로 잘 내보내지 않는 유전자와 단맛(포도당)과 감칠맛(단백질)을 탐닉하게 하는 유전자를 발현시킨다. 이 유전자 때문에 비만이 될 가능성이 높아지고 음식에 대한 식탐이 강해진다.

엄마와 아빠에게 받은 유전적 정보도 중요하지만 어떤 유전자들이 언제 발현되는지가 더 중요할 수 있다. 엄마와 아빠 뿐 아니라 할아버지, 할머니로부터 전달되는 많은 유전 정보를 받지만 특히 아빠의 정자가 만들어질 당시의 먹었던 음식, 받았던 스트레스, 수정된 후 자궁 내 환경, 임신 중 엄마가 먹었던 음식, 감정, 가족관계, 스트레스 유무 등에 따라 특정한 유전자들이 발현되기 때문이다. 엄마와 아빠로부터 같은 유전자를 받지만 어떤 유전자가 발현되느냐에 따라 외모, 성격, 감정상태 등이 달라지게 된다. 그렇기 때문에 형제자매들이 모두 차이가 나는 것이다.

임신 중 엄마가 먹었던 음식이 아이의 DNA를 바꾼다(BBC).

할머니의 경험이 손자, 손녀 유전자에 흔적을 남긴다(디스커버).

9.11 테러에서 살아남은 산모들이 자신의 자녀들에게 정신적 외상(트라우마)을 전해 주었다(가디언).

인간의 건강과 삶의 질, 삶의 형태는 물려받은 유전자, 임신 중 태아시절의 경험, 양육환경이 결정한다는 것으로 엄마가 먹는 음식, 호흡하는 공기, 들려오는 소리, 엄마가 느끼는 감정 모두 뱃속의 태아와 함께 공유하기 때문이다.

플라스틱 제품에 들어있는 비스페놀A(BPA)는 발암물질로 알려져 있고 후성유전체를 변화시킨다는 연구결과가 있다.

아동 학대와 이 시기에 받은 트라우마 역시 불안과 긴장을 더 많이 하게 하는 유전자의 메틸레이션 패턴(methylation patterns)을 바꾸는 것으로 보인다. 이 변한 패턴을 성장하는 과정에서 인식하고 바꾸지 못한다면 일생동안 트라우마에 영향을 받게 된다. 학대를 한 사람과 비슷한 외모를 가진 사람을 볼 때, 비슷한 목소리를 들을 때, 학대를 당한 장소와 비슷한 환경에 있을 때 학대당할 때의 감정이 일어나고 삶의 모든 것이 흔들리기 때문이다.

앞으로 태어날 세상이 먹을 것이 부족하고 스트레스가 많고 위험한 곳이라고 해석할 수 있고, 먹을 것이 풍부하고 편안하고 안전한 곳이라고 해석할 수 있다.
어떤 해석을 하느냐에 따라 생존전략은 완전히 달라지게 된다.
수정된 후 산모가 입덧이 심해서 잘 먹지 못했거나 탄수화물 내성 때문에 혈당 조절에 문제가 생겼다면 태아는 엄마 뱃속에서 성장과정에 필요한 영양분을 잘 공급받지 못했을 것이다. 그렇다면 태아는 살아남기 위해 성장률을 줄여서 저체중 상태가 되거나, 핵심 기관을 먼저 발달시키는데 영양분을 집중적으로 사용하거나, 엄마 뱃속에서 성장을 포기하고 더 일찍 성숙하여 일찍 태어나는 선택을 할 가능성이 높아진다.
이런 생존 전략 수정에 대한 선택의 변화에는 대가가 따르게 된다.
인간을 포함한 모든 동물들은 너무 일찍 태어나거나 너무 작게 태어나면 병에 걸릴 가능성이 많아지고 오래 살 확률이 낮아진다. 태어날 때 저체중으로 태어나면 사춘기가 더 일찍 온다는 것도 다 연결된 것이다.
국제암연구기금의 안자 크로케 박사는 저체중으로 태어난 아이들을 보면 사춘기가 빨라지고 암 발생 위험성이 높다고 말한다.
몸집이 작은 동물이 생애과정(Life course) 전략을 세우는데 성장을 포기하고 생식을 위해 성적인 성숙을 앞당기는 선택을 하기 때문이다. 영양결핍, 많은 환경호르몬, 미세먼지의 중금속, GMO의 글리포세이트(제초제), 정신적 스트레스, 탈수, 저산소증 등에 지속적으로 노출되면 인체는 비상상황으로 인식하고 최대한 빨리 신체성장이 아닌 종족번식이 가능하게 인체의 호르몬 분비 패턴을 바꾼다. 이것을 성조숙증이라 말하는데 여자아이들은 8살 이전에 가슴과 골반이 커지고 남자아이들은 9살 이전에 고환이 커지는 경우이다. 이럴 경우에 키는 더 이상 크지 않고 가슴과 골반이 커지고 생리가 빨라지는 등 생식이 가능한 몸으로 바뀌게 된다.
자신의 생존을 포기하고 종족의 생존을 선택한 것이다.

뚱뚱하다고 무조건 성조숙증이라 할 수 없고 요즘에는 영양상태가 좋아서 발육이 빠를 수 있기 때문에 성조숙증이 의심된다면 병원에서 진단을 받아보는 것이 좋다.

태아의 발달과 성장에 영향을 주는 주된 요인은 유전자라기보다 산모의 정신적, 육체적 상태에 의해 더 많은 영향을 받는다는 연구결과가 있다. 난자를 기증 받아 출산한 사례를 대상으로 연구한 결과에 의하면 아기의 성장은 난자를 기증한 사람보다 기증 받은 사람의 몸집과 더 유사했다. 결국 태아의 성장과 발달은 산모의 자궁에서 영양분과 산소를 얼마나 잘 공급 받았는지에 달려 있다 말해도 과언이 아니다.

저체중아는 임신 기간이 40주로 기간은 정상적이지만 2.5kg 미만의 체중으로 태어난 아이를 말한다. 저체중으로 태어난 아이들이 모두 문제가 있는 것이 아니다. 대부분의 아이들은 따라잡기 성장(catch up growth)을 통해 4살 이전까지 정상적인 아이들의 발달과 비슷해진다. 성장과 발달을 저해하고 있던 요인들이 제거되었을 때 성장과 발달이 빨라지는 것이다.

문제는 4살 이전까지 성장과 발달을 따라잡지 못하고 실패한 아이들이다.

실패한 원인을 추측해보면 영양불균형, 영양결핍, 두개골 변위, 척추 변위, 내장기 미성숙이나 손상, 수면장애, 트라우마, 환경호르몬 노출 등이 있을 거라고 생각된다.

그리고 이 아이들은 감기, 비염, 천식, 아토피, 인슐린 저항증, 소화기장애, 시력장애, 간각이상 등의 질병이나 증상을 가지고 있을 가능성이 높다.

출생 전 태아가 예측한 환경과 출생 후 직면한 환경 간에 차이가 많다면 이 아이는 매우 혼란스러워 할 것이고 불안과 긴장을 더 많이 할 것이고 뇌의 선택적 기억 메커니즘(안 좋은 일을 더 기억하려는 성향)에 의해 저장되어 예측하지 못한 상황에서는 심하게 당황하고 실수할 수 있게 된다. 예측 실패에 대한 책임을 갖지 않기 위해 선택을 미루거나 다른 사람에게 전가하게 된다.

자신의 결정이 옳다는 것을 알면서도 주위 사람들에게 끊임없이 확인하려 하고 사주나 운세에 집착하게 된다.

예측실패는 자기비하로 이어지고 너무 많은 생각과 걱정을 하게 만든다.

태어날 때 저체중으로 태어났고 유치원 다닐 때나 초등학생일 때 고도비만이라면 이 아이는 엄마 뱃속에 있을 때부터 트라우마가 있었다고 생각하면 된다.

09

8체질과 두개골

우리가 살고 있는 세상은 보이는 세계와 보이지 않는 세계로 나눌 수 있다.
물질의 세계는 볼 수 있고 만질 수 있지만 에너지의 세계는 볼 수 없고 만질 수 없다.
그렇다면 물질과 에너지는 완전히 다른 것일까?
아인슈타인은 '질량을 가진 물질이 전자기파를 방출하면 질량이 감소된다'라는 사실에서 '질량을 가진 물질은 에너지로 변환될 수 있다'는 이론을 발표했다.

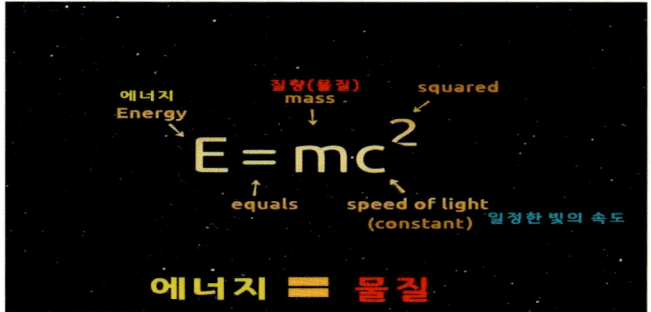

물리학에서는 '물질'은 '에너지'와 동의어로 사용되는데 물질은 에너지이고 에너지는 물질이라 할 수 있다. 물질은 에너지로 바뀔 수 있고 에너지도 물질로 변환될 수 있다는 것이다. 결론적으로 다시 말하면 물질과 에너지는 같다.
물이 차가운 곳에 가면 얼음(고체)이 돼서 볼 수 있고 만질 수 있지만 수증기(기체)로

변하면 볼 수 없고 만질 수 없게 된다. 물, 얼음, 수증기는 같지만 형태와 모양만 다른 것이라 볼 수 있다.

우주의 모든 물체들은 에너지(전자기파=빛)를 방출하고 흡수한다.

에너지를 방출하면 무게가 감소하고 에너지를 흡수하면 무게가 증가한다.

태양이 에너지(전자기파=빛)를 방출하면 지구는 빛을 흡수하고 지구는 태양으로부터 받은 에너지와 거의 비슷한 양의 에너지를 우주로 방출한다. 인간도 에너지(전자기파=빛)를 방출하고 흡수한다. 36.5도란 열을 계속 방출하고 있는데 열은 바로 에너지(전자기파=빛)라고 할 수 있고 계속 열을 발생하고 있기 때문에 몸무게는 감소하게 된다. 햇빛을 쬐서 몸이 따뜻해졌다면 태양의 에너지를 흡수한 것이고 태양의 질량이 내 몸으로 옮겨온다고 말할 수 있다. 인간은 방출된 에너지양만큼 태양, 지구, 주위환경, 다른 사람들로부터 방출된 에너지를 흡수하면서 줄었던 몸무게는 다시 늘게 된다.

건물, 자동차, 식물, 동물 등 모든 것들도 에너지를 방출하거나 흡수한다. 인간은 음식을 통해서만 에너지를 흡수하는 것이 아니라 주위 모든 것들과 에너지를 주고받는다.

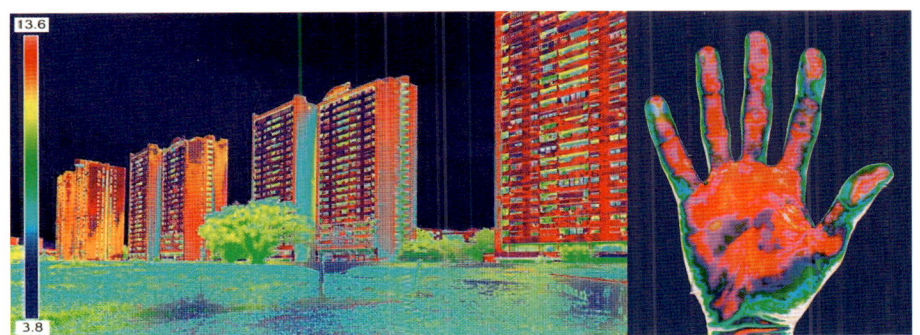

진화과정에서 우리는 눈으로 보고 귀로 듣고 냄새를 맡고 맛을 보고 만져보면서 세상을 구별하였다. 먹잇감을 찾고 위험으로부터 벗어나기 위해 보이는 세계에 더 집중하게 되었고 보이지 않는 세계를 의식하는 노력들은 점점 줄어들게 되었다.

보이지 않는 세상은 관심 밖의 일이 되어 버린 것이다.

앞에서 이야기한 것처럼 보이지 않는다고 해서 존재하지 않는다는 말이 아니다.

생각과 감정은 눈에 보이는가? 보이지 않는다.

소리를 크게 지르니까 화가 났는지 알고 눈물을 흘리니까 슬퍼하는지 알고 목소리가 떨리니까 긴장한지 알고 어쩔 줄 몰라 하는 모습을 보고 불안한지를 안다.

화남, 슬픔, 긴장, 불안 자체는 보이지 않지만 내 몸 어딘가에 에너지 형태로 존재하고 있다. 에너지 형태의 감정이 어떤 정보(자극)가 개입되면 물질의 형태인 표정과 말, 몸짓과 행동으로 나타나게 된다.

중력은 어떤가? 바람은 보이는가?

와이파이 존(Wi-Fi Zone)의 경계선을 느낄 수 있는가?

우리가 그동안 인식하지 못했을 뿐이지 보이지 않는 세계는 분명히 존재하고 있다.

마찬가지로 음양오행, 기, 경혈, 경락, 차크라, 오라도 보이지 않지만 분명히 존재하고 있고 몸에 강력한 영향을 주고 있다.

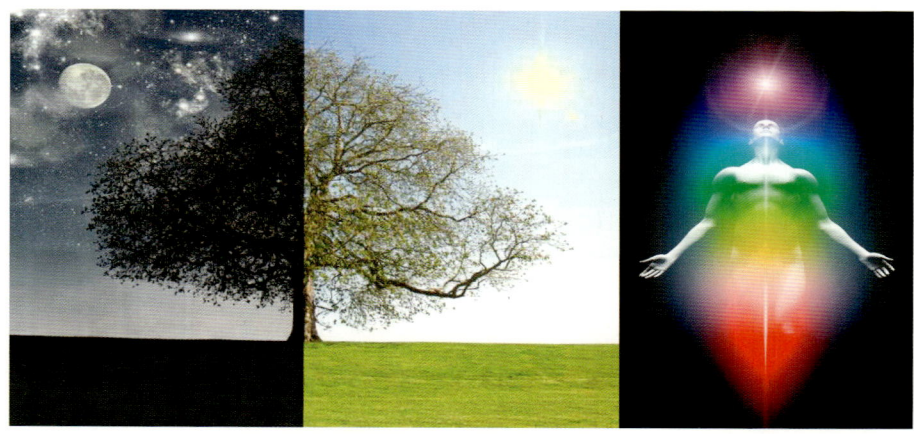

낮과 밤이 있고 봄, 여름, 가을, 겨울이 있듯이 음양과 오행(목, 화, 토, 금, 수)의 에너지는 계속 순환하고 이 에너지에 의해 세상이 변하고 몸이 이루어지고 반응한다.

일정하게 순환하는 목(木), 화(火), 토(土), 금(金), 수(水) 에너지의 영향을 받아서 태어날 때 체질이 결정되는데 태어날 당시에 강한 에너지를 받은 장기는 강해지고 오행의 에너지가 약해서 에너지를 잘 받지 못한 장기는 약해진다.

금(庚,辛) 에너지가 강하고 목(甲,乙) 에너지가 약한 시기였다면 금 에너지의 장기인 폐, 대장은 강하고 목 에너지를 가진 간, 담은 약하게 태어난다.

지구의 금 에너지가 강할 때 태어나면 강한 금 에너지가 인체에 많이 흡수가 돼서 폐, 대장의 물질의 무게를 증가시키게 된다. 무게가 무겁다는 것은 부피가 큰 것이고 크기 때문에 기능을 잘 할 수 있다.

8체질은 이런 원리에 의해 장기의 크기와 기능, 강약이 결정된다.

목(木)	간(Liver), 담(Gallbladder)
화(火)	심장(Heart), 소장(Small intestine)
토(土)	비장(Spleen), 위장(Stomach)
금(金)	폐(Lung), 대장(Large intestine)
수(水)	신장(Kidney), 방광(Bladder)

8체질의 이론은 장기의 기능이 선천적으로 강약의 차이가 있다는 것으로 장기들의 강약에 의해 인간을 8가지의 체질로 나눈다. 체질 판별을 통해 그 사람의 체질에 맞는 좋은 음식과 맞지 않는 해로운 음식을 구분할 수 있고 어떤 질병에 걸릴 가능성이 높은지 알 수 있고 체질 자극점을 통해 장기의 강약을 조절해서 건강하게 할 수 있다.
물론 같은 체질의 사람이라고 해서 체형, 성격, 건강상태, 질병이 같을 수는 없다.

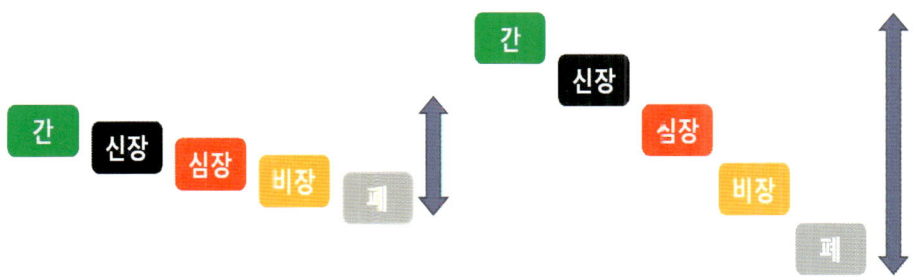

왜냐하면 부모로부터 받은 유전적인 정보, 엄마 뱃속에 있었을 때 상황, 출산과정, 양육과정과 자라온 환경이 다르기 때문이다. 폐질환의 가족력이 있고, 임신 중 엄마가 자주 놀랐고, 난산으로 인해 저산소증이 있었고, 도로나 공장 근처에서 자란 목양(木陽)체질이라면 성장과정이 무난했던 다른 목양체질보다 폐기능이 훨씬 더 떨어지게 된다. 어릴 때부터 비염, 천식 등 호흡기 질환에 시달리게 되고 우울증(폐의 감정은 슬픔)이 올 수 있고 산소결핍에 의한 두통, 어지럼증이 나타날 수 있다.
위 그림에서 보면 같은 독양체질이라도 화살표의 크기가 작은 왼쪽 것은 비교적 건강한 상태이고 오른쪽 그림처럼 강한 장기인 간과 가장 약한 폐의 차이가 클수록 몸이 약하고 질병에 걸릴 가능성이 많다
다음 그림은 이해하기 쉽게 약간 과장해서 만든 표이다. 장기의 차이가 사람마다 일정

하지 않지만 자라온 환경과 주로 먹었던 음식에 따라 극단적으로 불규칙할 수 있는데 이럴 경우에는 더 심한 질병에 걸리게 된다.

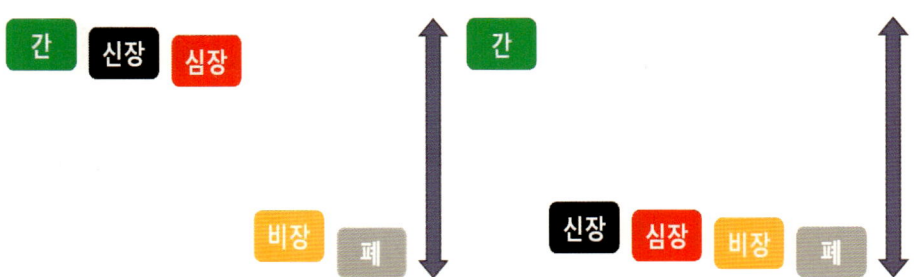

처음에는 체질에 따라 음식을 섭취하는데 나타나는 효과가 더딜 수 있다.
그리고 장기의 차이가 크고 불규칙하기 때문에 판별자에 따라 체질을 결정하는데 오류가 생길 수 있다.
'지피지기면 백전백승'이란 말이 있는데 '적을 알고 나를 알면 백번 싸워도 백번 다 이긴다'는 말이다.
자신이 어떤 체질인지 정확히 아는 것이 중요하다.
자기가 잘 하는 것과 잘 하지 못하는 것을 알 때 자신에게 맞는 직업을 잘 찾을 수 있듯이 자신의 체질을 알면 자신의 몸을 이해할 수 있고 더 건강해질 수 있다.
추운 곳에 사는 에스키모에게 냉장고, 에어컨, 수영복 등은 당장 필요가 없다.
더운 아프리카 사람에게 난로, 보일러, 오리털파카, 털신 등도 당장 필요가 없다.
체질을 안다는 것은 몸이 필요로 하는 것과 원하는 것을 해줄 수 있다.
어떤 사람들이 홍삼으로 암을 고쳤다고 하지만 어떤 사람들은 홍삼을 먹는 것이 암 치료에 효과가 없을 수 있고 어떤 사람들에게는 증상을 더 악화시킬 수 있다.
사람들마다 체질이 다르기 때문에 반응이 다르게 나타난다.
수체질의 사람들은 신장과 방광의 기능이 강하고 몸이 차갑기 때문에 물을 먹지 않는 경우가 많다. 물을 적게 먹어도 괜찮은 것은 신장과 방광이 강해서 공기 중에 있는 수증기를 더 많이 흡수할 수 있기 때문이라 생각한다. 그런데 신진대사에 필요한 최소한의 물도 먹지 않으면 방광기능에 문제가 생기고 방광이 긴장하게 된다. 긴장된 방광에 의해 치골결합이 압박되고 치골결합에 붙어있는 복직근에 문제가 생긴다. 복직근 문제는 두정골 봉합인 시상봉합을 잠기게 하고 시상봉합 밑에는 상시상정맥동이 지나가는데 시상봉합이 긴장되면 이 상시상정맥동(91쪽)이 압박되면서 뇌척수액 순환에 문제가 생기게 된다.

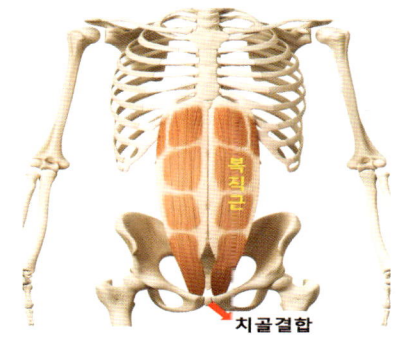 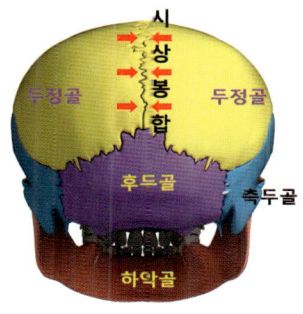

수체질 여성은 물을 잘 먹지 않는데 임신을 하면 양수 때문에 굴이 좀 더 필요하다. 그런데 임신 전처럼 임신한 후에도 물을 충분히 먹지 않는다면 탈수가 생기게 되고 태아는 유전자를 조작해서 갈증을 잘 느끼지 않게 만든다. 아기가 목체질이나 토체질로 태어났지만 엄마 뱃속에 있을 때 유전자를 조작해서 갈증을 잘 느끼지 못하게 만들어 버렸기 때문에 태어난 후에 물을 잘 먹지 않게 된다. 목체질이나 토체질은 물이 많이 필요한 체질인데 물을 잘 먹지 않기 때문에 다양한 질병에 시달릴 수 있다.

방광이 긴장되면 남자의 전립선을 아래로 누르게 되고 골반저근이 약해지면서 천골 움직임을 제한시킨다. 천골 움직임의 제한은 3, 4, 5번 천골신경을 압박할 수 있고 이 신경의 손상으로 발기(사정)를 위한 화학물질 분비가 원활하지 않게 되면 발기부전이 될 수 있다.

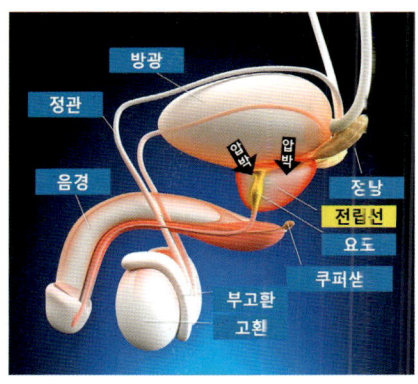 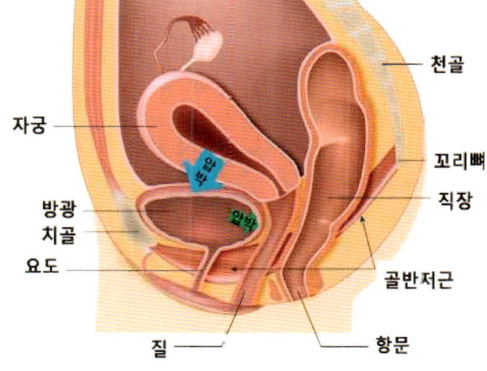

여성들의 경우에 방광이 긴장되면 방광염, 요실금 등 방광질환을 일으킬 수 있고 자궁

경부를 압박해서 생리통, 자궁내막증, 불감증, 난임 등의 원인이 될 수 있다.
신장은 요근(Psoas)과 장골근(Iliacus)과 관련 있고 방광은 비골근(Peroneus), 전경골근(Tibialis anterior), 후경골근(Tibialis posterior)과 연결되어 있다.

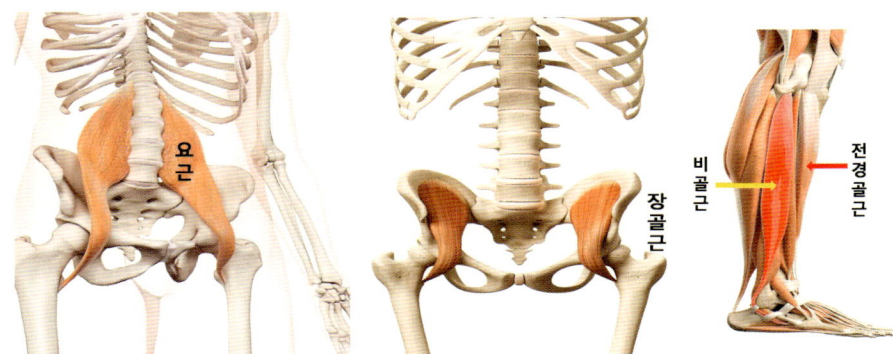

신장과 방광에 해당되는 근육들이 강한 수체질의 사람들은 오래 서있거나 비교적 잘 걷고 하체가 발달하게 된다. 다리 근육들이 강해서 움직임에 자신이 있고 움직임이 많으니까 살이 찌는 사람들이 많지 않다. 신장이 너무 강하면 장골근을 긴장시키고 장골근은 같은 쪽 장골을 전방으로 회전시킨다. 요추5번이 전방회전 된 장골 방향으로 회전하고 이 변위가 경추1번을 같은 쪽으로 회전시킨다. 얼굴이 경추1번 회전방향으로 약간 돌게 되어 얼굴 방향이 약간 틀어지게 된다.

토체질의 사람들은 위장과 비장이 강하기 때문에 과식을 할 가능성이 많다. 과식을 하면 위장이 무거워지면서 식도를 아래로 당기게 되는데 식도가 당겨지게 되면 식도와 연결되어 있는 접형골이 긴장하게 되면서 접형골을 변위시키고 오래 동안 지속될 경우 관골(광대뼈)과 상악골이 돌출되고 얼굴이 약간 길어지게 된다.

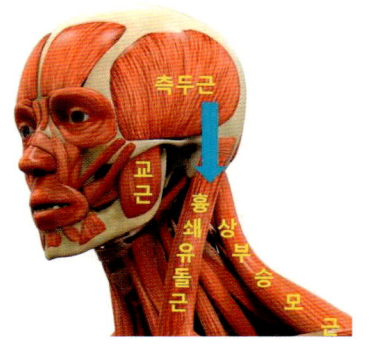 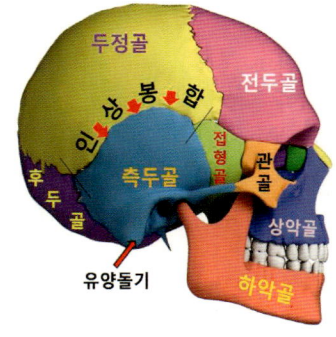

토양체질의 경우에는 위장열에 의해 폐(금기운 장기)가 화극금(불이 금이 녹임)을 당해서 인후두 점막이 마르게 되고 쉰 목소리가 나거나 허스키해질 수 있고 피곤하면 목소리가 쉽게 잠기게 된다.

흉쇄유돌근(Sternocleidomastoid)은 위장과 관련된 근육으로 위장 장애에 의해 흉쇄유돌근이 불균형해지면 긴장된 쪽의 유양돌기를 당겨서 측두골 변위의 원인이 될 수 있다. 흉쇄유돌근이 측두근(Temporalis)의 근막을 심하게 당기면 두정골과 측두골 봉합(인상봉합)이 잠기게 된다.

엄마가 토체질이면 몸에 열이 많을 것이고 태어난 아이가 수체질이라면 몸이 차가울 것이다. 더운 여름에 엄마가 덥다고 하루 종일 에어컨을 틀어 놓는다면 체질적으로 몸이 차갑고 체온변화가 심한 수체질 아이 입장에서는 온도에 대한 스트레스를 받을 것이고 온도에 대한 스트레스가 부신(내분비기관)을 약하게 해서 감기와 같은 면역계 질병에 잘 걸릴 수 있다.

목체질의 사람들은 간과 담낭(쓸개)이 다른 장기보다 크고 무겁기 때문에 간과 담낭의 무게에 의해 오른쪽 횡격막이 긴장될 수 있다. 횡격막의 불균형은 견갑대(어깨 라인)를 틀어지게 하고 호흡할 때 사각근(Sclanes)이 폐를 위쪽으로 잡아당겨야 하는데 간이 무거우니까 과도하게 힘을 쓰면서 과긴장하게 된다.

1. 간과 담낭이 무거워서 오른쪽 횡격막을 아래 방향으로 잡아당긴다.
2. 오른쪽 어깨가 대각선 방향으로 돈다(둥근 어깨. Round shoulder).
3. 쇄골도 안쪽과 하방 쪽(화살표 방향)으로 변위된다.
4. 사각근의 긴장도가 높아지게 되고 교근이 과긴장되면서 턱이 틀어지거나 코가 과긴장된 교근 쪽으로 약간 휘게 된다.

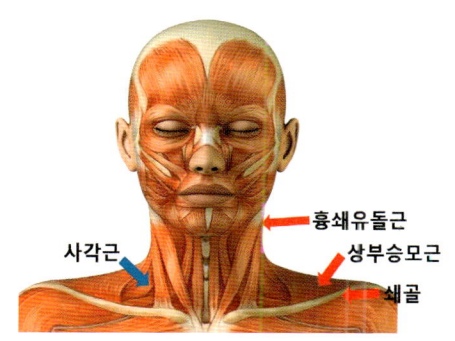
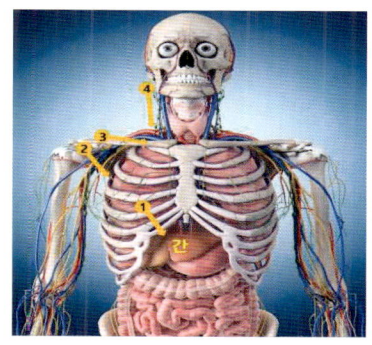

육식이 잘 맞는 목체질의 엄마가 고기를 자주 먹는데 아이는 금체질이여서 고기가 맞지 않는다. 엄마가 음식을 하기 때문에 어쩔 수 없이 아이도 고기를 먹을 수밖에 없고 고기를 소화시키는 과정에서 나오는 독소물질이 아이 몸을 산성화시킨다. 몸이 산성화되면 아토피나 알러지가 생길 수 있고 산성화된 몸을 중화시키기 위해 뼈의 칼슘이 빠지게 되고 칼슘부족으로 충치가 생기고 키가 원하는 만큼 자라지 않을 수 있다.

우리 몸의 장기인 폐, 신장은 양쪽에 있고 위, 비장, 심장은 왼쪽, 간과 담은 오른쪽에 위치하고 소장, 대장, 방광은 비교적 가운데에 위치하여 중심을 잡고 있다.

목체질은 오른쪽 장기가 강하고 토체질의 경우 왼쪽 장기가 강해서 몸의 좌우 균형이 깨지기 쉽고 다른 체질보다 견갑대(어깨 라인)가 회전될 가능성이 높다.

신경학(Neurology)에서 몸의 좌우 불균형은 뇌의 불균형을 일으키는데 어지럼증, 두통, 시력저하, 어깨통증 등 다양한 질병의 원인이라 말한다.

금체질을 보면 폐와 대장에 문제가 생길 가능성이 많은데 전거근(Serratus anterior)은 폐를 대표하는 근육으로 폐에 문제가 생기면 전거근의 기능이상으로 나타난다.

전거근은 견갑골을 안정화시키는 근육으로 전거근의 불균형은 견갑골의 불안정성을 일으키고 복사근의 근육 긴장도를 다르게 해서 상체가 회전하게 된다. 머리는 상체회전의 반대쪽으로 돌아간다. 상체가 뚱뚱한 금체질 여성들은 브래지어에 의해 전거근이 눌리면서 약해지게 된다. 전거근과 연결된 능형근이 긴장하고 어깨를 올릴 때 전거근이 견갑골을 회전시켜줘야 하는데 이 움직임이 잘 되지 않게 되면 상부승모근이 과긴장하게 되면서 목과 어깨통증의 원인이 된다.

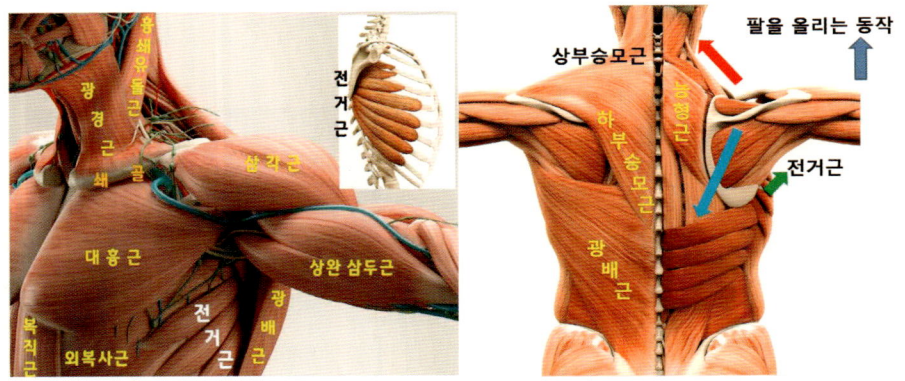

상부승모근이 **빨간색 화살표 방향**으로 당긴다.

하부승모근이 하늘색 화살표 방향으로 당긴다.

전거근이 녹색 화살표 방향으로 당긴다.

이 세 근육이 동시에 움직이면 견갑골이 시계반대 방향으로 회전하면서 팔이 올라가게 된다.

대장과 관련된 근육은 대퇴근막장근(Tensor fascia lata), 슬괵근(Hamstring), 요방형근(Quadratus lumborum)으로 대장에 문제가 생기면 이 근육들의 기능이상으로 골반이 틀어지게 된다. 골반의 문제는 견갑대(어깨 라인)를 틀어지게 하고 얼굴 비대칭의 원인이 된다.

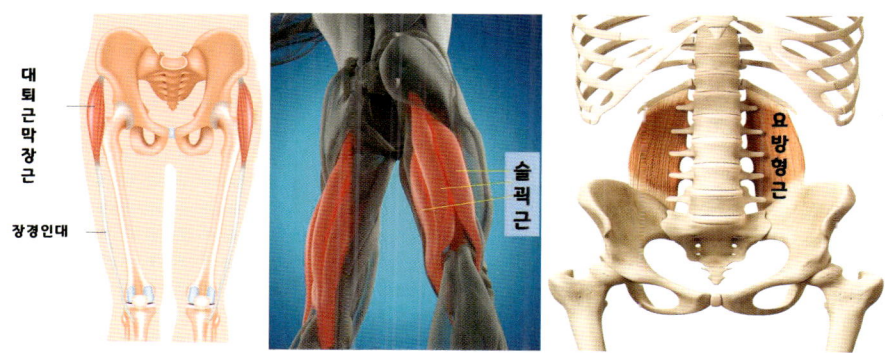

금체질의 사람들은 폐가 강해서 폐 사이에 있는 심장을 압박하게 된다(금다화식-금이 강하면 화가 금을 녹이지 못하고 오히려 꺼지게 된다). 심장의 문제는 혈액순환의 문제를 일으켜 뇌질환이 생길 가능성이 많고 혀의 움직임을 제한시키고 턱 밑에 있는 근육들을 긴장시킨다. 그래서 흥분하면 심장이 빨리 뛰게 되고 말이 꼬이고 말을 더듬는 것이다. 이런 긴장들 때문에 하악골이 성장하지 못하거나 움직임의 제한이 생기게 되면 부정교합이 될 수 있다. 그리고 침샘들을 압박해서 침 분비가 적게 되면 입 안이 건조해지고 염증이 생기게 되고 비염의 원인이 된다.

체질은 자신의 몸을 이해하기 위해 알아야할 꼭 필요한 정보이다.

자신의 몸을 정확히 알고 이해할 때 비로소 건강해질 수 있다.

세계8체질 자연치유협회의 홈페이지 또는 카페에 들어가거나 유튜브에서 '조연호의 8체질 이야기'를 보면 체질에 대해 더 자세히 알 수 있다.

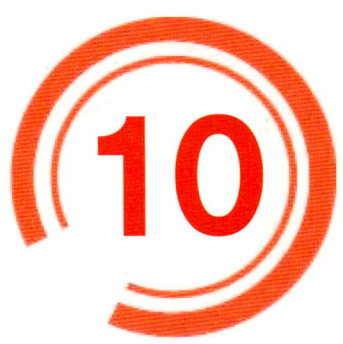

뇌와 두개골

인간은 자신의 생존과 종족의 생존을 최우선의 목표로 한다.
생존하기 위해서는 먹어야 하고 성 파트너를 찾아야 하는데 그러기 위해서는 빠르게 잘 움직여야 한다. 인간 몸을 구성하는 60조개의 세포들이 각자 자율성을 포기하고 목표를 위해 일정한 방향성을 가져야만 원하는 목적을 이룰 수 있다. 다리는 앞으로 가는데 머리가 옆으로 회전하거나, 왼쪽 다리가 나갈 때 오른쪽 다리도 앞으로 나가려고 하거나, 심장세포들이 힘들다고 몇 분씩 심장박동을 멈추거나, 눈이 피곤하다고 보지 않아버리는 등 세포들이 자기하고 싶은 데로 한다면 생존할 수가 없다.
세포들 모두 일정한 방향성을 가지고 움직일 수 있게 만드는 세포가 신경세포이고 생명체가 고도화되고 신경세포가 무수하게 결합되어 형성된 것이 뇌이다. 오케스트라의 지휘자가 모든 소리를 조율하듯이 뇌는 모든 세포의 모든 반응들을 조율한다.
한사람이 여행을 가려면 혼자서 가고 싶은 데로 떠나면 된다. 1,000명이 여행을 같이 가려고 할 때 전체 일정을 짜고 전달하고 일정에 대해 각 사람의 의견을 묻는 역할을 하는 사람들이 있어야 한다. 전체 일정을 짜는 사람을 뇌, 사람들에게 전달하는 역할을 하는 사람을 운동신경세포, 사람들의 반응들을 보고 그 정보를 다시 전체 일정을 짜는 사람에게 전달하는 사람을 감각신경세포라고 생각하면 된다.
1,000억 개의 신경세포(뉴런)를 가진 뇌는 아주 중요하고 작은 자극에도 심각한 손상

을 당할 수 있기 때문에 두개골이란 단단한 뼈로 완벽하게 보호되고 있다.

뇌의 신경들은 두개골의 구멍을 통해 나와서 몸과 완벽하게 연결된다.

대후두공과 척추를 통해 내려가는 31쌍의 척수신경과 두개골의 다른 구멍들을 통해 내려오는 12쌍의 뇌신경이 있다.

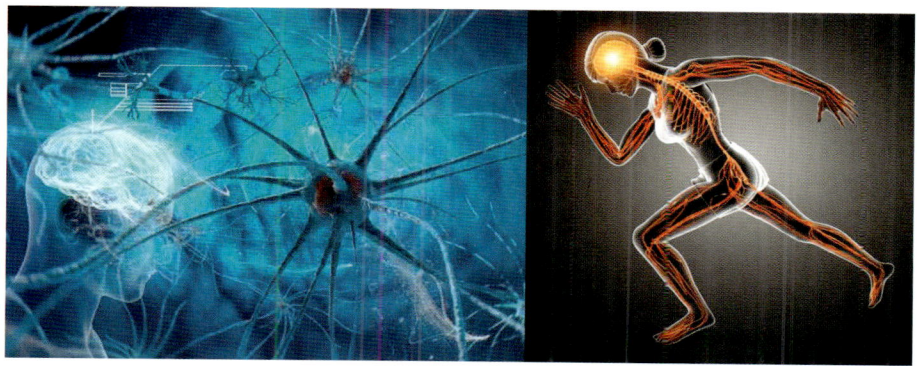

여기서는 머리와 얼굴에 주로 분포되어 있는 뇌신경에 대해 이야기 할 것이다.

뇌신경은 뇌에서 바로 나오는 신경들로 12쌍으로 분류한다.

12쌍의 뇌신경은 눈, 코, 혀, 귀, 머리, 얼굴, 목, 몸통 등 다양한 부위와 연결되어 있고 시각, 청각, 미각 등 특수감각에 관여하는데 어떤 신경이 손상되었는지에 따라 증상이 달라지 게 된다. 뇌신경 장애는 후각, 시각, 미각, 얼굴감각, 청각, 균형감각, 삼킴, 목 근육, 얼굴표현, 말하기 등의 기능에 영향을 미치게 된다.

두개저부에 있는 구멍들을 통해 뇌신경과 혈관이 지나가는데 두개골 변위에 의해 이 통로가 좁아지게 되고 신경이나 혈관을 압박하면서 뇌신경을 손상시킬 수 있다.

1번-후각신경. 감각신경으로 코를 통해 들어온 냄새정보를 전달.

2번-시신경. 감각신경으로 눈으로 들어온 시각정보를 후두엽의 시각피질에 전달.

3번-동안신경(눈돌림신경). 중뇌에 위치하고 눈을 움직이는 6개의 근육 중 4개를 담당, 눈꺼풀을 올림, 동공수축, 수정체 모양을 조절.

4번-활차신경(도르래신경). 중뇌에 위치하고 눈 근육 중 상사근을 지배.

5번-삼차신경. 교뇌에 위치하고 3갈래로 나누어짐. 얼굴과 입으로부터의 감각정보를 전달하고 씹는 작용을 하는 근육을 조절.

6번-외전신경(갓돌림신경). 교뇌에 위치하고 눈을 바깥쪽으로 움직이는 외직근 지배.

7번-안면신경(얼굴신경). 교뇌에 위치하고 눈감기와 안면 표정 근육을 조절, 혀의 전반 2/3 미각신호를 전달, 눈물샘과 침샘의 활성화에 관여.

8번-청신경(속귀신경). 감각신경으로 청각과 평형감각(공간에서의 방향)을 전달.

9번-설인신경(혀인두신경). 연수에 위치하고 연하와 구음에 사용되는 수의근을 조절, 혀의 뒤 1/3 미각신호를 전달, 경동맥의 혈압을 감지하는 역할.

10번-미주신경. 연수에 위치하고 소화 효소 분비, 심장 움직임, 폐, 소화기관의 운동.

11번-부신경. 머리와 어깨를 움직이는 흉쇄유돌근과 승모근을 지배.

12번-설하신경(혀밑신경). 연수에 위치하고 혀의 움직임에 관여. 혀의 촉각을 전달.

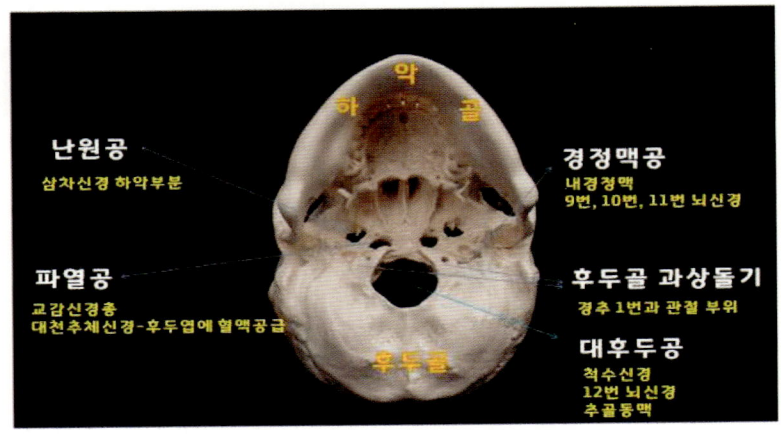

시신경공(Optic foramen)-접형골에 있고 시신경(Optic nerve)이 통과함.

파열공(Foramen lacerum)-대천추체신경(후두엽 동맥 혈액 공급), 내경동맥(대뇌반구 혈액의 80% 이상을 공급), 교감신경총이 통과함.

정원공(Foramen rotundum)-삼차신경 상악부분이 통과함.

난원공(Foramen ovale)-삼차신경 하악부분, 경막동맥이 통과함.

극공(Foramen spinosum)-경막에 혈액을 공급하는 중경막동맥(두개골 골절에 의해 파열)과 중경막정맥이 통과함.

상안와열(Superior orbital fissure)-접형골의 대익과 소익, 전두골의 안와판 사이에 위치. 동안신경, 활차신경, 삼차신경의 안신경 가지, 외전신경, 안정맥(Ophthalmic vein)들이 통과함.

경정맥공(Jugular foramen)-내경정맥, 설인신경, 미주신경, 부신경이 지나감.
대후두공-부신경(11번), 추골동맥, 설하신경(12번), 후경막동맥이 통과함.
후각신경은 사골의 사판(Cribriform plate) 부분의 구멍을 지나감.
접형골과 측두골 사이로 대천후두신경(Greater superficial petrosal n.)이 나오는데 이 신경은 시각을 조절하고 소뇌에 혈액을 공급하는 신경으로 이 신경이 접형골과 측두골 변위에 의해 압박되면 시각에 문제가 생기게 된다.

뇌신경 손상 여부

1. **후각신경(CNⅠ) 검사.** 한쪽 코를 막고 커피나 페퍼민트 향과 같은 익숙한 냄새를 맡게 한다. 한쪽씩 양쪽을 다 해서 비교한다.
2. **시신경(CNⅡ) 검사.** 정상인 경우, 왼쪽 동공(Pupil)에 빛을 비추면 동공반사에 의해 왼쪽과 오른쪽 모두 수축한다. 오른쪽 동공에 빛을 비추었는데 오른쪽과 왼쪽 동공 모두 수축하지 않는다면 오른쪽 시신경에 문제가 있는 것이다. 오른쪽 시신경이 심하게 손상되면 시신경 장애에 의해 오른쪽 눈이 실명이 될 수 있다.
3. **동안신경(CNⅢ), 활차신경(CNⅣ), 외전신경(CNⅥ) 검사.** 6개의 눈 근육은 이 3신경의 지배를 받는다. 손가락을 쳐다보게 해서 눈의 움직임을 관찰한다. 신경이 손상되면 그 신경이 지배하는 눈 근육이 잘 움직이지 않게 되어 그 쪽 방향으로 눈이 잘 움직이지 않는다. 특정한 방향을 볼 때 복시가 생길 수 있다.

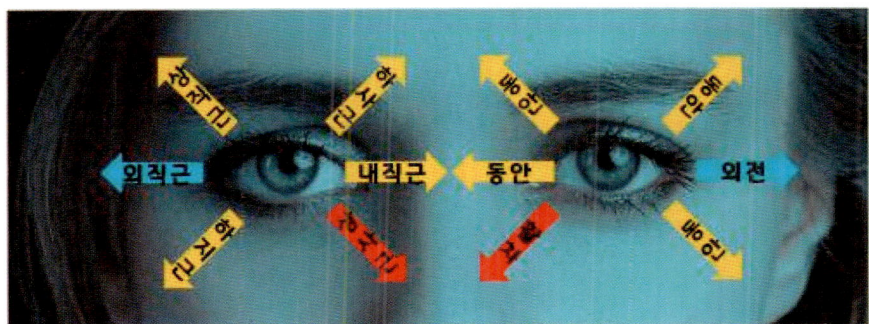

왼쪽 동안신경이 마비되면 왼쪽 눈꺼풀이 쳐지는 안검하수가 나타나고, 왼쪽 눈이 바깥쪽, 아래쪽으로 치우친다. 왼쪽 눈은 바깥쪽으로 향하고 오른쪽 눈은 정면을

바라보기 때문에 복시(1개의 물체가 2개로 보이는 것)가 생기게 된다. 왼쪽 눈은 오른쪽을 바라볼 때 중간정도까지만 움직이게 되고 위와 아래 방향으로 움직이지 못한다.

활차신경은 눈을 아래쪽, 안쪽으로 움직이는데 이 움직임은 책을 읽거나 계단을 내려갈 때 일어난다. 활차신경이 마비되면 책을 읽을 때 눈이 금방 피로해지거나 계단 내려가는 동작이 불안정해진다. 계단에서 넘어진 적이 있는 사람은 활차신경 손상이 있는지 확인해 보는 것이 좋다. 왼쪽 발목을 자주 삔다면 오른쪽 상사근(활차신경 지배)에 문제가 있을 가능성이 많다.

외전신경은 눈을 바깥쪽으로 움직이게 하고 외전신경이 마비된 쪽 눈은 눈이 안쪽으로 심하게 치우치게 된다. 왼쪽 외전신경이 마비되면 왼쪽을 바라볼 때 왼쪽 눈이 바깥쪽을 완전히 움직이지 못한다. 컴퓨터로 장시간 업무를 보는데 컴퓨터 화면이 오른쪽으로 치우쳐 있다면 오른쪽 눈의 외직근이 과긴장되고 왼쪽 외직근은 약해질 수 있다.

4. **삼차신경(CNV) 검사.** 감각기능 장애가 있다면 각막반사가 없어진다. 각막반사는 눈을 보호하는 반사로서 뭔가 눈에 다가오는 것 같으면 순간적으로 눈을 감는다. 휴지를 가늘게 말아서 눈의 각막을 대면 바로 눈을 감아야 정상이다. 삼차신경이 손상되면 얼굴, 입술, 혀의 특정 부위가 아주 예민해지거나 통증이 생길 수 있다. 아이가 양치질이나 얼굴 씻는 것을 극도로 싫어하고 잘 씹지 않으려고 한다면 삼차신경 손상을 의심해 보아야 한다.

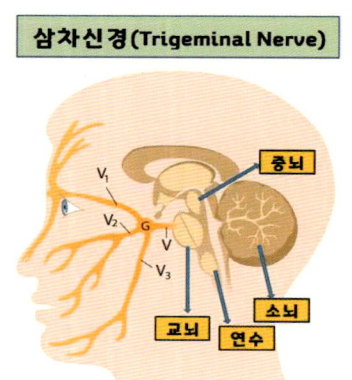 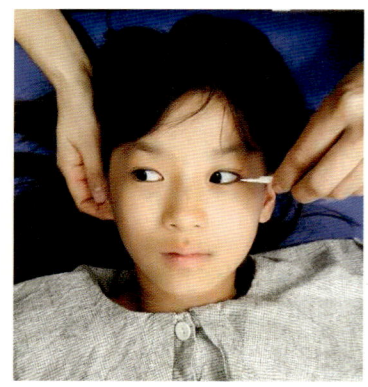

5. **안면신경(CNVII) 검사.** 안면신경이 손상되면 한쪽 얼굴근육의 위축이나 마비가 생

겨서 얼굴 근육의 움직임이 비대칭해진다. 왼쪽 안면신경이 마비되면 입꼬리가 오른쪽으로 치우치고 오른쪽의 팔자주름이 더 깊어진다. 얼굴 표정을 지을 때마다 오른쪽으로 근육이 치우치게 되면서 얼굴이 일그러져 보인다. 왼쪽 얼굴 감각이 무뎌지거나 없어질 수 있고 왼쪽 눈을 완전히 감지 못하게 되고 침샘과 눈물샘에 문제가 생기면서 눈과 입이 건조해진다. 소리에도 과민하게 반응하게 된다. 웃게 하거나 눈썹 올리기, 볼을 부풀려보면 차이를 알 수 있다.

6. **청신경(CNⅧ) 검사.** 전정계 쪽에 이상이 생길 때 '앞으로 나란히'를 시키면 손상된 쪽 팔이 아래로 떨어진다. 걷게 하면 손상된 쪽으로 더 치우친다. 발을 붙이고 서있게 하거나 일자보행(Tandem gait)을 하게 하면 손상된 쪽으로 쓰러지려고 한다. 손상된 쪽 청력 기능이 떨어진다.

7. **설인신경(CNⅨ) 검사.** 부교감 신경으로 연하작용(음식을 삼키는 것)이 주된 기능이다. 음식물을 먹을 때 사례가 잘 걸리면 설인신경, 미주신경, 설하신경에 문제가 있을 가능성이 있다. 설인신경이 손상되면 혀 뒤쪽이나 인후두 뒤쪽에서 통증이 느껴지게 된다. 음식을 씹거나 삼킬 때, 말을 할 때, 기침이나 재채기를 할 때 통증을 느끼게 된다.

8. **미주신경 (CNⅩ) 검사.** 오른쪽 미주신경이 손상되면 오른쪽 연구개가 마비되고 마비된 쪽 연구개가 아래로 내려와서 왼쪽보다 낮아보이게 된다. 목젖이 왼쪽으로 치우치고 쉰 목소리가 나오게 된다. 양쪽 미주신경이 손상되면 성대가 마비되고 이로 인해 혈액 안에 산소 수치가 너무 낮거나 이산화탄소 수치가 너무 높아지는 호흡부전이 생길 수 있다.

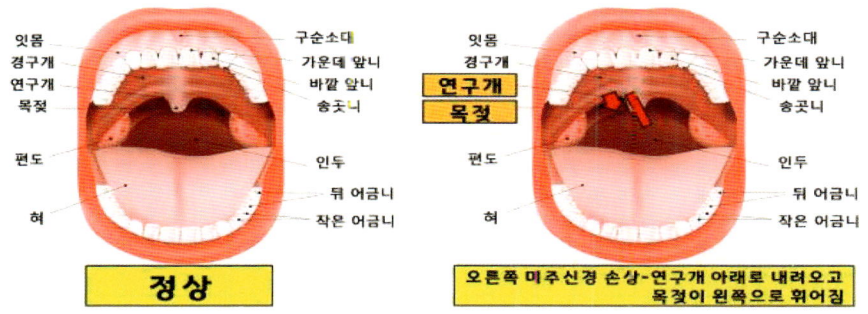

9. **척수부신경(CNⅪ) 검사.** 왼쪽 척수부신경이 손상되면 왼쪽 흉쇄유돌근과 승모근

의 위축과 마비가 생기게 된다. 왼쪽 어깨가 오른쪽보다 더 낮아지게 되고 얼굴은 왼쪽 방향으로 향한다.

10. **설하신경(CNXII) 검사.** 설하신경은 혀를 지배하기 때문에 이 신경에 손상이 생기면 말이 어눌해지게 된다. 오른쪽 설하신경이 손상되면 혀를 내밀 때 혀가 오른쪽 방향으로 휘어진다. 양쪽 설하신경이 손상되면 혀를 밖으로 내밀지 못하고 음식물을 씹고 삼키기가 어려워진다.

악화되는 자궁 내 환경

여성의 자궁 내 환경이 갈수록 나빠지고 있다.
어쩌면 난산은 어느 정도 결정되었을지도 모른다.
자궁은 보통 성인 주먹정도의 크기이지만 임신 말기가 되면 20배 정도로 크기가 늘어난다. 아기가 자라는 집 역할을 하는 자궁은 아기가 건강하게 성장할 수 있는 환경을 제공한다. 태아에게 필요한 영양분을 공급하고 자궁의 수축작용에 의해 아기를 밀어내면서 출산하게 된다. 자궁의 건강상태는 임신 여부를 결정하고 아기의 평생 건강을 결정할 정도로 중요하다.

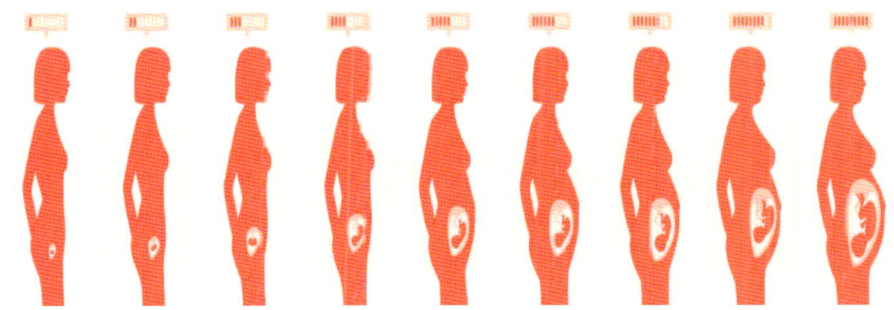

여성의 골반 크기가 점점 더 작아진 것도 아니고 오랫동안 출산의 위험성은 존재했는

데 왜 유독 최근 10~20년 정도부터 난산이 증가하고 있을까?

최근 10~20년 사이 변화된 환경들을 보니까 여러 가지 요인들이 있지만 다음과 같은 주요한 원인들에 의해 자궁 내(Intrauterine) 환경이 나빠지고 있다.

1. **환경호르몬의 증가**
2. **GMO 증가**
3. **의자병(sitting disease), 하이힐(High heeled shoes)**
4. **심해지는 전자파 노출**

SBS스페셜에서 방송된 '바디 버든(Body burden)-자궁의 경고'는 화학물질에서 나오는 환경호르몬이 자궁질환-생리통, 생리불순, 생리과다, 자궁내막증, 자궁선근증, 난임, 불임, 유산 등-과 관계가 있다는 것이다.

자궁과 난소는 환경호르몬에 가장 민감한 신체기관이기 때문이다.

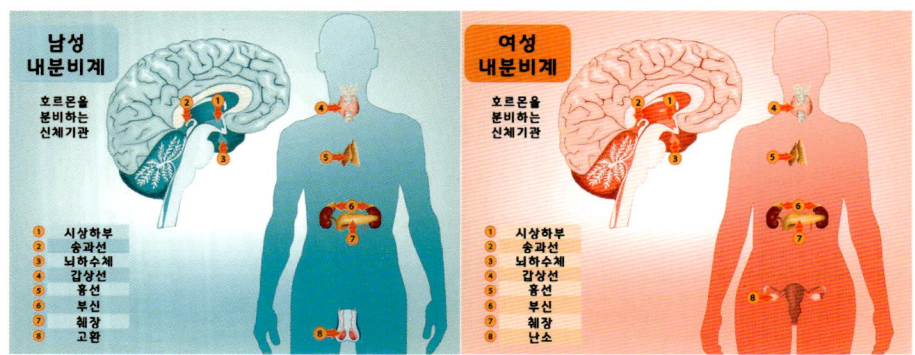

환경호르몬은 몸에서 분비되는 호르몬과 분자구조가 유사하기 때문에 몸의 수용체와 결합하여 몸 안의 호르몬과 비슷한 작용을 한다.

임신 중 환경호르몬에 과도하게 노출되면 저체중아 출산과 조산, 유산의 위험성을 높이고 태어날 아기의 생식기계 질환을 일으킬 가능성이 높다는 연구결과가 있다.

환경호르몬 문제는 인체에 심각한 영향을 주지만 환경호르몬이 태아에게까지 영향을 줄 거라고 생각하는 사람은 그렇게 많지 않다.

환경호르몬의 공식용어는 내분비계 장애물질 또는 내분비계 교란물질(endocrine disruptor or endocrine disrupting chemicals)이다.

바디 버든(Body burden)은 신체에 축적된 화학물질의 총양을 말한다.

비스페놀A(플라스틱 용기, 캔, 병마개, 수도관의 내장 코팅제, 아말감), 알킬페놀(합성세제, 농약), 스티렌(컵라면 용기, 식품용기), 수은(폐건전지, 형광등), 폴리카보네이트(플라스틱 용기, 물통, 안경), 제초제(GMO), 폴리염화비페닐(전기 전열제), 자일린(페트병), 노닐페놀(주방용 세제, 세척제, 샴푸), 프탈레이트(바닥재, 장판, 장난감), 카드뮴 등이 음식, 화장품, 비누, 샴푸, 세제, 향수, 치약 등에 들어있고 옷, 차, 집, 놀이터, 장난감 등 우리가 생활하는 모든 것에 존재한다.

코팅된 프라이팬에서 나오는 환경호르몬 퍼플루오로옥탄산(PFOA)의 혈중 잔류농도는 한국인이 가장 높은 것으로 나타날 정도이다. 이런 화학물질들은 우리 주변에 항상 있고 쉽게 접하는 물질들인 것이 문제이다. 아이들이 뛰어노는 놀이터 바닥에 깔려있는 고무 블록은 폐타이어를 재생해서 만들고 학교운동장에 인조잔디도 마찬가지이다. 학용품인 크레파스, 물감, 그림책, 싸인펜, 색종이 등에도 화학물질이 들어있다.

환경호르몬은 물에 잘 녹지 않고 몸 밖으로 잘 배출되지 않는데 이 물질들은 몸의 호르몬 시스템을 교란시키고 자궁 환경을 악화시킨다. 특히 영유아들은 해독기능이 발달하지 않았기 때문에 다량의 환경호르몬에 노출된다면 심각한 영향을 받을 수 있다.

미국에서 매년 면을 경작하기 위해 14.4만평의 에이커 땅에 38,000톤의 농약을 뿌리고 표백과정에서 유기염소계 살충제(DDT)와 같은 독성물질을 또 뿌린다.

제초제인 글리포세이트는 유전자 조작된 면에서 발견되는데 특히 탐폰, 생리대, 거즈, 면봉 등 여성들이 사용하는 제품 중 85% 면이 함유된 여성용품에서 글리포세이트 성분이 발견되었다.

아르헨티나에서 글리포세이트에 노출된 쥐의 자궁이 비정상적으로 형성되었다는 연구결과를 발표했다. 글리포세이트가 뿌려지는 아르헨티나 지역의 여성 23% 정도가 유산을 경험한 것으로 나타났고 캐나다 온테리오주에서는 글리포세이트에 노출된 여성의 경우에는 유산이 될 가능성이 높다는 연구결과를 발표했다.

갈수록 GMO 문제가 심각해지고 있는데 GMO(Genetically modified organism)는 유전자 조작 생물체를 말하는 용어이다. GMO는 1996년 처음으로 상업화되었고 올해로 21년 정도가 되었다. 우리가 먹는 콩, 옥수수, 감자는 대부분 GMO이다.

GMO는 어떤 생물의 유전자 중 추위, 병충해, 제초제 등에 강한 유전자를 뽑아내 다른 생물체에 주입해서 추위, 병충해, 제초제에 강한 새로운 생물체를 만드는 것이다.
많은 전문가들이 우려하고 있는 부분이 제초제(글리포세이트 계열의 라운드업)에 대해 강한 내성을 갖는 것이다. 전에는 이런 제초제를 뿌리면 재배하는 곡물들이 죽기 때문에 풀이 있는 곳에만 조심스럽게 뿌리거나 적은 양을 뿌렸는데 제초제를 뿌려도 유전자가 조작된 곡물들은 죽지 않기 때문에 조심스럽게, 적게 뿌릴 필요가 없어졌다.

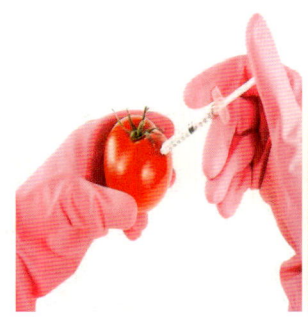 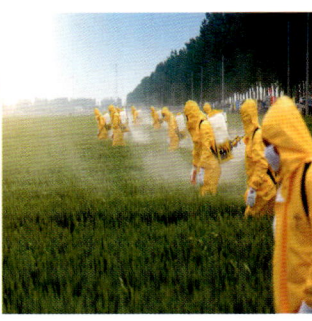 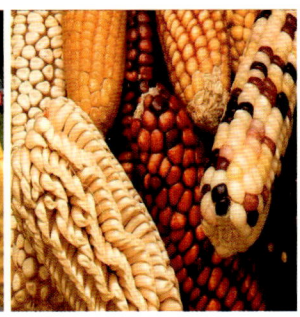

비행기에 실어서 한꺼번에 뿌리거나 직접 뿌리기 때문에 전보다 더 많은 양의 제초제가 사용되고 우리가 먹는 곡물에도 더 많은 제초제 성분이 들어갈 수밖에 없다.
몬산토는 유전자변형작물의 종자에 대한 특허권을 가진 다국적기업으로 글리포세이트 제초제에 내성을 갖는 종자들을 개발했다. 이 종자들에 의해 키워진 곡물들은 옥수수, 밀가루, 감자 등인데 이것들은 우리나라에 수입이 돼서 우리가 자주 먹는 콩기름, 카놀라유, 옥수수유, 식품에 들어가는 액상과당 등 다양한 식품으로 가공된다.
그리고 소, 돼지, 닭의 사료에 옥수수가 사용되는데 거의 GMO이다.
우리는 미량이지만 제초제 성분이 들어 있는 음식들을 매일 계속 먹고 있는 것이다.
국제암연구소(IARC)는 글리포세이트 제초제를 '발암추정물질'로 분류하였고 최근 실험들에 의하면 간과 신장 기능을 떨어뜨리고 호르몬 체계를 교란시키고 대사장애나 발달장애를 일으킬 수 있고 선천성 기형을 발생시킬 수 있다고 주장한다.
이런 물질들을 해독하기 위해 간이 과도하게 일을 하게 되고 장기간에 걸쳐 먹거나 피부나 호흡기에 노출되면 간 기능이 떨어지게 된다. 간은 1.5kg 정도의 무거운 장기로서 기능이 떨어지면 움직임이 제한되고 오른쪽 횡격막을 당겨서 오른쪽 어깨를 내회전시킨다. 오른쪽 어깨가 내회전되면 오른쪽 상지의 굴곡근 근긴장도(구부리는 근육)가 높아지게 되고 오른쪽 소뇌와 왼쪽 대뇌의 기능이 떨어지게 된다.

오른쪽 상지의 굴곡근이 과긴장되면서 어깨통증, 팔 저림, 손목 통증, 감각이상 등을 일으키고 오른쪽 하지의 신전근인 대둔근과 중둔근의 근긴장도가 높아지면서 오른쪽 좌골신경을 압박한다. 좌골신경 압박에 의해 허리통증, 좌골신경통, 족저근막염, 두릎 통증 등이 생길 수 있다. 결국 GMO 때문에 좌골신경통이 생긴 것이다.

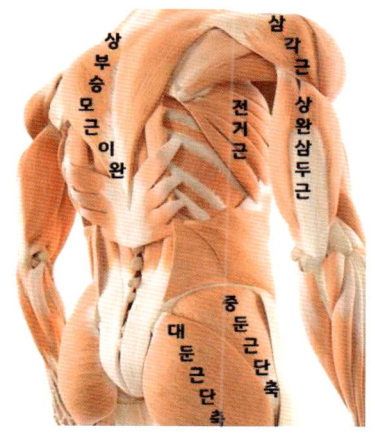 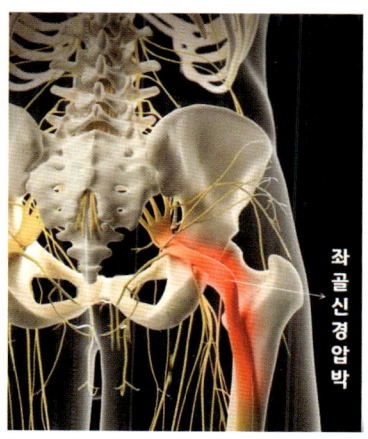

선천성 기형아 수가 2005년에 비해 2011년 무려 136.5%가 증가했다. 난임 환자 중 여성은 2007년에 비해 2014년에는 17%가 증가했고 남성 환자는 57% 증가하였다. 자살률 세계 1위, 자폐증 발병률 세계 1위, 아동 비만과 청소년 성인병의 급증, 성조숙증 아동의 급증, 대사증후군 10년 동안 2배 증가 등이 먹는 것과 연관이 있다고 말한다('한국의 GMO 재앙을 보고 통곡한다'의 저자인 오로지씨).

급증하는 질병의 원인으로 'GMO'를 지목하는 과학자들이 많이 있다.

글리포세이트 제초제 역시 화학물질처럼 여성의 난소와 자궁에 나쁜 영향을 미친다. 환경호르몬이나 GMO에 들어있는 글리포세이트 제초제에 과도하게 노출되면 생리통이 생기고 자궁내막증 등 자궁 내 환경이 악화된다. 임신 전에 자궁내막증이 있었다면 태아가 자라면서 자궁이 커질 때 자궁벽 조직에 긴장이 생길 수 있다. 이런 자궁벽 구조의 긴장은 산모의 허리통증을 우발할 수 있고 난산의 원인이 될 수 있다.

특히 임신을 계획하거나, 임신 중이나 출산 후 모유수유를 하고 있거나, 발달에 문제가 있는 아이가 있거나, 질병을 앓고 있는 아이거나, 생식기나 내분비계 질병이 있거나, 뇌질환을 가지고 있다면 환경호르몬이 많이 들어있는 제품이나 GMO 원료를 사용한 음식들은 최대한 제한하는 것이 좋다.

'어떤 것을 먹느냐'가 아주 중요해졌다. 당분간은 GMO로부터 완전히 벗어날 수 없기 때문에 현재로서는 몸을 건강하게 해서 극복하는 방법이 가장 좋다고 생각한다.
뒤쪽에서 이야기할 자가두개천골요법(Self-CST)은 자기 스스로 몸을 건강하게 만들 수 있는 좋은 방법이다.

세계보건기구(WHO)에 의하면 의자병(Sitting disease)은 오래 앉아서 생기는 병으로 심혈관계 질환, 근골격계 질환, 당뇨병, 비만, 소화기장애 등 다양한 질병이 생긴다는 것이다. 오래 앉아 있게 되면 내장기들이 골반 쪽으로 몰리게 되고 직장과 방광이 눌리면서 치질, 변비, 과민성 방광염이 생길 수 있고 장골이 후방변위가 되고 요추전만이 후만으로 변한다. 골반이 틀어지면 자궁의 위치도 변하게 된다.

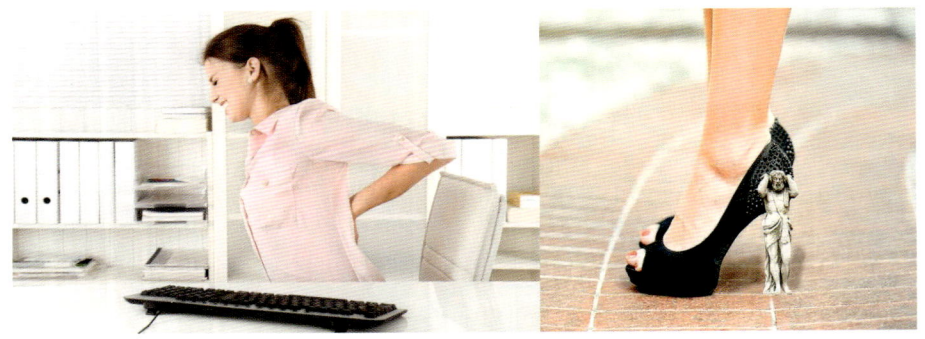

요즘 많은 산모들은 출산 전까지 일하기 때문에 앉아 있는 시간이 많다. 앉아 있는 시간이 많아짐에 따라 산모의 척추와 골반이 약해지게 되고 골반 움직임의 제한이 생겨서 출산할 때 힘을 주기 힘들게 되고 자연분만이 어려워질 수 있다.
골반이 충분히 벌어지지 않게 되면 태아가 나오는 것도 어려워지고 통증이 심해지면서 무통주사, 겸자(흡입)분만, 제왕절개를 할 가능성이 높아진다.
임신 전이나 임신 중에 허리통증이나 골반통증이 있었다면 허리와 골반에 문제가 있다는 것이고 자연분만이 힘들어질 수 있다. 이런 분들이라면 출산 전에 꾸준히 운동을 해서 허리와 골반을 강화시킬 필요가 있다.
여성의 다리 선을 가장 아름답게 만든다는 하이힐! 어떤 여성들에게는 포기할 수 없는 존재이다. 키 커 보이고 다리가 예뻐 보이는 것을 선택한 여성들은 대가를 지불해야 한다. 발의 불안정성으로 인해 발목을 삘 수 있고 걷기가 힘들기 때문에 운동량이 줄어들게 된다. 발목이 불안정하기 때문에 내전근이 과도하게 긴장하게 되고 이 근육은 골반저근과 연결되어 있어서 생리통, 자궁내막증의 원인이 된다.

발의 뒤꿈치가 올라가면 돋이 앞으로 숙여지기 때문에 이를 방지하기 위해서 가슴을 뒤로 제치게 되고 골반은 전방회전하게 된다. 복근, 요근, 대둔근은 길어지게 되고 내전근은 과긴장되고 종아리 근육은 짧아지게 되고 발바닥 근육과 근막이 긴장하게 된다. 이런 상태가 오랫동안 지속되면 정맥류, 족저근막염이 생길 수 있고 골반이 전방으로 회전되면 태아가 나오는 산도의 각도가 더 꺾이게 된다. 내전근의 긴장은 치골결합이 벌어지는 움직임을 저한시켜서 난산의 원인이 될 수 있다.

힐을 어쩔 수 없이 신어야 하는 산도들이라면 힐 신는 시간을 최대한 줄이고 평상시에 발 근육을 강화시키는 운동을 해서 발을 건강하게 유지하는 것이 좋다.

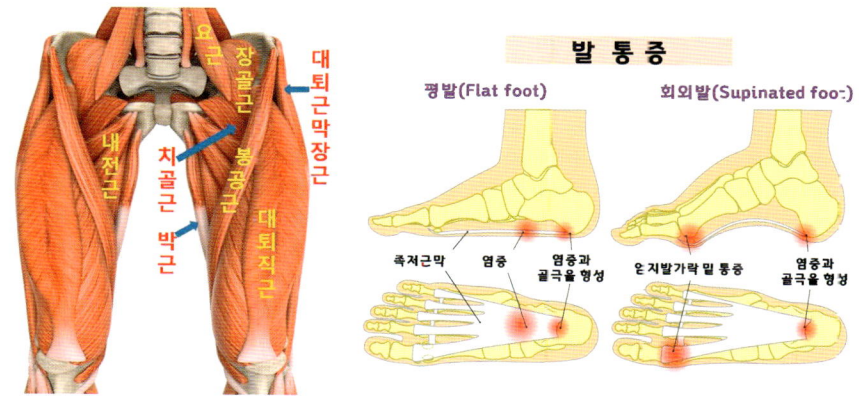

발목의 근육들(비골근, 전경골근, 후경골근)은 방광이란 장기와 연관이 있는데 힐을 신게 되면 발목 근육이 약해지고 연관된 방광기능도 떨어지게 된다.

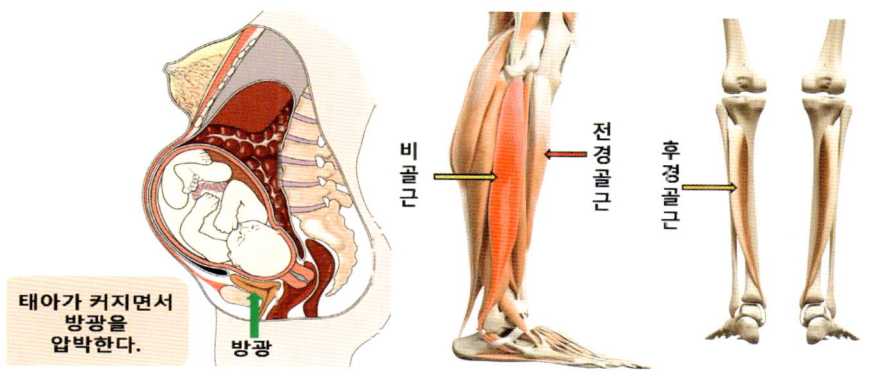

태아가 성장하면 자궁이 더 커지게 되고 약한 방광이 더 눌리게 된다. 방광이 눌려서 약해지면 물을 조금만 먹어도 자주 소변이 마렵기 때문에 물을 잘 먹지 않게 되고 탈수가 생길 수 있다. 심한 탈수는 태아에게 치명적인 영향을 줄 수 있다.

힐을 신게 되면 발이 불안정하기 때문에 넘어질 수 있고 넘어지면서 꼬리뼈나 골반에 충격이 갈 수 있다. 골반과 꼬리뼈가 충격에 의해 틀어지게 되면 골반이 잘 벌어지지 않게 되고 골반저근의 긴장 때문에 태아가 나오는 공간이 더 좁아지게 되고 출산이 힘들어진다.

길거리, 차안, 지하철에서 스마트폰으로 동영상을 보고 통화하고 게임하고 음악을 듣는 모습은 일상화되었다.

미국에서 2,000명의 산모를 대상으로 검사한 결과에 의하면 일주일에 20시간(하루에 3시간 정도) 이상 컴퓨터를 한 경우, 컴퓨터를 10시간 이하로 한 경우보다 유산율이 50% 이상 높다는 것을 발표했다. 스마트폰이나 컴퓨터에 나오는 전자파가 약하기는 하지만 지속적으로 노출되면 문제가 생긴다는 것이다. 어쩔 수 없이 전자파에 노출되는 환경에 있어야 한다면 물을 자주 먹는 것이 좋고 자주 몸을 움직여주는 것이 좋다.

이런 이유 뿐 아니라 과도한 다이어트, 술이나 담배, 약물남용, 양육에 대한 정신적 스트레스, 미세먼지와 같은 오염된 환경 등도 태아가 자라는 자궁환경을 악화시킨다.

어쩌면 난산은 이미 어느 정도 결정되어 있다고 말해도 과언이 아니다. 반대로 생각해보면 이런 요인들을 최대한 제한하고 관리한다면 난산을 피할 수 있다는 말과 같다.

난산에 따른 결과

아기가 엄마 뱃속에서 나올 때 엄마 혼자서 낳는 것이 아니라 아기도 나오기 위해 필사적인 노력을 한다.

자궁이 수축한 상태에서 산모가 힘을 주면 태아를 산도 아래쪽으로 미는 힘이 강해진다. 산도가 좁기 때문에 태아는 있는 힘껏 조금씩 밀고 내려와야 하는데 산모의 골반 문제, 자궁 근육의 문제, 심리상태 그리고 태아의 건강상태에 따라 출산의 형태가 달라진다. 많은 아이들은 비교적 안전하게 잘 나오지만 어떤 아이들은 나오는 것 자체가 너무 힘든 경우가 있다.

난산이 정신질환의 원인 중의 하나라고 알려지고 있는데 불안장애, 강박장애, 정신분열증을 가진 환자 중에 출산과정에서 겸자나 흡입분만, 저체중, 조산, 저산소증, 인큐베이터 치료 등 난산을 경험한 경우가 많다는 것이다.

출산은 아기에게 생애 첫 번째 도전이다. 난산을 통해 출산했다면 첫 도전이 성공하지 못했다고 볼 수 있다. 난산 과정에서 육체적인 손상을 입는 경우도 많지만 정신적으로 실패했다는 부정적인 감정이 무의식에 형성될 수 있다고 생각한다.

물론 시작이 실패였다고 해서 실패한 삶을 사는 것은 아니다. 성장하면서 이런 실패의 기억이 성공의 밑거름이 되는 경우도 많다.

과거에는 난산이 뇌를 손상시키고 손상 받은 뇌 때문에 정신질환이 생긴다고 주장했다. 하지만 필자가 상담을 해보면 난산을 개별적인 사건으로 보지 말고 엄마의 난자와 아빠의 정자가 수정한 그 당시부터 연결된 사건으로 봐야 한다고 생각한다.

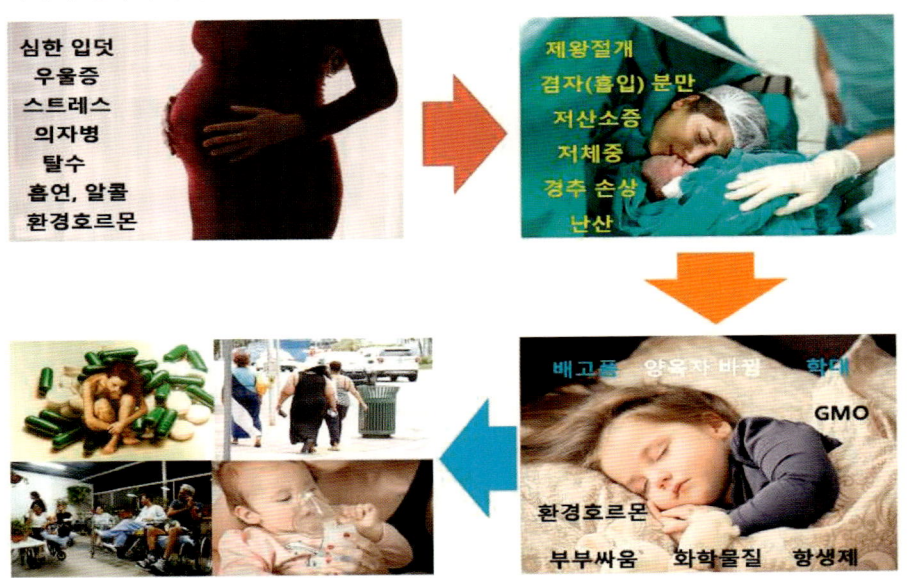

현재 자신의 삶에 심각한 문제가 많다고 여긴다면 그 시작이 어쩌면 엄마 뱃속에서부터 일어난 사건들의 연속적인 결과라고 생각해도 된다. 난산은 산모와 태아 사이에서 이루어지는 의사소통의 실패이고 이 실패의 결과가 난산으로 나타난 것이다.

난산에 대한 트라우마가 해결되지 않는다면 성장하면서 육체적, 정신적 질병이 생기고 원치 않은 다양한 사건과 사고가 발생하고 삶의 질이 떨어지게 된다.

신경성 식욕부진증(거식증), 신경성 식욕이상항진증(폭식 후 구토), 폭식증, 야식증후군 등이 가장 흔한 식이장애인데 이런 식이장애를 가진 사람들을 보면 태어날 때 저체중이 많다는 사실이 최근 증명되었다.

난산으로 태어난 젊은 여성들에게 식이장애가 나타나는 경우가 많다.

뇌성마비를 예로 들면 100명의 뇌성마비를 원인별로 분석해보니까 조산 32%, 무산소증 24%, 분만 중 외상 13%, 선천성 11%, 산후 원인 7% 이었다고 한다.

출산 과정의 문제들이 출산 당시의 문제이기 보다는 이미 엄마 뱃속에서부터 어느 정도 시작되었다고 말할 수 있다.

1983년 노벨 생리학상을 수상한 니코 틴버겐은 1983년 자신의 저서에서 출생 당시 겸자(forceps)를 사용한 출산이나 마취제나 분만유도제를 사용해 출산할 경우에 자폐증을 보일 확률이 높다고 주장했다. 겸자를 이용해서 두개골을 압박하면 두개골 변위가 생길 수 있고 마취제나 분만유도제는 산소결핍이나 특정한 장기 성숙을 지연시킬 수 있기 때문이다. 장기와 연결된 척추와 근육의 움직임의 제한이 생기면서 몸에 부정적인 영향을 미치고 이런 요인들이 뇌 발달에까지 영향을 주게 된다.

1960년대 스탠포드 대학의 심리학자 마이클 미셸은 배고픈 상태의 네 살짜리 아이들을 대상으로 마시멜로 검사법이라 불리는 실험을 한다. 배고픈 네 살 아이 앞에 마시멜로 하나를 놓고 미셸이 밖에 나갔다가 돌아올 때(15~20분)까지 먹지 않고 참을 수 있다면 두 개의 마시멜로를 준다는 비교적 간단한 실험이다.
실험 결과 아이들 중 1/3은 미셸이 밖으로 나가자마자 바로 먹어버렸고 나머지 2/3의 아이들은 미셸이 올 때까지 잘 참고 기다렸다.
이 아이들이 커가는 과정을 연구하였는데 참고 기다린 아이들이 공부를 더 잘하고 더 좋은 직장과 더 행복한 가정을 꾸리는 것으로 나타났다. 바로 먹는 것과 참고 기다린 것의 단순한 차이가 5년, 10년, 20년 후의 인생을 크게 달라지지 한다는 것이다.
먹고 싶은 욕구를 참는 것과 참지 못하는 것은 '자기통제'를 잘하느냐와 잘하지 못하느냐의 차이이다. '자기통제(Self-control)'는 자신의 욕구, 감정, 생각, 행동을 상황에 따라 적절하게 제어할 수 있다는 것이고 대소변 가리기를 하면서 형성된다.

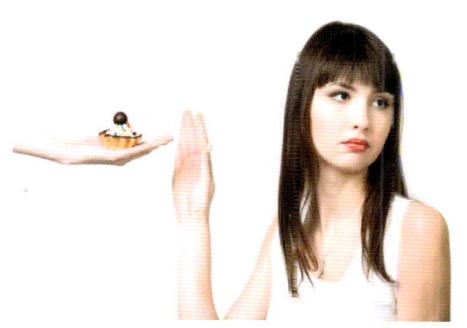 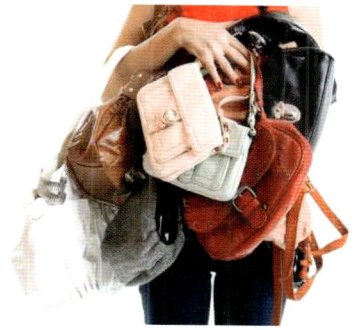

보통 18~24개월 정도에 대소변을 가리게 되는데 대소변을 싸고 싶은 감각을 느낀 후 화장실에 도착할 때까지 참고 조절할 수 있게 된다. 그런데 늦게까지 대소변을 가리지

못하는 경우가 있는데 성장하면서 자기통제에 문제가 생길 수 있다. 자기통제의 문제는 어느 순간 감정을 조절하지 못하게 하고 행동을 절제하지 못하게 된다.

뇌 활동 중에 하나인 자기통제는 많은 에너지를 소모시킨다. 에너지를 많이 소모시키는 과정이기 때문에 인슐린 저항증이 있다면 에너지 공급이 불안정해져서 자기통제 능력이 떨어지게 되고 대소변 가리는 것도 늦어질 수 있다.

심한 탄수화물 중독증이나 심한 저혈당이 있다면 금연하는 것이 어렵고 쇼핑중독, 약물중독, 사이버중독, 도박중독 등으로 진행될 수 있다.

방광과 S상결장이나 직장의 움직임에 문제가 있을 때도 대소변 가리기가 늦을 수 있다. 방광, S상결장, 직장은 골반 안에 들어 있고 천골과 치골 사이에서 장골미골근, 치골미골근, 치골직장근 등에 의해 연결되어 있기 때문에 천골이나 미골에 문제가 있어도 대소변 가리기가 늦게 된다.

천골은 후두골 움직임과 연결되어 있기 때문에 후두골 움직임의 제한 때문에 대소변 가리기가 늦을 수 있다. 치골에 붙어있는 치골직장근은 직장의 아래쪽을 둘러싸고 앞으로 당기고 있는데 치골의 긴장은 직장을 비대칭적으로 당기게 되어 대장질환이나 항문질환을 일으킬 수 있다.

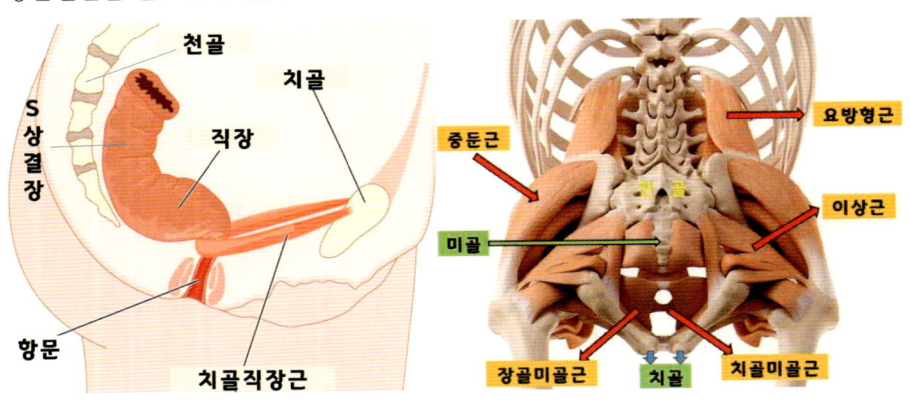

치골은 시상면에 있는 시상봉합과 연결되어 있다. 두개골 움직임이 골반에 영향을 미쳐서 다양한 골반 문제를 일으킬 수 있고 두개골을 자극해서 문제를 해결할 수 있다. 대소변 가리기가 늦거나 야뇨증이 있을 때 두개천골요법으로 어느 정도 해결할 수 있다. 뭔가 문제가 있기 때문에 이런 증상들이 나타난다고 생각해야 한다. 어릴 때 대소변 가리는 것이 늦었다면 삶의 어떤 부분에서 자기 통제 능력이 떨어질 수 있기 때문에 자가두개천골요법이나 운동 등으로 관리하는 것이 좋다.

엄마 뱃속에 있을 때 영양분을 충분히 공급받은 아이들은 먹는 것에 대한 집착이 덜하고 삶이 안정적이다.

출산 트라우마는 미래보다는 현재의 욕구를 충족시키는 것들을 선택하게 하고 애착이란 감정의 형성을 불완전하게 만든다 마시멜로 하나를 바로 먹는 것과 참고 있는 것의 차이가 인간의 삶의 질과 성공 가능성을 어느 정도 예측할 수 있는 중요한 지표가 된다는 것이다.

난산으로 태어난 아기들은 두개골과 목의 근육에 손상 받을 가능성이 많다. 두개골과 목 근육의 손상에 의해 머리를 가누는 동작이 좀 늦을 수 있고 목을 가눈다 해도 자세가 불안정할 수 있다. 머리를 가눌 수 있다는 것은 목의 근육과 등과 연결된 어깨근육이 발달해야 하고 호흡, 씹기, 빨기, 삼키기, 눈 움직임, 말하기를 가능하게 한다.

이런 움직임의 발달은 생존에 필수적이고 몸통 근육과 다리 근육의 발달에 결정적인 역할을 한다.

이런 움직임은 생존과 직결되는 문제이기 때문에 이런 움직임이 원활하게 발달하면 감정도 안정된다.

지금 이야기하고 있는 내용들이 복잡하다는 것은 인정한다. 그런데 이렇게 설명하는 이유는 어떤 문제를 해결하기 위해서 다양한 가능성을 알아야 한다.

인체의 모든 관계는 상호작용하기 때문에 한쪽 시각만 가지고는 해결되지 않는 경우가 대부분이다. 그렇기 때문에 두개천골요법이란 책을 쓰면서 이런 이야기를 하는 이유이기도 하다.

출산 시 손상

프로이트는 '태어나는 과정은 인간이 체험하는 가장 위험한 경험'이고 태어난 이후 형성된 감정 중 불안감의 가장 큰 근원이라고 말했다.

산도를 통과하는 과정에서 모든 신생아는 외상을 당하는데 아주 경미한 수준인지, 아주 심각한 손상인지의 차이일 뿐이다. 경미한 경우는 특별한 치료 없이도 스스로 회복되지만 골절, 뇌출혈, 질식, 신경손상 등 심각한 손상은 평생 동안 지속될 수도 있다.

손상을 받을 수밖에 없는 가장 큰 이유는 앞에서 말했듯이 산도가 좁기 때문이다.

산모에 따라 골반이 틀어져서 산도가 더 좁아졌거나 태아가 너무 크거나 태아의 위치가 비정상적인 자세로 있을 때 손상 받을 가능성이 더 많아진다.

분만과정에서 두개골과 경추는 압박을 가장 많이 받는 곳이다.

1. 두개골과 뇌 외상

태아의 두개골은 산도보다 크기 때문에 출산 과정에서 많은 압력을 받게 된다. 태아의 두개골은 유연하고 완전히 결합되지 않았기 때문에 두개골 모양이 변화되면서 좁은 산도를 나올 수 있다. 일시적으로 변형된 두개골은 빠는 동작과 호흡, 몸 움직임에 의해 시간이 지나면서 정상적인 형태로 대부분 회복된다.

산도에서 심하게 압박받게 되면 뇌 안에 출혈이 생길 수 있는데 두개골의 기형이나 산소 결핍에 의해 발생된다. 출혈은 뇌를 싸고 있는 막 중에 지주막하 공간(분홍색의 지주막과 보라색인 연막 사이)에서 출혈이 일어난다.

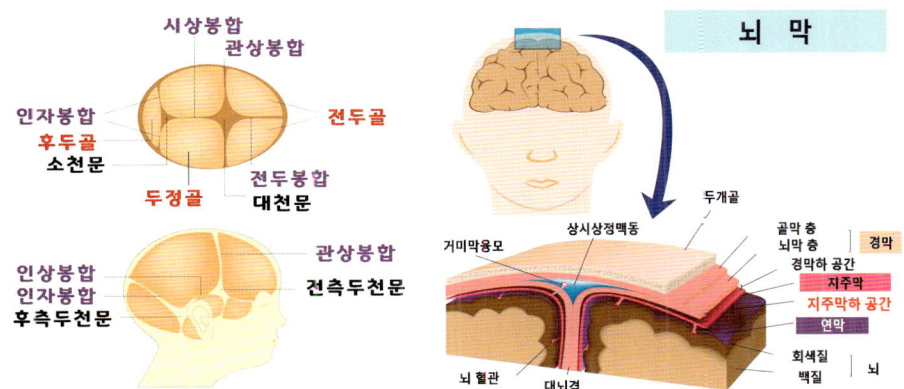

미세하게 뇌출혈이 있었던 아기는 당시에 증상이 거의 나타나지 않지만 성인이 된 후 뇌출혈에 의한 뇌손상의 위험성이 높아지는 것 같다.

2006년도 대한뇌혈관외과학회에서 발표한 자료에 의하면 40대 이하의 뇌출혈 환자가 20% 정도로 갈수록 늘고 있다고 한다. 출산 과정에서 뇌출혈이 성인 뇌출혈에 직접적인 원인이라는 연구결과는 없지만 필자가 상담해보면 연관성은 분명히 있다고 생각한다.

◆ 선진부(fetal presentation) - 골반 입구에 먼저 진입하는 태아의 신체부위를 말하는데 태아마다 머리 위치나 몸의 위치가 다를 수 있다. 태아의 건강 상태와 자궁 환경에 따라 달라지게 된다.

① 두위(cephalic presentation) - 머리 쪽이 먼저 진입. 96~97% 정도.
  - 두정위(vertex presentation) - 대부분 이 방향으로 진입(완전 굴곡)
  - 전정위(sinciput) - 전두부(불완전 굴곡)
  - 전액위(brow, forehead) - 눈썹, 이마(불완전 신전)
  - 안면위(face) - 얼굴(완전신전), 0.3% 정도.
② 둔위(breech presentation) - 엉덩이나 어깨 쪽이 먼저 진입. 3~4% 정도.

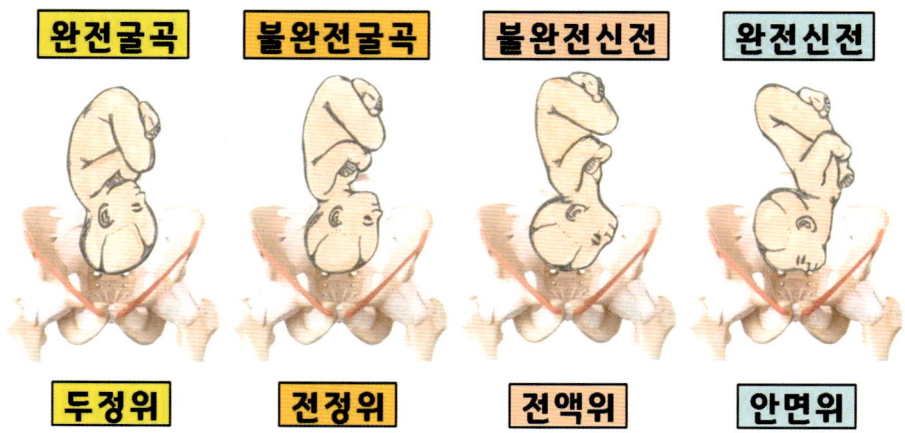

출산 과정에서 가장 일반적인 체위는 두정위이다. 좁은 골반과 산도에서 저항을 많이 받게 되는데 두정위는 그나마 저항을 이겨내기에 가장 적합하고 안정적인 자세로 출산 과정에서 스트레스를 가장 적게 받는 자세이다. 그리고 두정위 자세는 산도를 밀고 나올 때 압력이 척추까지 전해지면서 척추를 강하게 자극하고 웅크린 자세가 충격으로부터 손상을 가장 적게 받기 때문에 두정위 자세가 가장 좋다.

다음과 같은 간단한 검사로 어떤 자세가 안정적인지 알 수 있다.

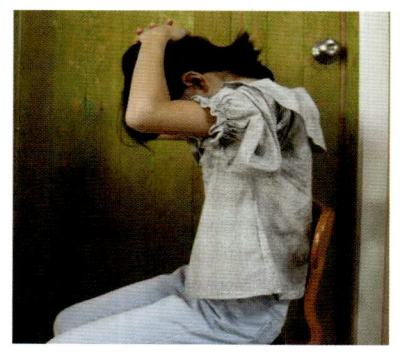 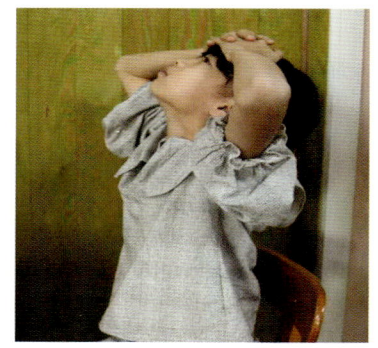

문제가 되는 자세는 전액위(눈썹, 이마)와 안면위(얼굴) 자세이다.

전액위나 안면위 자세로 출산하게 되면 제왕절개를 할 가능성이 높은데 저 자세로는 머리와 목이 불안정해서 태아가 머리로 밀고 나오기가 힘들기 때문이다. 이런 자세로 자연분만이 쉽지 않지만 만약에 전액위나 안면위로 나왔다면 후두골과 경추에 과도한 압력을 집중적으로 받게 되고 이 힘들이 척추 전체를 자극하지 못하게 된다.

특히 안면위는 목이 과신전 상태에서 강력한 힘을 받기 때문에 후두골의 과상돌기와 경추1번에 강한 압박이 발생한다. 태어날 때 후두골의 과상돌기는 골화가 되지 않고 연골처럼 딱딱하지 않은 상태이기 때문에 안면위로 나온다면 과상돌기 형태가 강한 압력에 의해 비정상적인 모습으로 변할 수 있다.

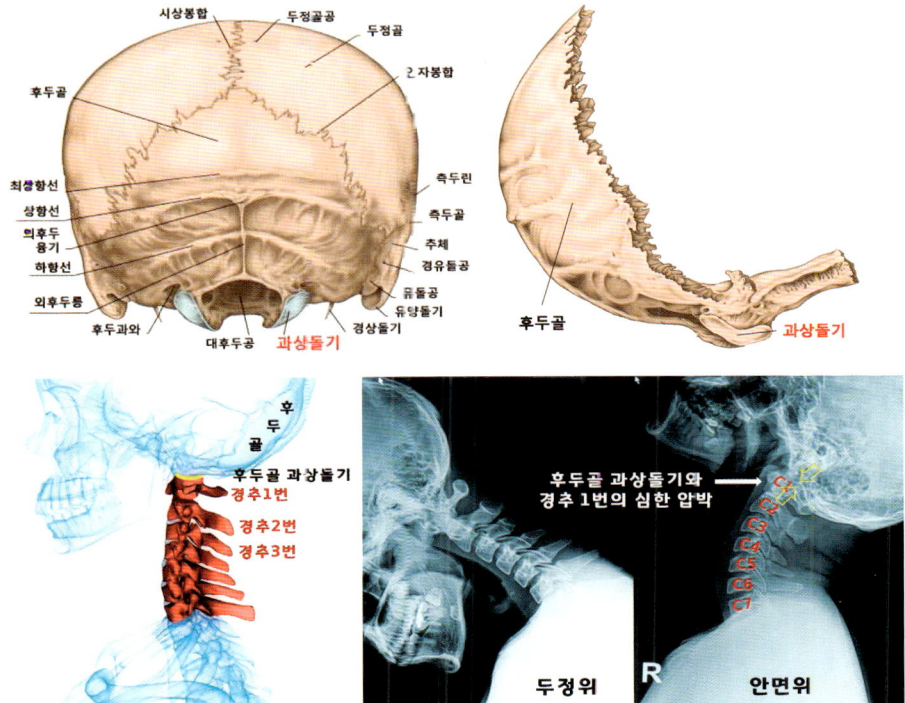

심한 압박에 의해 후두골의 과상돌기와 경추1번 간격이 좁아지면 잠김(Jamming) 상태가 되는데 이런 손상이 스스로 치유되지 못한다면 두개골 형태가 비대칭적으로 성장하게 되고 경막(Dura mater)이 뒤틀리게 된다. 후두골의 과상돌기 옆에 있는 경정맥공이 압박을 받으면서 설인신경(뇌신경 9번), 미주신경(뇌신경 10번), 부신경(뇌신경 11번)에 문제가 생길 수 있다. 증상으로는 연하장애, 미각이나 지각장애, 흉쇄유돌근(사경)이나 승모근 위축(마비) 등이 나타날 수 있다.

후두골은 태어나서 6살 전까지 골화가 완전하게 진행되지 않기 때문에 이런 손상을 받았더라도 두개천골요법으로 어느 정도 회복시킬 수 있다.

손상이 너무 심하면 경추1번(C1)이 전방으로 변위될 수 있고 연수를 압박할 수 있는데 연수는 호흡중추이기 때문에 호흡하는데 문제가 생길 수 있다.

경추1번(C1)은 경추2번(C2)과 함께 하악골(아래턱) 움직임의 중심축이 되기 때문에 경추1번의 문제는 턱관절 장애와 부정교합의 원인이 될 수 있다.

후두골, 경추1번, 경추2번에 붙어 있는 후두하근이 과긴장되면 뇌로 올라가는 척추동맥을 압박할 수 있고 목이 과신전된 상태에서 출산하면 목의 굴곡근은 길어지고 목의 신전근은 짧아지게 된다. 이 상태에서 정면을 바라보면 자연스럽게 거북목 형태가 된다. 이런 상태라면 목의 근육이 손상되었을 것이고 목가누기나 뒤집기 등의 운동발달에 문제를 일으킬 수 있고 장기적으로 뇌 발달에 문제가 생기게 된다. 성장하면서 구부정한 자세를 하게 되고 특발성 척추측만증으로 진행될 수 있다.

이런 경우에 후두골과 상부경추의 변위로 인해 2차적인 질병이 발생하게 된다.

전액위나 안면위 자세로 출산한 아이들을 보면 성장하면서 교통사고와 같은 외상이나 머리를 부딪치는 충격을 당했을 때 목과 머리 쪽에 더 큰 손상을 받게 된다. 맞은데 또 맞으면 더 아프듯이 약한 부분이었기 때문에 좀 더 심하게 다칠 수 있고 회복이 더디게 된다. 목 근육이 약하면 걷거나 뛸 때 머리가 흔들리게 되고 잘 넘어질 수 있다.

목 근육은 눈 근육과 연결되어 있기 때문에 시선 집중을 잘 하지 못하게 되어 자기 물건을 잘 잊어버리고 상대방의 시선을 피하게 되고 상대방 감정을 읽지 못해서 공감능력이 떨어지게 되고 또래관계와 대인관계에 문제가 생길 가능성이 높아진다.

두개천골요법 중 후두기저부를 자극하는 방법을 통해 이 손상을 최대한 회복시킬 수 있다.

뇌손상과 내장기 손상에 의해 나타날 수 있는 몇 가지 증상들이 있다.
1. 호흡이 불규칙해진다. 호흡이 짧거나 중간에 멈추는 등 불안정한 호흡을 한다.
2. 빨고 삼키는 동작을 잘 하지 못한다.
3. 28주 이전에 출생한 미숙아들은 뇌출혈이 생길 가능성이 높다.
4. 소화기계 기능이 떨어지면 음식물이 역류되면서 잘 토할 수 있다.
5. 산모의 몸에 있던 항체들이 임신 후반기에 태반을 통해 태아의 몸으로 이동하면서 출생 후 면역기능이 좋아진다. 미숙아들은 감염 예방을 위한 항체의 수치가 낮기 때

문에 감염의 위험성이 높아진다.
6. 태아 몸에서 생성된 노폐물은 산모의 신장을 통해 배설된다. 출생 후 신생아의 신장이 노폐물 처리를 담당해야 하지만 신장 발달에 문제가 생기면 노폐물 수치가 높아지면서 몸이 산성화되고 아토피가 생길 수 있고 면역기능이 떨어지게 된다.
7. 신생아는 환경변화에 적절하게 대응할 방어시스템이 아직 형성되지 않았고 피부 표면 면적이 넓기 때문에 몸의 온도가 주변 환경에 의해 빨리 변할 수 있다. 따뜻하지 않은 환경에 자주 있게 되면 신생아는 몸의 온도를 높이기 위해 에너지를 많이 사용하게 되고 다른 부분의 에너지 부족에 의해 결국 뇌 발달이 더딜 수 있다.

2. 경추 손상

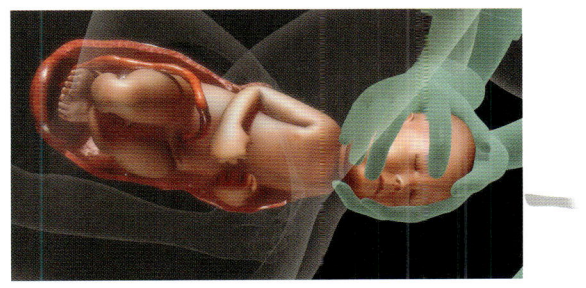 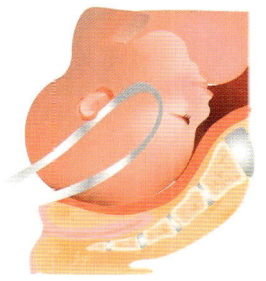

산모가 배에 힘을 주면 태아의 머리가 산모의 골반 입구 쪽으로 움직이게 된다.
위에서 누르는 압박은 강해지는데 통과해야할 산도는 좁기 때문에 경추에 힘이 집중하게 된다. 자궁이 잘 열리지 않거나 산도 입구가 비정상적으로 좁거나 산도 방향이 심하게 틀어져 있다면 경추에 비대칭적인 힘이 과도하게 가해질 수 있다. 이런 상황이라면 후두골과 상부경추(특히 경추1번과 경추2번)에 손상을 입을 가능성이 많다.
태아의 머리가 산도에 끼어서 잘 나오지 못하게 되면 겸자나 흡입분만을 하게 되는데 태아의 목은 아주 약해서 잡아당기는 과정에서 손상을 입을 수 있다. 이 과정에서 미세한 경추손상이 있었다면 손상에 대한 후유증이 바로 나타나지 않고 나중에 나타날 수 있다. ADHD, 틱장애, 강박장애, 불안장애, 학습장애, 자폐 등으로 나타날 수 있다. 이런 손상의 결과가 어릴 때는 모르지만 성인이 된 후에 나타날 수 있는데 우울증, 대인공포, 경추 추간판탈출증(목 디스크), 거북목, 둥근 어깨(Round shoulder), 심리적 역전 등 원인을 알 수 없는 다양한 질병의 원인이 될 수 있다.

이런 질병의 시작이 출산 과정에서 비롯되었다고 생각하기는 대단히 어렵다.
특히 경추1번의 손상이 가장 많은데 경추1번은 뇌간을 통해 뇌와 연결되어 있기 때문에 경추1번이 심하게 손상될 경우 뇌성마비 등 난치질환의 원인이 되기도 한다.
미국의사협회에서 조사한 연구 자료에 의하면 출생 후 1년 안에 갑자기 죽은 아이들을 검사해보니까 95% 정도 경추1번에 문제가 있었다는 것이다.
태어난 아기가 목을 잘 가누지 못한다면 후두골이나 경추에 손상이 있을 가능성이 많기 때문에 '크면서 나아지겠지'라고 생각하지 말고 좀 더 적극적인 대처가 필요하다.

3. 골절

태어나는 신생아 중 뼈가 부러지는 경우는 0.3~1.8% 정도로 매우 드물지만 난산으로 인해 간혹 골절이 생길 수 있다. 출산 과정에서 발생하는 골절 중 쇄골 골절이 많은데 쇄골 골절의 원인은 산도를 통과하는 과정에서 태아의 어깨가 산모의 치골에 걸려 강한 압력이 가해지면서 발생된다고 알려져 있다.
앞에서 이야기 했듯이 쇄골은 머리와 몸을 연결하는 몸 쪽의 뼈로 많은 근육이 붙어있고 중요한 신경과 혈관이 쇄골 아래로 지나간다. 쇄골 골절 시 골절된 뼈끝이 날카롭기 때문에 주위 구조물들을 손상시킬 수 있다. 상완신경총을 손상시켜 마비를 일으키지 않는다면 대체로 잘 회복될 수 있지만 이 뼈의 위치와 움직임의 중요성 때문에 호흡, 팔의 움직임, 머리와 몸의 위치에 부정적인 영향을 주게 된다.
태아의 머리는 나왔지만 어깨가 골반을 통과하지 못하는 견갑난산으로 태어난 아이들을 보면 쇄골 골절(38%), 팔뼈인 상완골 골절(17%) 등이 생길 수 있다.
발생 가능성이 매우 낮은 대퇴골(허벅지 뼈) 골절은 분만과정의 문제라기보다는 동반된 다른 질환에 의해 발생할 가능성이 많다. 쇄골 골절과 상완신경 손상은 태아가 과체중일 때 생기는 경우가 많다.

4. 신경 손상

엄마 뱃속에서 태아의 얼굴이 골반이나 자궁근육에 의해 압박되면 안면신경이 눌리면서 한쪽 얼굴의 감각이 이상해질 수 있고 얼굴 근육이 약해질 수 있다.
겸자를 사용한 분만의 경우에도 안면신경이 겸자에 눌리면서 손상될 수 있다. 대부분

특별한 치료는 필요하지 않고 자연스럽게 회복되지만 손상이 심하면 얼굴 근육의 위축, 청력감소, 이명, 혀의 앞 2/3 미각이상, 눈물과 침 분비가 줄어들 수 있다.

출산 과정에서 태아의 어깨가 산모의 치골에 걸린다면 팔 쪽으로 가는 상완신경이 손상 받을 수 있다. 팔이나 손의 약화나 마비로 나타나지만 대부분 회복된다.

한쪽 손의 잡는 힘이 심하게 약하거나 태어나서 기기 시작할 때 한쪽 팔을 잘 뻗지 못한다면 상완신경 손상을 의심해볼 필요가 있다. 손상의 정도가 심하지 않다면 약한 쪽 쇄골, 사각근, 소흉근 부위를 가볍게 마사지하는 방법으로 나아지게 할 수 있다.

경추3번, 4번, 5번의 외상에 의해 횡격막 신경이 손상되면 횡격막 움직임이 제한될 수 있다. 태어나자마자 횡격막 호흡을 하는데 횡격막 신경이 손상된다면 호흡곤란을 겪을 수 있고 횡격막 움직임의 제한은 골반의 움직임, 쇄골과 늑골, 척추의 움직임에 문제를 일으키면서 두개골에 영향을 주게 된다.

5. 근육 손상

출산 과정에서 손상 받기 가장 쉬운 근육은 흉쇄유돌근으로 왼쪽이 손상되면 머리는 왼쪽으로 기울고 턱은 오른쪽으로 회전하게 된다. 약 75% 정도는 우측에서 발생하며 여자아이가 남자아이보다 발생하는 빈도수가 많다(홍창의 소아과학).

흉쇄유돌근은 상부승모근과 길항작용(한쪽이 짧아지면 다른 쪽은 길어지는 현상)을 하고 목가누기, 뒤집기, 네발기기 등 발달과정에 중요한 역할을 하는 근육이고 부호흡근으로 호흡과 관련이 있고 복근과 근막으로 연결되고 반대쪽 요근(Psoas)과 기능적인 작용을 하는 핵심적인 근육이다.

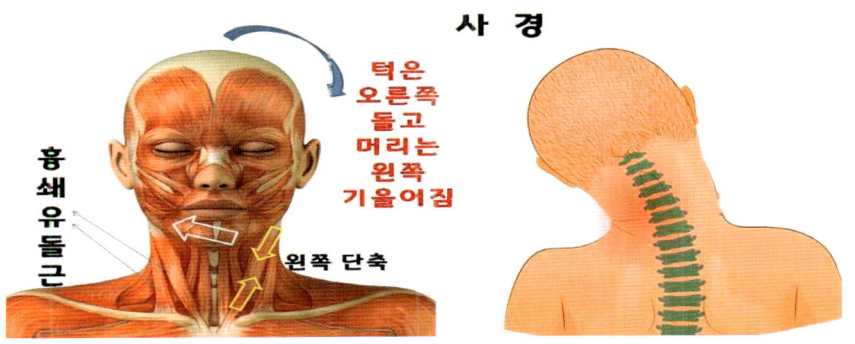

또 흉쇄유돌근과 상부승모근은 측두근, 교근, 내측익상근, 외측익상근과 함께 안면 비

대칭과 관련된 근육이다. 이 근육의 불균형은 안면비대칭을 일으킬 수 있고 빨기와 저작기능에도 영향을 주고 두개골 움직임의 제한과 두개골 형태의 변형과 관계가 깊다. 왼쪽 상지의 흉쇄유돌근이 단축되면 왼쪽 하지는 신전근(다리의 뒤쪽 근육)이 과긴장하게 된다. 특히 왼쪽 대둔근이 과긴장되면 왼쪽 장골을 후방회전 시키고 왼쪽 복직근이 단축되면서 왼쪽 치골이 위로 올라간다.

왼쪽 다리가 내회전되면 왼쪽 다리가 기능적으로 짧아지게 되면서 치골근과 내전근이 늘어나고 긴장된다. 왼쪽 대퇴골이 내회전 되면서 왼쪽 서혜부의 긴장도가 높아지게 되고 왼쪽 대퇴신경과 대퇴정맥과 대퇴동맥을 압박한다.

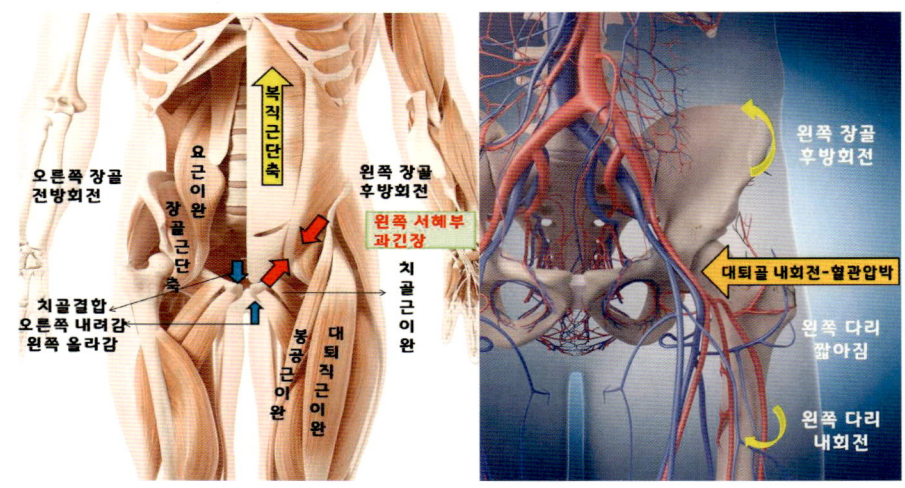

대퇴신경이 압박되면 왼쪽의 대퇴직근이 약해지게 되고 왼쪽 다리의 보폭이 오른쪽보다 작아지고 다리 뒤쪽 근육들이 과긴장되면서 정맥류나 무릎이나 발목 통증, 족저근막염 등을 일으키게 된다. 양쪽의 서혜부 긴장도가 높아지면 양쪽 혈관들을 압박해서 혈액순환이나 림프순환이 되지 않게 되고 '저주받은 허벅지'의 원인이 된다.

6. 역아

태어날 때가 가까워지면 태아의 머리가 산모의 골반 아래쪽으로 향한다. 그런데 임신 32주가 넘도록 태아의 머리가 산모의 가슴 쪽인 위쪽으로 향하고 있는데 이 경우를 역아(둔위)라고 한다. 정상적인 태아는 머리, 어깨, 몸통의 순서대로 나오는데 역아는 발이나 엉덩이가 먼저 나오고 머리가 나중에 나온다. 머리가 산도를 나올 때 태아 머리와 산모의 골반에 낀 탯줄이 압박되면서 산소공급이 줄어들 수 있다.

7. 급속분만(Precipitous labor and delivery)

진통이 시작한 후 3시간 이내에 출산이 끝나는 경우를 말한다. 산도와 골반저 구조가 약한 경우나 자궁 수축력이 비정상적으로 강한 경우에 생길 수 있다. 빠르고 강한 자궁 수축 때문에 자궁으로 가는 혈액이 감소될 수 있고 이에 따라 산소 결핍이 생길 수 있다. 자궁의 수축과 이완을 통해 태아도 쉴 틈이 생기지만 급속분만을 하면 쉴 틈도 없이 계속적으로 압박을 받아 강한 스트레스를 받게 되고 저산소증이 생기게 된다.
태아의 두개골이 산도를 나올 때 서서히 변형이 되는데 급속분만일 경우에는 두개골이 빠르게 변형이 되면서 두가골 봉합에 손상이 생길 수 있다.

8. 외상

신생아, 영유아 외상은 넘어지거나 떨어지거나 부딪히거나 자동차 사고를 당하면서 가장 많이 발생한다. 아동학대가 늘면서 신생아나 영유아 외상이 점점 더 증가하고 있고 이런 외상은 출산 과정에서 목과 두개골 손상과 관련이 있다.
신생아나 영유아의 머리가 몸에 비해 상대적으로 크기 때문에 외상을 당하면 머리 쪽이 다칠 가능성이 더 높기는 하지만 출산 과정에서 목이나 두개골 손상이 있었다면 이런 외상을 더 쉽게 당하게 된다. 사람들이 몸의 어떤 부위를 부딪치고 다치고 아픈 이유는 그 부위가 약하기 때문이다.
우연하게 부딪치고 다치는 경우는 없다.
왼쪽 발목이 약하면 왼쪽 발목을 잘 삐끗하거나 왼쪽 발이나 다리를 더 잘 부딪치거나 왼쪽 발목이 아플 가능성이 많다. 약하다는 것은 스스로 위험을 감지하고 보호하는 기능에 문제가 있다는 것을 의미기기 때문에 위험에 노출되면 쉽게 다치거나 아프게 된다. 머리 쪽을 다치는 아이들을 보면 두개골 움직임이 제한되었거나 경추 변위, 목 근육이 약한 경우가 많다. 어릴 대 이런 외상은 성장해서도 특별한 관리가 없다면 지속적으로 다칠 가능성이 많기 때문에 유난히 잘 넘어지고 잘 다치는 아이는 몸에 문제가 있다고 생각하고 적극적으로 돈 관리를 해주어야 한다.

9. 호흡곤란증후군(Respiratory distress syndrome, RDS)

호흡곤란증후군은 폐 기능의 미성숙 때문에 폐포 상피에서 분비되는 계면활성제가 부족해지면서 호흡곤란이 생기는 질병이다.

물은 표면을 넓히는 성질을 가지고 있기 때문에 폐포 내면에 물기가 있으면 폐포가 찌그러질 수 있다. 폐포 내면에 있는 물기와 폐포 속 공기 사이의 표면장력을 줄이는 계면활성제(폐표면활성제)는 임신 20주 정도부터 생성되어 임신 34주가 되면 폐포 내에 충분히 분비된다.

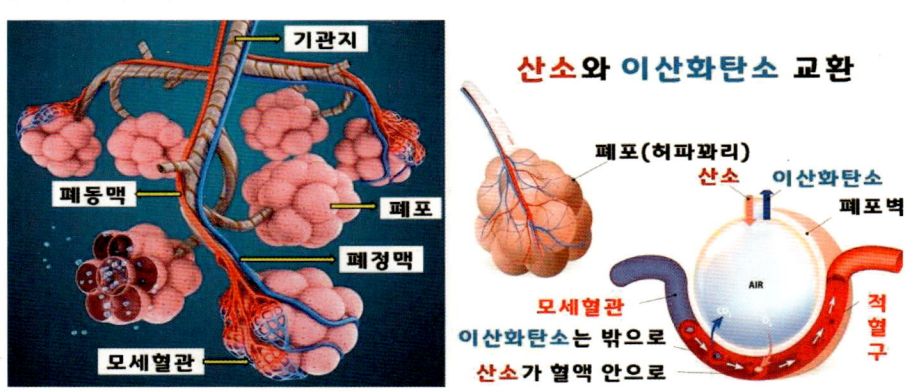

그리고 36주 정도가 될 때 폐 성숙이 끝난다. 계면활성제는 폐포(폐에서 가스교환이 이루어지는 기관)가 찌그러지지 않고 그 모양을 일정하게 유지시키는 역할을 한다.

계면활성제 분비가 부족해지면 폐포가 펴지지 않게 되고 호흡이 너무 힘들게 되고 산소 교환 기능도 떨어지게 된다.

10. 산소 결핍에 의한 뇌 손상

출산 과정에서 산모가 너무 긴장하여 호흡이 불안정하게 되면 산소결핍이 생기게 되고 태아는 산소부족 상태가 된다. 산소가 부족해지면 뇌는 각성상태가 되어 혈압과 맥박을 올리는 교감신경을 활성화시키고 스트레스 호르몬인 코르티솔과 카테콜아민을 더 많이 분비시킨다. 그리고 몸에서 가장 중요한 장기인 뇌와 심장에 혈액을 더 많이 보내는데 혈압이 올라간 상태에서 혈액이 많아지면 뇌와 심장에 무리가 가게 된다.

혈압이 올라간 상태에서 뇌로 가는 혈액이 너무 많아지면 뇌출혈이 생길 수 도 있다. 산소가 부족해지면 뇌와 심장으로 보내지는 혈액이 많아지고 산소가 충분해지면 혈액이 줄어드는 과정이 반복되면서 뇌와 심장의 혈관이 손상 받게 된다.

산소부족 상태가 심하면 뇌성마비 등 각종 난치질환으로 진행될 수 있고 산소부족은 생존을 위협하는 문제이기 때문에 심하지 않더라도 불안감을 갖게 한다. 이런 불안감은 무의식에 저장되고 성장하는 과정이나 성인이 된 후 불안장애, 강박장애, 폐소공포증, 우울증 등 정신적인 장애의 원인이 될 수 있다.

탯줄을 통해 산소와 영양분을 받았던 태아가 태어나자마자 스스로 호흡하고 먹는 것을 해결해야하는 상황을 맞이하게 된다. 호흡은 많은 근육과 많은 관절, 뼈, 신경들이 작용하는 복잡한 과정으로 태어난 신생아는 대부분 호흡을 자연스럽고 편안하게 하지 못한다. 왜냐하면 호흡을 담당하는 구조들이 아직 발달하지 못했기 때문이다.

산모도 젖을 처음 먹이기가 어렵고 힘들 듯이 태어난 신생아가 젖을 빨아서 필요한 영양분을 흡수한다는 것 또한 만만치 않은 일이다. 산소부족에 의해 뇌손상이 있었던 아이들은 스스로 호흡하고 젖을 빨아서 먹는 것이 더 힘들다.

산소가 부족하면 인슐린을 분비하는 췌장의 베타세포 기능이 떨어져서 인슐린 분비가 안 되고 인슐린 저항증이 생길 수 있다. 인슐린 저항증이 있는 아이들은 혈당 불균형으로 인해 과잉행동을 하거나 주의력결핍을 보일 수 있고 예민하고 까칠해질 수 있다. 심할 경우에 소아당뇨, 소아비만 등 다양한 질병으로 진행될 수 있다.

산도의 호흡이 줄어서 산소량이 줄어들면 태아의 성장이 지연되고 출산 과정에서 산도를 통과하는데 더 힘들어한다. 산소가 부족하면 자궁 수축이 원활하지 않고 출산 시간이 길어지게 되고 겸자(흡입)분만, 제왕절개를 할 가능성이 높아진다.

출산이 끝났더라도 출혈이 생기거나 감염이 일어나면서 평상 시 활력(컨디션)을 회복하는데 시간이 더 걸리게 되고 모유가 잘 나오지 않을 수 있고 신생아와 영유아시기에 애착형성에 부정적인 영향을 줄 수 있다.

11. 황달(Jaundice)

빌리루빈으로 전환하는 간 기능의 미성숙이나 빌리루빈을 배설하는 장 기능의 미성숙이 있을 때 황달이 발생할 수 있다. 황달은 대부분 1주일 정도 지나면 자연적으로 사라지는 경우가 대부분이고 상태가 심하면 광선치료를 하는 경우가 있다. 피부에 형광 빛을 비추면 빌리루빈이 수용성으로 전환되면서 배설이 촉진된다.

출산 과정에서 무섭고 힘들고 외로웠던 아이가 엄마 옆에서 위로받고 안정을 찾아야 하는데 광선치료 때문에 엄마와 떨어져 있게 되면 정신적으로 힘들 수 있다.

그리고 간의 미성숙 때문에 황달이 왔고 간 기능이 성장하면서 100% 회복되지 않는다면 오른쪽 어깨의 움직임이나 횡격막 움직임을 제한시켜서 신체 발달에 영향을 줄 수 있다. 장 기능이 완전히 회복되지 않는다면 영양결핍이 생길 수 있고 장 문제 때문에 영아산통이 생긴다면 생리적 욕구(통증)를 충족시키지 못하기 때문에 애착형성에 문제가 생길 수 있다.

12. 태변흡입증후군(Meconium aspiration syndrome, MAS)

건강한 태아는 장 운동이 많지 않고 항문 괄약근이 조여져 있어서 태변이 배출되지 않는다. 엄마 뱃속에서 여러 가지 스트레스에 의해 산소가 부족해지면 미주신경이 항진되어 장 운동이 증가되고 태아의 항문 괄약근이 이완되면서 태변을 보게 된다.

태변은 양수로 배출되고 양수에 있는 태변을 태아가 흡입하게 된다. 태변은 끈적거리기 때문에 기도를 막을 수 있고 폐 염증을 일으킬 수 있고 폐혈관을 수축시켜 저산소증을 일으킬 수 있다.

13. 탯줄호흡에서 폐호흡으로 전환되는 과정에서의 트라우마

태아는 엄마 뱃속에서 탯줄을 통해 산소를 공급받았지만 세상에 나오게 되면 스스로 폐호흡을 해야 된다. 태어나자마자 폐에서 양수가 빠지게 되고 탯줄호흡에서 점점 폐호흡으로 전환된다. 막 태어난 아기는 탯줄호흡과 폐호흡을 같이 한다.

프레드릭 르봐이예는 '평화로운 탄생'이란 책에서 '아기가 엄마 자궁 속에서 나온 순간 탯줄을 끊어 버리는 것은 극도로 잔인하고 해로운 행위다. 탯줄을 잠시 그대로 두는 것만으로도 탄생의 경험 전체가 바뀐다. 첫 호흡으로 아기는 독립과 자치와 자유로 가는 길에 첫발을 내딛는다. 이 변화에 많은 부분이 관계되어 있다. 변화가 느린지, 급격한지, 과격한지, 공포를 불러일으키는지에 따라 평온한 탄생과 비극이 갈린다. 변화가 너무 돌발적이면 앞으로의 삶에 흔적을 남긴다. 발생되는 모든 변화를 위협으로 간주하게 될 것이다'라고 이야기 했다.

탯줄호흡에서 폐호흡으로 전환되는 시간은 대략 2~5분 정도 걸린다. 그런데 폐질환의 가족력이 있거나 산모가 임신 중에 많이 놀랐거나 저혈당이 있었거나 아기의 폐기능이 떨어진다면 전환되는 시간이 5분보다 더 걸릴 수 있다. 아직 폐호흡이 완전하지 않은 상태에서 탯줄을 미리 잘랐다면 이 아이는 호흡곤란으로 극심한 패닉(Panic) 상태가 될 수 있다. 심하면 숨이 막혀 죽을 수도 있겠다는 트라우마를 경험하게 되고 성장과정에 따라 달라지겠지만 호흡기계 문제와 우울증, 불안장애, 공황장애의 원인이 될 수 있다.

탯줄을 자른다는 것은 엄마에게 모든 것을 의존했던 상태에서 아이 스스로 직접 호흡하고 먹어야 하는 첫 번째 독립하는 과정인데 아직 준비되지 않은 폐호흡 때문에 엉망이 될 수 있다. 이런 기억이 각인되어 있다면 독립적으로 자신의 삶을 개척하는 힘이 약하고 의존적인 성향이 강해질 수 있다.

누구나 살면서 극심한 스트레스를 받게 되고 위험한 순간을 당하게 된다.
그 때 가장 중요한 것은 적절하게 대응할 수 있느냐?이다.
건장한 남자가 어두운 골목길을 걸어가는 것은 불안해보이지 않지만 왜소한 여성이 어두운 골목길을 걸어가는 것은 왠지 위험해 보인다.
임신 중 산모가 극심한 스트레스를 받고 있거나 극단적인 생각을 하고 있다면 뱃속에 있는 태아가 할 수 있는 일은 아무것도 없다. 출산 과정에서 받는 외상을 태아가 적극적으로 대응할 수 없기 때문에 이 시기에 작은 충격을 당하더라도 어떠한 대응도 하지 못하는 아이 입장에서는 심한 트라우마로 인식하게 된다.
이런 트라우마에 의해 야기되는 감정은 공포이다.
공포가 무의식에 억눌린 상태에서 존재하게 되면 평상시에는 불안감으로 표출된다. 특정한 대상이 없거나 트라우마 상황이 플래시백(flashback. 과거의 장면이 생생히 떠오르는 것. 회상) 되지 않는다면 불안감으로 존재하지만 트라우마와 비슷한 대상을 찾아내면 공포로 나타난다. 불안과 공포는 자신이나 타인에게 공격적인 성향을 갖게 만든다.
출산 과정에서 겪는 이런 손상은 증상으로 바로 나타나는 경우도 있지만 대부분 잠재된 상태로 있다가 조금씩 나타나게 된다. 초등학교 때 왕따를 당하거나 소아비만, 소아당뇨 등의 질병이 있거나 30~40대에 암이나 만성질환에 걸리거나 삶이 원하는 대로 진행되지 않는 것을 사람들은 개별적인 사건들이라고 생각한다.

필자가 상담을 해보면 모두 연결되어 있다.

임신 중 산모가 심한 스트레스에 시달리거나 입덧이 심했다면 출산 과정에 난산이 되었거나 무통주사를 맞거나 제왕절개를 했을 가능성이 많다. 이 아이의 양육환경도 불안정했거나 엄마와 아빠가 자주 싸웠거나 학대를 받았다면 이 아이의 앞으로 삶은 순탄치 않을 것이다.

그렇다면 이런 환경에서 태어나고 어린 시절을 보냈다면 모두 불행한 삶을 살아야 하는가?

앞에서 이야기 했듯이 '아니다'이다.

인간이 진화되는 과정을 보면 에너지 손실을 최소화하고 최대한 안전하고 생존에 유리한 방향으로 진행되었다. 이 방향은 일정 수준의 자극이 가해지지 않는다면 입력된 정보와 프로그램에 따라 선택하고 자동적으로 행동하게 된다.

이 말을 바꾸어보자.

일정한 수준 이상의 자극을 가한다면 정보를 새롭게 입력할 수 있고 새로운 프로그램에 따라 행동하게 할 수 있다.

지금부터 꾸준히 운동을 하고 좋은 음식들을 먹고 긍정적인 생각을 자주 하는 정보를 계속 입력하면 이런 정보들이 프로그램화되어 몸은 더 건강해지게 된다. 이 과정에서 나쁜 구조들이 건강하게 바뀌게 되고 나쁜 구조를 만들었던 정보가 변하게 된다.

부모가 아이에게 꾸준히 두개천골요법을 해준다면 아이의 삶을 건강하게 바꿀 수 있다고 필자는 확신한다. 물론 아이의 상태에 따라 시간차이는 있을 것이다.

자가두개천골요법을 꾸준히 한다면 6개월 후, 1년 후, 5년 후, 10년 후의 삶이 긍정적으로 완전히 바뀔 수 있다.

신생아 호흡

태아가 크게 되면 엄마 뱃속이 좁아서 어쩔 수 없이 웅크린 자세를 하게 된다.
이 자세를 하는 동안 태아는 숨쉬기, 빨기, 삼키기와 같은 행동을 하고 이 행동을 통하 목 근육, 혀와 입 주위 근육, 구강 구조가 자극받고 몸을 앞으로 구부리는 근육들이 발달하게 된다. 웅크린 자세는 태어나서 머리를 쉽게 들 수 있게 하고 가슴과 배 근육을 발달시킨다. 웅크린 자세에서 양손을 빠는 게 수월하고 손을 빠는 동안 어깨와 팔 근육이 발달하고 손을 인식하게 된다. 이런 동작을 통해서 단안시에서 양안시로 바뀌게 되고 눈과 손의 협응이 시작된다.

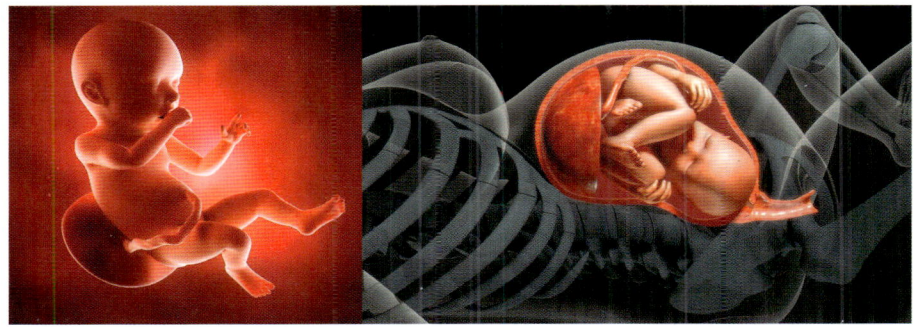

목 근육 발달에 문제가 생기면 머리 움직임의 제한이 생기고 머리의 움직임 축이 불안

하면 몸통 근육과 상지와 하지 근육의 발달에 문제를 일으킨다. 걷거나 뛸 때 머리가 흔들리게 되면 잘 넘어질 수 있고 넘어질 지도 모른다는 불안감 때문에 자신감이 떨어지고 운동을 잘 하지 않으려고 한다. 다른 아이들과 함께 농구, 축구, 술래잡기와 같은 운동이나 놀이를 하지 않으려고 하는 아이들이 있는데 이 아이들이 같이 노는 것을 싫어하는 것이 아니라 뛰면 숨이 차고 다리나 발도 아프고 몸싸움에 자신이 없기 때문이다. 운동능력이 떨어지기 때문에 같이 놀지 않으려 하고 책읽기, 게임, 퍼즐 등 혼자서 할 수 있는 것들을 하려고 한다. 몸의 상태가 성격과 성향을 결정한다.

웅크린 자세에서 호흡하게 되면 입을 닫은 상태이기 때문에 코로 호흡하고 횡격막을 사용하게 된다. 이 연습은 대단히 중요한데 태어나서 젖을 빠는 동작과 비슷하기 때문이다. 입으로는 젖을 빨고 코로 호흡해야 한다. 젖을 잘 빨지 못하는 아이 중에 코에 문제가 있는 아이들이 많이 있고 엄마 뱃속에서 저혈당이나 자주 놀란 경험이 있을 가능성이 많다. 사람들이 놀라거나 불안하면 호흡을 잠시 멈추거나 호흡이 짧아지듯이 태아도 마찬가지로 호흡능력이 떨어지게 된다.

엄마 뱃속에서 호흡은 공기 대신 양수를 흡입한다. 태아가 엄마 뱃속에서 양수를 잘 흡입하지 못한다면 폐 조직이 자극받지 못해서 계면활성 물질이 생산되지 못하게 되고 계면활성 물질의 부족에 의해 폐는 정상적으로 발달하지 못할 수 있다.

그리고 임신성 당뇨병처럼 태아의 몸에 인슐린이 과도하게 분비되면 계면활성 물질의 생산이 감소돼서 폐의 발달이 늦어지게 된다.

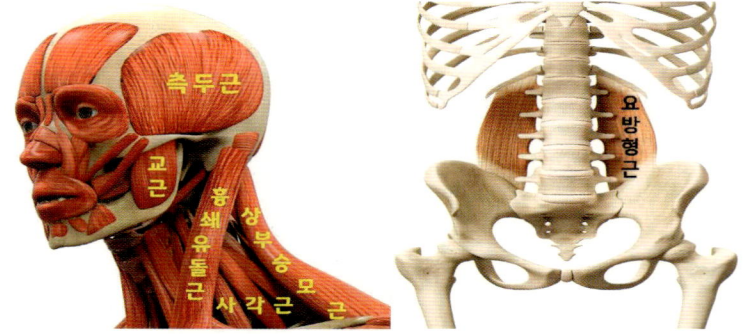

출생 후 영유아는 횡격막을 사용해서 복식호흡을 한다. 성인은 호흡을 할 때 횡격막 뿐 아니라 목에 있는 근육(흉쇄유돌근, 사각근), 늑간근, 복근, 요근, 요방형근 등이 같

이 작용한다. 영유아들은 이런 근육들이 아직 발달하지 않았기 때문이다.

사각근과 흉쇄유돌근이 폐를 위쪽으로 당기고 요방형근과 요근이 횡격막을 아래쪽으로 당긴다. 유아가 혼자서 뒤집기를 한다는 것은 목 근육, 상지 근육, 복근의 발달을 의미하고 이 근육들은 호흡과 관련된 근육이기 때문에 정상적인 운동발달이 되면서 성인과 같은 흉-복식 호흡을 하게 된다. 아기가 뒤집기를 하고 배밀이, 네발기기, 앉기, 서기, 걷기를 하면서 쇄골과 흉곽, 어깨가 내려가고 목과 몸통 사이에 공간이 생기고 기도가 넓어지면서 말을 잘 하게 되고 호흡이 깊어지고 편해진다. 말을 잘 못하는 아이들은 언어치료를 받는데 이런 구조에 문제가 있다면 언어가 노력만큼 잘 늘지 않는다. 그렇기 때문에 구조의 문제를 변화시키는 자극과 언어치료를 병행해야 한다.

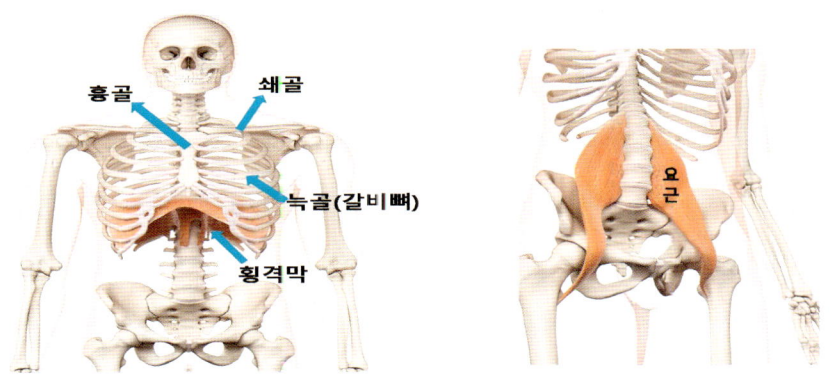

횡격막 호흡은 엄마 뱃속에 있을 때 시작한다. 좁은 엄마 뱃속에서는 태아의 몸이 굴곡 된 자세를 하게 되고, 머리가 몸 쪽으로 숙여진 상태이기 때문에 입을 다문 채 코로 호흡하게 된다. 입으로 하는 호흡보다 코로 하는 호흡이 더 깊게 할 수 있다.

1. 엄마 뱃속에 있을 때 엄마가 큰 소리로 싸우거나 놀라면 뱃속에 태아는 숨을 잠시 멈춘다. 이런 상황이 자주 발생하면 태아는 숨을 자주 참고 호흡이 불안정해진다.
2. 목가누기, 뒤집기, 배밀이 등 발달이 늦다면 흉-복식 호흡도 늦게 된다. 흉-복식 호흡이 잘 되지 않으면 쇄골, 흉골, 늑골의 성장에도 부정적인 영향을 준다. 운동발달이 늦은 아이들이 대부분 구부정한 이유가 쇄골, 흉골, 늑골 움직임이 제한되었기 때문이다.

산소는 몸이 생존하기 위해 필수적이여서 산소 없이는 단 몇 분 동안도 살 수 없다. 산소가 공급되지 않으면 뇌의 기능이 멈추고 뇌세포에 30초 정도 산소가 공급되지 않으면 뇌세포가 손상 받기 시작하고 5분정도가 되면 뇌세포 파괴가 일어난다. 더 지속되면 뇌에 치명적인 손상을 입을 수 있고 생명을 위협받게 된다.

태아가 엄마 뱃속을 나올 때 자궁의 수축과 탯줄이 눌리면서 산소공급이 부족해질 수 있고 산소결핍증을 경험할 수 있다. 건강한 태아는 신체기능을 일시적으로 저하시켜 산소 소모를 줄이고 출산과정에서 발생하는 산소결핍에 별 영향을 받지 않는다.

주로 둔위분만(엉덩이나 발부터 나오는 분만)을 할 때 탯줄이 꼬이거나 눌리면서 산소결핍이 일어날 수 있고 태반의 조기 박리나 자궁에 태아 머리가 끼어 있는 상태로 있을 때도 산소공급이 줄어들면서 산소결핍을 경험할 수 있다.

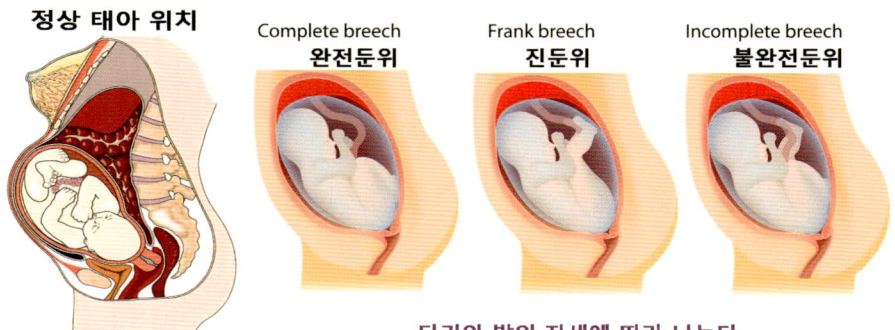

다리와 발의 자세에 따라 나눈다.

산모가 전신마취를 한다면 호흡을 충분히 하지 못해 산소가 부족해질 수 있고 무통주사나 촉진제를 맞고 혈압이 떨어지면서 혈액순환이 저하되고 산소결핍 상태가 될 수 있다.

산모가 심장병을 앓고 있는 경우에도 혈액이 태아에게 충분히 공급되지 않을 수 있다. 태아가 선천적으로 심장이나 폐 기능에 문제가 있을 때도 산소가 부족할 수 있고 태변을 먹어서 기도가 막힐 때도 산소결핍이 생길 수 있다. 태아가 엄마 뱃속에서 태변을 누었다면 산소결핍이 있었다고 봐도 된다.

드물지만 목이 과도하게 과신전(머리를 뒤로 젖힌 동작) 되면서 대후두공 후면부위와 경추1번(C1) 사이가 좁아지면서 호흡중추인 연수(Medulla oblongata)를 압박해서 호흡에 문제가 생길 수 있다.

산소가 결핍되면 결핍 정도에 따라 차이가 있으나 산소부족에 가장 예민하게 반응하는 부분은 뇌이고 뇌 기관 중에 대뇌피질(전두엽, 두정엽, 측두엽, 후두엽)이다.

대뇌피질이 가장 먼저 영향을 받고 다음으로 폐, 심장 등이 손상될 가능성이 높다.

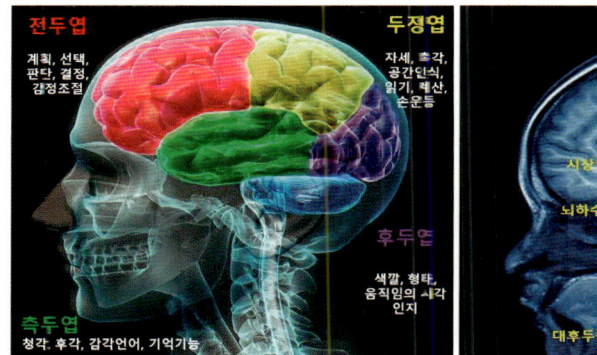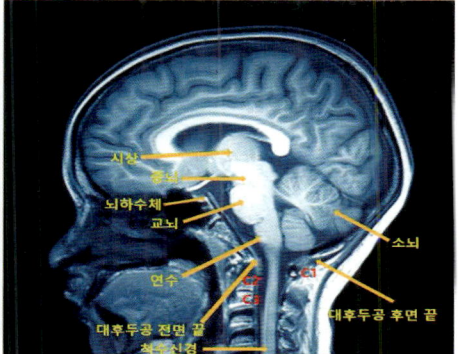

산소부족은 생존에 직결되는 문제이다. 그렇기 때문에 산소가 부족해지면 생존의 위협을 느끼게 되고 이것은 트라우마를 경험한 상황과 비슷하게 기억된다.

태어나면서 생존의 위협을 느낀 신생아는 이 세상은 아주 위험하고 무서운 곳이라는 인식을 가지게 된다. 이런 인식은 무의식에 저장되어 성장하면서 변화와 위협에 긴장하는 기본 값을 높아지게 만든다. 갑자기 질문을 받거나 시험을 보고나 면접을 하거나 사람들 앞에서 발표할 때 더 불안해하고 더 긴장하게 만들어 버린다

약간의 산소결핍이라도 대뇌피질에 미세한 손상을 주게 되는데 후두엽이라면 눈맞춤, 시각문제(색깔, 형태, 움직임)를 일으킬 수 있고 측두엽이라면 소리자극에 예민할 수 있고 두정엽이라면 자세가 나쁘고 주의집중을 못할 수 있다.

영유아 수면 연구의 최고의 권위자인 주디스 오언스 교수에 의하면 영유아 5명 중에 1명이 잠을 자는 것이 어렵거나 중간에 잠에서 깨는 수면장애를 가진다고 말한다.

태어난 지 6~12개월 된 영유아들의 분리 불안증이 수면장애의 가장 큰 원인으로 눈을 감고 잠을 잔다는 것이 엄마가 없어진다고 느끼기 때문이다. 산소결핍증을 경험하고 태어난 신생아, 영유아라면 트라우마를 가질 수 있고 이런 불안감이 분리불안증을 심하게 할 수 있다. 그리고 임신 중, 출산 시, 양육과정에서 애착형성이 불안정한 아이들이 대부분 분리불안증을 가지고 있다. 분리불안증을 가진 아이들은 졸려도 계속 참다가 잠이 들고 심한 아이들은 불을 켜놓고 잠을 자려고 한다.

수면장애는 렘수면 부족으로 나타나고 렘수면 부족은 단기기억들이 장기기억으로 전환되지 않게 만들어서 언어발달과 인지발달 등 뇌 발달에 문제를 일으키게 된다.

어떻게 잘 자느냐? 얼마나 잘 자느냐? 에 따라 아이의 삶이 완전히 달라진다.

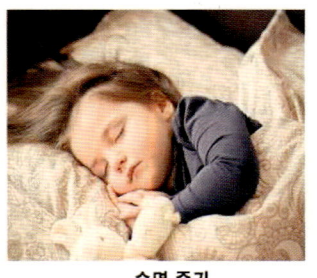

수 면 - 렘(REM)수면
      - 비렘(Non-REM)수면

렘(Rapid eye movement)수면은 얕은 잠으로 뇌가 활동하고 있는 상태. 급속한 안구운동을 하면서 꿈을 만들어낸다.
깨어있을 때 학습한 정보를 단기기억 장소인 해마에 저장한다.
렘수면 동안 단기기억된 정보를 분류하고 각 부분으로 정리한다.

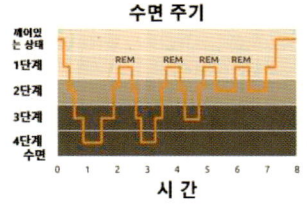

영유아 렘수면은 전체 수면의 50%.
성인의 렘수면은 전체 수면의 20~25%

'뇌가 발달하는 아주 중요한 수면 단계'

숙면을 못하게 하는 원인 중에 대표적인 것이 수면무호흡증인데 수면무호흡증은 잠을 자는 도중 호흡에 문제가 생기면서 산소가 부족해진다. 산소부족은 뇌기능을 떨어뜨리고 심혈관 질환, 당뇨, 만성피로, 소화기장애 등의 원인이 된다.
대한 수면의학회 이상학 호흡기내과 교수는 수면무호흡증을 방치하면 심근경색이나 뇌졸중으로 돌연사 할 가능성이 높아진다고 말했다. 소아의 경우를 보면 코골이는 10% 정도이고 수면무호흡증은 1~3% 정도에서 나타나는 것으로 알려졌다.

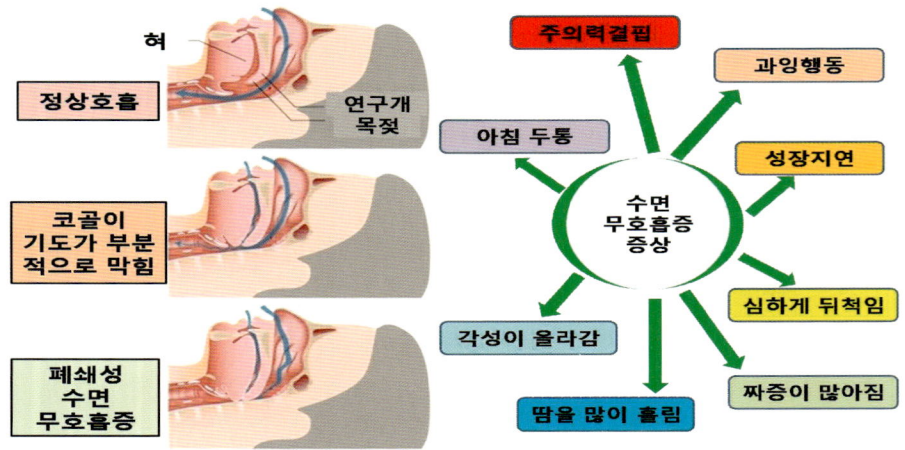

서울일리노이치과 김명립 원장은 소아가 수면무호흡증이 있을 때 집중력 감소, 학습장애, ADHD(주의력결핍 과잉행동장애)가 생길 수 있고 50% 정도 소아의 얼굴이 길어지고 입천장이 좁아지는 변형이 일어난다고 말했다.

고대 수면장애센터 신철 교수팀은 50~79세 746명을 대상으로 코골이와 뇌경색의 연관 관계를 연구하였는데 코를 코는 사람 중 수면무호흡증이 있는 사람들의 뇌졸증 위험이 2.4배로 높았다.

우리 몸에 산소가 결핍되어 부족해지면 신체적, 정신적 기능에 문제가 생기고 각종 질병의 원인이 된다. 두통, 어지럼증, 구토증상, 소화 장애, 근육통, 호흡수와 맥박수 증가, 피로감, 감기 등 면역기능 저하, 기억력 저하, 감염이나 염증 증가 등의 증상이 나타나고 심할 경우에는 의식불명 상태가 되고 사망할 수 있다.

노벨의학상을 수상한 오토 하인리히 바르부르크 박사는 산소가 부족해지면 암 세포가 비정상적으로 발생할 수 있다고 주장했다.

임신 중에 가장 부족해지기 쉬운 영양소가 칼슘과 철분이다. 철분과 칼슘은 음식을 통해 흡수하지만 흡수율이 다른 영양소에 비해 낮아서 결핍되기 쉽다. 철분은 태아의 혈액을 만들고 혈액 중의 적혈구는 산소를 공급한다. 산소부족 원인이 다양하지만 철분 결핍 때문에 일어나는 경우도 많다.

당뇨병도 산소부족으로 생길 수 있다. 우리가 먹는 음식 중에 탄수화물은 포도당으로 분해된다. 포도당이 세포로 들어가서 에너지원으로 바뀌기 위해서는 산소가 필요한데 산소가 부족하면 무산소호흡을 하게 되고 유산소호흡과는 달리 젖산물질이 많이 발생하게 된다. 젖산(Lactic acid)이 혈액에 같아지고 근육 안에 축적되면 몸을 산성화시킨다. 몸이 산성화된다는 것은 산소가 부족하다는 것이고 몸이 산성화되면 쉽게 피곤해지고 의욕이 떨어지고 예민해져 짜증을 잘 내고 칼슘과 마그네슘이 빠져나가면서 뼈와 치아가 약해지고 피부가 건조해진다. 몸이 기능이 떨어지면서 포도당 대사에 문제가 생기고 당뇨병으로 진행될 수 있다.

비염

인간의 두개골 안에는 빈 공간이 있는데 뇌의 무게가 무거워지면서 무게를 줄이고 여러 가지 필요성에 의해 빈 공간들이 생겼다. 이 빈 공간들이 뭔가에 의해 막히거나 염증으로 붓게 되면 순환이 안 되면서 몸의 균형이 무너지게 된다.

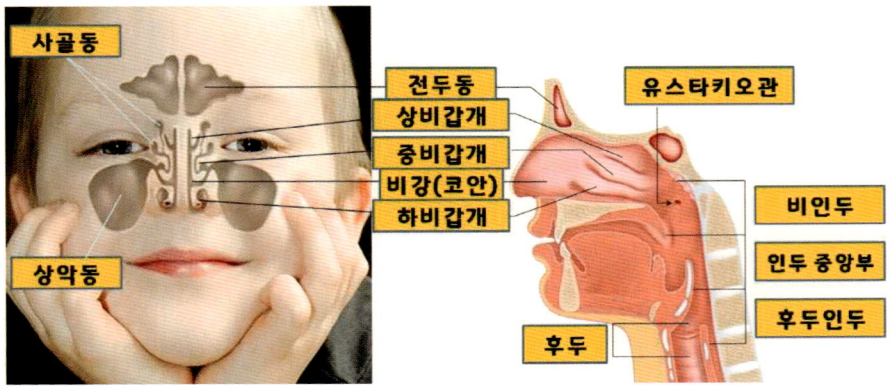

비염은 코 안의 점막에 염증이 생겨서 나타나는 증상으로 콧물과 코 막힘이 주로 생긴다. 만성비염이 되면 부비동염, 비용종, 중이염 등의 발생 빈도가 많아지고 코로 호흡을 하지 못하기 때문에 다양한 질병의 원인이 된다.

코가 막히게 되면 콧물이 목 안으로 넘어가면서 인후두를 자극하게 되고 그렇게 되면 기침이 나게 되는데 이 증상을 후비루증후군이라 하고 만성 기침을 일으키는 주요 원인이고 천식으로 진행되는 경우도 있다.

코를 킁킁거린다면 80~90% 정도는 부비동염일 가능성이 높다. 부비동염 때문에 콧속에 콧물이 가득 차 있어서 반사적으로 킁킁거리는 것이다. 부비동 근처에는 치아의 뿌리가 있기 때문에 부비동염 때문에 치아의 뿌리가 압력을 받게 되면 잇몸병, 충치, 부정교합의 원인이 될 수 있다.

코로 호흡하지 못하고 입으로 장시간 호흡하게 되면 부정교합이 생길 수 있고 얼굴이 비대칭 형태로 변할 수 있다.

5살 정도에 얼굴형이 결정되는데 어릴 때부터 부비동염이나 비염이 있었다면 얼굴 비대칭, 부정교합, 두개골 변위, 척추측만, 구부정한 자세가 될 수 있고 이런 몸 변화에 의해 컴플렉스와 같은 부정적인 감정들이 형성될 수 있다.

국민건강보험공단이 부비동염(축농증)의 건강보험 진료비 지급자료에 따르면 2014년 부비동염 환자는 578만 5천 명 정도이고 이 중 173만 명(29.9%) 정도는 9세 이하 어린이로 나타났다. 어린이는 성인의 부비동에 비해 크기가 작으면서 직선구조로 이루어져 있기 때문에 코 점막에 염증이 조금만 생겨도 부비동염으로 쉽게 진행된다.

아이들은 면역력이 약해서 병에 걸리기 쉽다. 생후 6개월 이전에는 엄마에게 전해 받은 면역력으로 감기와 같은 병에 잘 걸리지 않고 생후 6~24개월까지 2차 면역이 형성되는 시기인데 선천적으로 면역력이 좀 약했거나 이 시기 동안 양육환경에 문제가 있었다면 감기와 같은 면역관련 질병이 잘 걸릴 수 있다.

후각은 화재나 음식 타는 냄새, 독성물질, 상한 음식 등을 인지하는 중요한 감각으로 건강과 생명을 위협하는 요인을 찾는다. 냄새를 통해 위험한지와 안전한지 판단하는 것은 생존에 직결되는 문제이다. 사슴이 사자의 냄새를 기억하지 못한다면 사자에게 잡아 먹일 가능성이 많다. 이것을 먹어도 되는지? 먹으면 안 되는지?를 판단하는데 후각이 매우 중요하다. 후각은 시각이나 청각 등에 비해 중요하지 않은 감각이라 생각하지만 시각이나 청각과는 달리 변연계에 바로 연결되어 있다. 변연계 중 편도체가 자극되면 분노, 슬픔, 공포, 사랑 등의 감정이 나오게 된다.

치매의 초기 증상은 후각 상실이고 후각이 둔하거나 장애가 있는 사람들은 사회성이 떨어지고 우울증에 빠지기 쉽다는 연구결과가 있다.

대부분의 동물들은 후각이 발달되었지만 인간은 시각과 청각에 의존하면서 후각은 퇴화중이다. 후각은 다른 감각보다 더 강렬하게 전달되고 더 오래 기억되고 감정과 관계가 있어서 후각이 발달하면 감정이 풍부하고 후각에 문제가 생기면 감정이 메마르게 된다. 성장기 때의 코 막힘, 비염, 천식 등의 증상은 기억력과 집중력을 떨어뜨리고 코가 막혀 있으면 수유할 때 문제가 생긴다. 입으로 빨고 코로 숨을 쉬어야 하는데 코로 숨을 쉬지 못하기 때문에 잘 빨지 못한다. 이런 상황이라면 영양결핍이 생길 수 있고 영양부족에 의해 발달에 문제가 발생하게 된다.

어떤 연구결과에 의하면 우리나라 3~12세 어린이 중 10~25%가 코를 곤다고 하고 이 중에 10%는 무호흡증이 있다고 한다.
한국건강관리협회에서 잘 때 무호흡증이 있는 아이들이 호흡에 문제없이 잘 자는 아이들에 비해 주의력결핍, 감정조절장애 등 신경행동장애를 걸릴 가능성이 4~10배까지 높다는 연구결과를 발표했다.
우리나라 말 중 'ㄴ, ㄹ, ㅁ, ㅇ' 자음은 코를 울리면서 내는 비음이다. 코가 막혀있다면 날숨이 코로 나가지 못하게 되고 입으로 나가면서 발음하는 소리가 약해지거나 소리가 샐 수 있다. 말하는데 스트레스를 받게 되고 자신의 생각과 감정을 표현하는데 자신감이 떨어지게 된다.
화학물질, 미세먼지 등의 환경문제와 GMO 원료로 만든 음식의 문제, 난산에 따른 후유증으로 인해 소아 비염이 급증하고 있다.
코를 골지 않더라도 평상시 비염이 있고 잠을 자면서 땀을 많이 흘리고 뒤척임이 심한 어린이라면 수면 무호흡증을 의심해봐야 한다. 이런 아이라면 수면 부족으로 피곤이 쌓이게 되고 짜증이 늘고 주의력 결핍이나 과잉행동의 증상이 나타나고 불안해하거나 공격적인 성향을 갖게 된다. 어린이의 수면 무호흡증의 대표적인 원인은 아데노이드가 비대해지거나 상악골(위턱)이 낮거나 좁고 하악골(아래턱)이 작아진 이유 때문이다. 이럴 경우에는 뒤에서 나오는 십자봉합 벌리기와 하악골 벌리기를 자주 해주면 도움이 될 수 있다.
턱에 붙어 있는 근육들은 목의 앞쪽에 위치해서 머리를 지지하고 움직이게 하는 근육이다. 머리를 숙인다는 것은 자신감이 없을 때 나타나는 행동 중의 하나이다. 턱이 좁거나 작게 되면 여기에 붙어 있는 근육들도 약해지게 되고 인내하고 버텨야할 때 머리가 숙여지면서 쉽게 타협하거나 굴복해버리게 된다.

어린이가 코를 곤다는 것은 깊이 잠을 잔다는 것이 아니라 코 안에서의 공기 흐름에 문제가 생겼다는 신호이다.

밤에 땀을 많이 흘리는 것도 호흡하는 것이 힘들어도 그럴 수 있고 숨을 쉬기 위해 자세를 자주 바꾸게 되면서 온방을 굴러다니면서 잔다.

비염이 있으면 입으로 호흡하게 되는데 입으로 호흡하는 것이 나쁜 이유는 공기 중에 떠다니는 미세먼지, 세균, 곰팡이, 바이러스 등이 입을 통해 여과 없이 그대로 폐로 들어간다는 것이다. 이것들이 폐에 염증을 일으킬 수 있다.

태어나서 빠는 행위는 젖을 먹어서 생존에 필요한 영양분을 공급하는 것이 가장 주요한 목적이고 이 빠는 행위를 통해 두개골이 움직인다. 빨면 경구개(Hard palate. 입천장 앞쪽의 딱딱한 부분) 쪽을 압박하고 이 자극에 의해 경구개가 두방(머리 위 방향)으로 움직인다. 경구개의 움직임으로 인해 서골(Vomer)이 움직이고 서골은 접형골(Sphenoid bone)을 자극한다. 태어날 때 두개골에 손상이 있었던 것을 빠는 동작을 통해 두개골이 움직이면서 회복시킨다. 비염이 있다면 빠는 동작을 잘 못하게 되고 두개골의 움직임에 손상이 있을 때 회복하기 어려울 수 있다.

아기가 젖이나 분유를 빨 때 두개골이 움직이는 것을 느낄 수 있다. 만약 두개골이 율동적으로 움직이지 않는다면 두개골 움직임의 제한이 있다는 것이다.

손가락을 아기 입에 넣고 아기가 빠는 움직임에 따라 경구개(입천장)를 부드럽게 압착을 하면 두개골이 율동적으로 움직이게 될 것이다.

성인이라면 뒤쪽에 나오는 자가두개천골요법 중 콧속 자극법이 있는데 비염이나 코막힘, 부비동염에 아주 좋은 효과가 있다. 특히 저녁에 세수할 때 콧속을 자극해 주면 숨길이 넓어지고 코가 아주 건강해질 수 있다.

부정교합

1. 치아 크기와 턱(악골) 크기는 유전적으로 결정되는 경우가 많다.

    엄마의 작은 턱뼈와 아빠의 큰 치아가 유전되면 심한 덧니가 생기게 되고 부정교합이 될 수 있다. 유전은 성장이 진행되는 동안에도 계속 영향을 주기 때문에 유치는 가지런했지만 영구치가 나오고 뼈가 왕성하게 성장하면서 치열이 틀어질 수 있다.

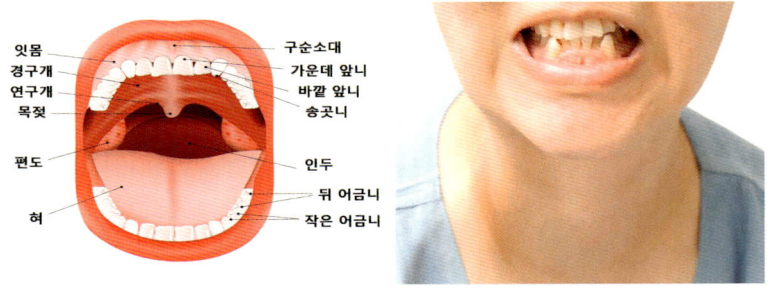

2. 치아는 수정 후 6주 정도에 발생이 시작된다.

    치아의 씨앗이라 하는 치배(tooth germ)가 형성되고 태아의 구강상피가 안으로 함입해 들어오면서 내부의 세포들이 증식하기 시작한다. 5개월 정도가 되면 칼슘이 침착하면서 치아의 외형을 뼛속에서 확인할 수 있다. 치아의 발생 시기에 약물복용은 치아 형성에 영향을 줄 수 있다. 간이나 신장 쪽의 해독기능이 떨어진 산모가 칼슘이 침착되는 시기에 티트라사이클린 계열의 항생제를 자주 먹었다던 아이의 유치가 변색 될 수 있다. 티트라사이클린 계열의 항생제를 인간이 직접 먹지는 않지만 가축의 사료에 들어있기 때문에 고기를 먹을 때마다 미량이지만 인간도 먹고 있는 것과 같다. 2009년부터 동물 사료에 사용되는 항생제가 감축 사용되고 있지만 대체하는 항생제들이 어떤 영향을 미칠지 의심스럽다.

3. 엄마 뱃속에서 태아의 얼굴에 가해지는 비정상적인 압박에 의해 안면골격이 변형될 수 있고 얼굴뼈가 틀어지면서 부정교합이 생길 수 있다.
4. 난산 시 겸자를 사용하는데 매우 드물지만 겸자에 의해 측두골이나 턱관절에 손상을 받을 수 있고 하악골에 손상이 갔을 때 하악골의 성장이 더딜 수 있다.
5. 턱(악골) 골절이나 치아 외상 -고통사고와 같은 외상, 폭력에 의한 손상- 에 의해 부정교합이 될 수 있다
6. 두개골에 붙어있는 측두근, 턱관절에 붙어 있는 교근, 익상근, 목에 있는 많은 근육들이 비정상적으로 과긴장 되거나 약해지면 얼굴뼈, 두개골 성장에 나쁜 영향을 주면서 틀어질 수 있다.

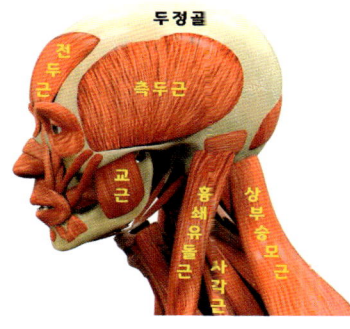 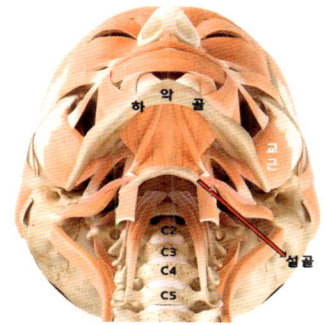

7. 뇌하수체에서 분비되는 성장호르몬이 종양이나 여러 가지 원인에 의해 과도하게 분비되면 하악골을 비정상적으로 크게 해서 부정교합이 발생하게 된다.
8. 두개골 변형에 의해 코로 호흡을 못하게 되면 입으로 호흡하게 된다. 입으로 호흡할 때 턱(악골), 혀, 머리의 위치가 변하게 되고 턱(악골) 성장과 치아 위치, 잇몸 질환을 일으킬 수 있다.
9. 안면골격은 유전되는 경우가 많고 부정교합도 마찬가지로 유전될 수 있다.
10. 구개열은 입천장이 갈라지는 기형이고 구순열은 입술이 갈라지는 기형으로 이 때

문에 부정교합이 생길 수 있다. 우리나라에서 발생빈도가 높은데 500명 중 1명 정도이고 원인으로 임신 초기의 음주, 흡연, 약물, 심한 스트레스 등으로 알려졌다.

11. 손가락 빨기는 유아기 때는 괜찮지만 4~5세 이후에도 계속 한다면 부정교합을 일으킬 수 있다. 이런 습관에 의해 위 앞니가 돌출되고 아래 앞니는 안으로 들어가게 된다. 손가락 빨기는 두개골 변위나 심리적으로 불안감이 있을 때 나타난다.

12. 저작근육의 약화로 인해 하악골 성장이 지연되거나 얼굴 변형이 생길 수 있다.

13. 부정교합의 흔한 원인 중의 하나는 치아의 크기에 비해 턱(악골)이 작은 경우이다.

14. 유치가 너무 일찍 빠지면 주변 치아들의 위치가 이동되면서 부정교합이 발생한다. 유치의 역할은 영구치가 나올 공간을 확보하고 유치 뿌리를 따라 올라오게 하는 안내자 역할인데 어릴 때 충치가 심해서 뿌리까지 썩어 빠지게 되면 영구치가 제 위치를 찾기가 쉽지 않다. 유치는 5살까지 나오고 6~12살까지 영구치로 전부 교체된다. 유치가 건강하지 않다면 뭔가 몸에 문제가 있다는 것을 생각하고 여기서 소개하는 두개천골요법을 해주고 식습관을 개선해주는 것이 좋다.

15. 혀끝으로 치아를 바깥쪽으로 계속 미는 습관이 있으면 부정교합의 원인이 될 수 있는데 젖을 빨 때의 혀 움직임이 남아있기 때문이다. 평상시에 혀는 입천장에 닿게 하고 있는 것이 좋다.

16. 영유아 시절에는 젖을 빨 때 아래턱이 전후로 움직이고 3~4살 때부터 어금니 유치가 나오게 되면 어른들처럼 턱을 상하로 움직이면서 음식을 씹는다. 그런데 여전히 젖을 빨 때처럼 전후 움직임으로 음식을 씹게 되면 저작근육들이 약해지게 되고 부정교합의 원인이 된다.

부정교합은 위턱 치아와 아래턱 치아가 정상적으로 맞물리지 못하는 상태를 말하는데 부정교합이 있으면 씹는 동작을 잘 하지 못한다. 입안에서 충분히 씹지 못하기 때문에 위장에 많은 부담을 준다. 덩어리째로 먹이를 삼키는 악어나 사자는 먹이를 먹은 후에 가만히 있는데 그 이유가 먹이를 소화시키기 위해서이다. 소화과정에 많은 에너지를 사용하기 때문에 다른 움직임을 최소화시키는 것이다. 인간도 소화과정에 에너지를 필요이상으로 많이 사용하게 되면 다른 부분에서 에너지 부족이 발생하는데 특히 면역계 기능이나 뇌 발달에 문제가 생기게 된다.

씹을 때 반복적으로 움직이는 저작근(교근, 측두근)의 운동은 접형골의 대익과 두정골을 위아래로 리드믹컬하게 잡아당긴다. 이 움직임은 두개골 내압을 변화시키고 뇌 순환을 촉진시켜 뇌 발달을 유도한다.

건강한 치아, 건강한 잇몸, 건강한 턱관절을 가진 사람의 씹는 힘은 50~70kg 정도로 성인 한명을 들 수 있을 정도의 힘인데 이러한 힘들이 균등하게 배분되지 않으면 치아끼리 부딪힐 수 있고 부딪히는 부분이 비교적 빨리 마모된다. 한 두 개의 치아가 먼저 부딪히게 되면 불균형한 힘이 두개골에 비대칭적으로 전달되면서 두개골 움직임의 제한을 만들게 된다. 반대로 두개골 움직임의 제한이 있어도 한 두 개의 치아가 먼저 부딪히게 되고 부정교합이 생길 수 있다. 위 치아와 아래 치아 간 교합의 힘이 아주 강력하기 때문에 부정교합이 있는 경우에 두개골 움직임의 좌우 균형이 깨지게 된다.

위아래의 치아나 턱뼈의 교합이 맞지 않으면 음식을 씹을 때 움직이는 좌우 근육의 작용하는 힘이 다르게 된다. 한쪽 턱뼈나 치아에 과도하게 힘이 집중하게 되면 턱이 틀어지고 부정교합이 될 수 있다.

상악동은 태어나서 4살 정도까지 커지고 또 8~12살까지 빠르게 성장한다. 이 시기에는 상악동의 공간이 작아서 치아 상태에 따라 상악동의 크기나 형태가 영향을 받게 된다. 상악동 밑 부분에 제2소구치, 제1대구치와 제2대구치가 돌출되어 있기 때문에 치아의 부정교합과 부비동염은 서로 악영향을 줄 수 있다.

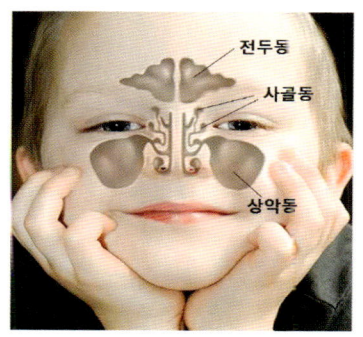 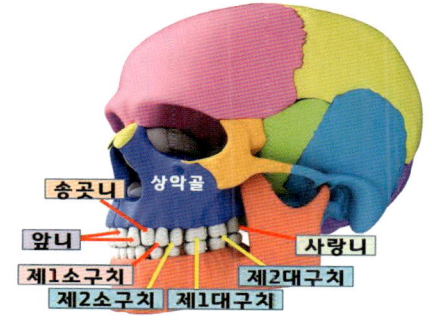

소구치나 대구치가 유난히 틀어져 있거나 흔들리거나 충치가 있다면 그 위쪽의 상악동의 문제를 의심해볼 필요가 있다.

역으로 생각해보면 치아와 잇몸 자극을 통해 부비동을 건강하게 할 수 있다.

질기고 거친 음식에서 부드럽고 연한 음식으로 바뀌면서 턱의 움직임이 줄었고 저작

근육의 약화로 인해 하악골 성장에 문제가 생기고 있다. 식생활이 바뀌고 성장환경의 변화에 따라 부정교합으로 진행되고 있는 아이들이 더 많아지고 있다.

필자가 생각하기에 부정교합은 유전적인 부분에 의해 생길 수 있지만 출산 시 두개골 손상이나 경추 손상, 척추 변위, 목 근육의 불균형, 내장기 기능저하, 몸 움직임의 변화에 의한 원인이 좀 더 크다고 생각한다.

언어를 사용하기 위해서는 말을 해야 하고 말을 이해해야 한다. 말을 한다는 것은 턱관절, 혀, 치아, 입술 등의 구조들이 발달해야 하고 안정된 호흡, 침 삼키는 연하동작들 간의 협응이 원활히 이루어질 때 가능하다.

치아를 갈거나 치아를 꽉 무는 습관도 치아 손상의 원인이 되고 장기간 진행될 때 측두근과 교근의 과긴장이 생겨서 턱관절의 문제와 부정교합, 두개골 변위를 악화시킬 수 있다. 이런 습관은 트라우마와 같은 정신적인 문제가 있거나 두개골 변위가 있을 때 생기고 수면 중에 발생하는 경우가 많아서 렘(REM) 수면을 방해하게 된다.

인간이 혼자서 살 수 없듯이 몸도 세포 간의 상호작용이 중요하다.

턱, 치아, 구강은 몸의 건강과 밀접한 관계가 있는데 피곤하고 몸이 아프면 잇몸에 염증이 생기거나 치통이 생길 수 있다. 반대로 치아나 구강에 문제가 생겨도 몸에 문제를 일으키게 된다.

잇몸은 혈관이 풍부하게 발달돼서 구강에 있는 600종 이상의 세균이 혈관을 타고 전신으로 이동할 수 있다. 이런 세균은 염증을 일으키고 인슐린 작용을 방해해서 인슐린 저항증을 유발하고 기도를 따라 이동하면서 편도선염, 인후염, 폐렴 등을 일으키게 된다. 이런 염증이 있는 경우에 우리나라는 항생제를 많이 사용하는데 장기간 항생제 사용은 장내세균의 균형을 완전히 무너뜨려서 장기능을 떨어뜨린다.

부정교합은 목 근육의 좌우 긴장도를 다르게 하고 긴장도의 차이에 따라 경추 움직임의 제한과 턱관절의 변위가 생길 수 있다. 목과 어깨의 긴장, 골반 변위, 척추측만증까지 몸에 나쁜 영향을 주게 된다.

머리가 앞으로 나가는 일자목의 경우에 위대구치(어금니)와 아래대구치(어금니) 사이에 틈이 생기면 대구치의 간격을 줄이기 위해 목이 앞으로 나가게 된다. 대부분 근골격계의 문제 때문이라 생각하지만 치아 때문에 근골격계의 문제가 생기는 것이다.

하악골의 성장지연이나 하악골이 후방으로 밀리게 되면 두개골 중심도 이동하게 되고 몸의 무게중심이 변하면서 자세가 틀어지게 된다. 몸의 무게중심이 틀어지게 되면 삶의 무게중심도 불안정하게 되면서 중심을 잘 잡지 못하게 된다. 이리저리 수동적으로 흔들리게 되고 삶이 불안하지 되고 삶의 질이 떨어지게 된다. 반대로 고집이 너무 세지는 경우도 있다. 중심이 흔들릴 때마다 무게 중심을 잘 찾아야 하는데 그렇지 못하기 때문에 혼자서만 한 부분이 중심이라고 강하게 주장하게 된다.

코는 상악골 중앙, 위 치아 바로 위에 있다. 상악골이 좁으면 코도 좁아지게 되면서 코로 숨쉬기가 어려워진다. 상악골 좌우가 비대칭이 되면 콧구멍을 양쪽으로 나누는 비중격(Nasal septum)이 휘어진다. 코 한쪽의 연골이 붓거나 점막에 염증이 생겨 코가 막히게 되고 코로 숨쉬기가 곤란해지게 되면서 입으로 숨을 쉬게 된다.

이 때 상악골이 상하로 길어지게 되고 상악골 좌우가 좁아지게 되며 하악골은 후방으로 밀리게 되면서 부정교합이 심해진다.

코가 막히면 산소 흡입량이 줄어들고 코골이, 수면무호흡 등의 문제가 생긴다.

코가 좁거나 휘거나 막히게 되면 코맹맹이 소리를 내게 되고 정확한 소리를 내지 못해 발음에 문제가 생기게 된다. 발음에 문제가 생기면 언어로 자신의 감정이나 생각을 표현하는데 자신감이 떨어지고 위축감을 가지게 된다.

입으로 숨을 쉬게 되면 입 안의 침이 마르게 되고 입 안의 세균이 증가해서 입 냄새 충치, 잇몸병 등의 원인이 된다.

두개골 변위가 있거나 부정교합이 있거나 만성비염이 있는 아이들을 보면 잘 씹지 않는데 그 이유가 많이 씹게 되면 오히려 불균형이 더 심해질 수 있기 때문에 잘 씹지 않는다. 몸이 심하게 틀어진 상태에서 운동을 하면 오히려 관절에 무리가 갈 수 있기 때문에 동작이 큰 운동은 안 하는 것이 좋다는 의미와 비슷하다.

난치질환, 발달장애, 자폐와 같은 아픈 아이들이 잘 씹지 않고 삼키는 이유도 이런 부정교합이나 턱관절 장애로 인해 두개골 변위가 더 심해지게 되고 비대칭적인 자극을 통해 좌우뇌 균형이 깨지게 되는 것을 막기 위한 것이다. 억지로 많이 씹게 하는 것은 오히려 불균형을 더 심화시킬 수 있기 때문에 이런 구조적인 문제를 먼저 확인하고 해결해주는 것이 먼저라고 생각한다.

턱관절

턱관절을 이해하기 위해 턱이 진화된 과정을 잠깐 살펴보자.

초기의 입은 구멍이 있는 관 형태였다. 모든 것을 빨아들인 후 그 안에 있는 먹이는 소화시키고 나머지는 배설하는 방식이었다. 구멍처럼 입이 열려있기 때문에 들어오다 나가는 먹이들이 있었고 빨아들인 먹이가 나가지 못하게 입을 다물면서 턱이 생겨났다. 턱이 생겨서 사냥 가능성이 높아졌지만 입 안으로 들어왔다가 몸부림치면서 나가는 먹잇감도 있었다. 그래서 치아가 만들어졌고 입으로 들어온 먹잇감을 치아로 물어서 못나가게 만들었다.

턱이 생기고 치아가 만들어지면서 먹잇감의 형태가 완전히 바뀌게 된다.

턱과 치아가 없을 때는 자신의 입보다 큰 먹이는 먹을 수 없었지만 턱과 치아가 생기면서 베어 먹고 뜯어먹을 수 있게 되었다. 치아는 오복 중에 하나라고 말하고 하관(턱)이 좋아야 말년운이 좋다는 말이 있다. 맞은 말인데 치아와 턱이 강하면 잘 먹을 수 있고 영양섭취가 좋아서 건강하게 되고 오랫동안 생존가능성이 높아지게 된다.

역으로 말하면 치아나 턱에 문제가 있다면 건강에 문제가 생긴다는 것이다.

파충류는 턱으로 땅의 미세한 흔들림을 감지했는데 포유류는 고막을 만들어서 공기의 흔들림을 감지하는 방식으로 진화시켰다. 고막은 턱의 발전과 함께 나타난 것이기 때문에 턱의 문제는 이명과 같은 문제와도 관련이 있다.

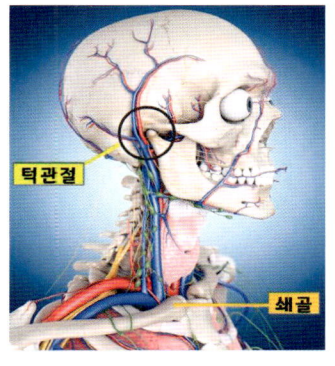

턱관절 장애의 대표적인 5가지 증상

1. 입이 보통 3cm 이상 벌어지지 않는다.
2. 입을 벌리면 한 쪽으로 틀어진다.
3. 입을 벌리면 지그재그로 벌려진다.
4. 입을 벌리거나 닫을 때 소리가 난다.
5. 음식을 씹으면 턱관절에 통증이 생긴다.

턱관절은 측두골과 아래턱을 연결하는 관절을 말한다. 턱관절은 음식을 씹고 말하고 하품하는 등 하루에도 수천 번 이상 움직이는 관절이다.

12개 뇌신경 중에 후각신경, 시신경, 삼차신경, 청각신경, 설하신경 등 9개의 뇌신경과 혈관이 턱관절과 직접적으로 연결된다.

씹기는 치아와 잇몸을 자극하여 건강하게 만든다. 씹기가 부족하거나 한쪽으로만 계속 씹는다면 잇몸의 혈액순환이 나빠져 잇몸질환, 부정교합의 원인이 될 수 있다.

너무 찬 음식이나 뜨거운 음식이 입으로 들어오면 씹는 동작을 통해 온도가 적당하게 조절되고 식도와 위를 보호한다. 음식을 씹게 되면 두개골의 뼈들이 자극받게 되고 이런 자극을 통해 뇌의 순환이 촉진되면서 뇌를 발달시킨다.

씹는 동안 침이 분비되는데 침은 소화효소 작용과 입안의 나쁜 세균을 억제하는 면역기능을 하기 때문에 입 안 건강을 위해 중요한 역할을 한다. 씹는 동작은 상악골, 하악골, 두개골, 혀, 잇몸, 치아, 얼굴 근육, 목 근육 등의 모든 구조물의 상호 협조적 관계 속에서 시간 순차성 시스템으로 이루어지는 복잡한 과정이다.

저작은 하악골(아래턱뼈)을 움직여서 위 치아와 아래 치아를 맞닿게 하는 교합운동으로 저작운동은 4개의 저작근-교근, 측두근, 내측익상근, 외측익상근(유일하게 입 벌리는 운동에 관여), 하악골(아래턱뼈)을 움직이는 근육(악이복근, 악설골근, 이설골근), 입 주위의 얼굴근육, 치아를 사용해서 이루어진다.

성장하면 상악골과 하악골도 커지고 치아가 나올 공간이 형성된다. 턱(악골)이 커지는 만큼 치조골이 치아를 움직이게 한다. 치아는 유전적인 정보, 상악골과 하악골의 성장 변화, 두개골과 경추의 움직임, 목의 근육과 인대의 형태와 성장에 따라 나오는 속도, 방향, 전후방의 위치에 영향을 준다. 만약 두개골이나 경추가 변위된다면 치아는 맹출 방향과 위치를 조정해서 두개골과 경추의 변위를 보상하려고 한다. 척추측만이 있는 사람들을 보면 부정교합이나 턱관절 장애, 얼굴비대칭이 있고 부정교합이 있으면 자세가 구정하거나 바르지 않다.

하악골의 성장과 움직임에 136개의 근육들이 작용하는데 이 근육들이 유기적으로 작용하지 못하면 부정교합이 생기게 되고 턱관절이 틀어지게 된다. 턱관절의 비정상적인 움직임은 경추1번과 2번의 변위를 일으키고 경추1번과 2번에 강하게 붙어있는 경막(Dura)을 비틀리게 만든다. 이 경막은 위로는 두개골 움직임의 제한을 일으키고 아래로는 척추와 골반의 문제를 일으키게 된다. 턱관절 움직임의 축은 후두골, 경추1번, 경추2번의 연결부위이기 때문에 턱관절의 움직임에 문제가 생기면 상부경추도 영향을 받게 된다. 상부경추의 움직임 제한(Fixation)은 경추5, 6, 7번의 과운동성을 만들어 경추 추간판탈출증(목 디스크)을 일으킬 수 있다.

턱관절 장애는 접형골을 비정상적으로 자극하고 접형골의 비정상적인 움직임은 뇌하수체로 하여금 부신피질자극 호르몬을 분비시킨다. 부신에서는 글루코코르티코이드(Glucocorticoids)와 카테콜아민을 분비시키는데 이 호르몬이 분비되면 맥박과 혈압이 증가, 호흡이 빨라짐, 근육의 긴장, 혈액 속에 혈당 증가 등의 반응이 나타난다.

이런 몸의 반응들이 지속되면 교감신경계가 활성화되면서 소화기능과 면역기능을 담당하는 부교감신경계의 기능은 떨어지게 된다.

턱관절 장애는 두개골의 경막을 비틀리게 하면서 뇌간(Brainstem)에 영향을 미치게 된다. 뇌간은 뇌신경 중 1번 후각신경을 제외한 11개 뇌신경이 위치한 곳이기 때문에 시각, 청각, 전정감각, 안면감각, 미각, 균형감각 등에 영향을 받게 된다.

발과 두개골

인간의 몸에 있는 뼈는 206개 정도이고 그 중 발에 있는 뼈는 52개로 전체 몸의 뼈 중 1/4에 해당된다. 발에는 214개 정도의 인대가 있고 38개 정도의 근육이 있고 인체에서 가장 긴 건(Tendon)인 아킬레스건이 종아리근육과 발뒤꿈치 뼈에 붙어있다.
인간과 가장 비슷한 침팬지와 같은 영장류의 발에는 인간이 가진 발의 아치와 아킬레스건이 없고 발가락 길이와 형태도 다르다. 구조가 다르면 기능도 달라진다.

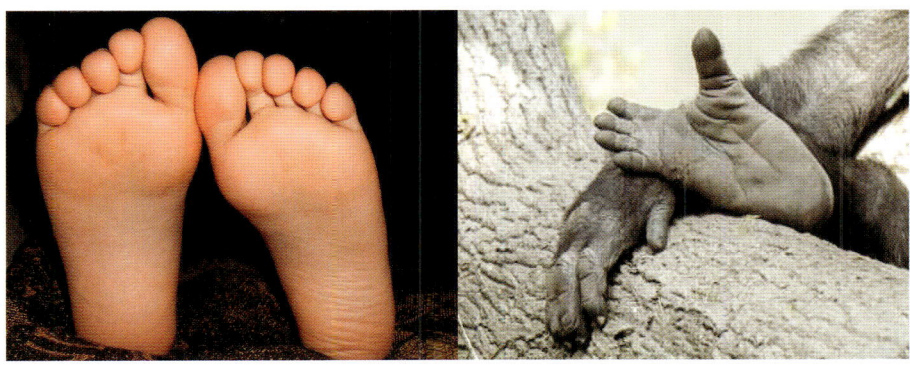

발의 아치와 아킬레스건은 걷는 동작을 할 때 별 역할을 하지 않고 달리는 동작을 할 때 중요한 역할을 한다. 달릴 때의 착지충격은 걸을 때보다 몸무게의 3~8배 정도 더해진다. 이 충격이 그대로 발, 발목, 무릎, 골반, 척추에 전해진다면 인간은 얼마 달리지 못할 것이다. 발이 지면에 닿을 때의 충격을 발의 아치들이 펴지면서 충격의 일부분을 흡수하고 아치가 펴지면서 형성된 반발력으로 이동하게 된다.

달릴 때 발 앞부분으로 착지하면 수축된 종아리 근육이 길어지면서 충격을 흡수하게 되고 대둔근(엉덩이에 있는 근육)이 작용하게 된다. 이때 아킬레스건은 팽팽하게 긴장되고 원상태로 돌아오려고 하는 힘에 의해 몸이 앞으로 나가게 된다.

인간은 이런 발의 구조와 시스템에 의해 오래 달릴 수 있다.

보통 달리기를 할 때 뒤꿈치로 착지하는 걸로 알고 있지만 많은 달리기 선수들은 앞발(정확히는 앞발의 약간 바깥쪽 부분) 부위로 착지한다. 뒤꿈치로 착지하면 다리를 곧게 뻗어야 하고 관절들이 충격을 많이 받게 된다. 앞발 착지 시에는 아킬레스건이 완충작용을 하고 대둔근이 사용되면서 충격을 흡수하고 이 흡수된 에너지가 스프링 역할을 하면서 에너지 효율을 좋게 만든다.

목덜미 인대(항인대)는 외후두융기와 경추의 극돌기에 붙어 있고 달릴 때 머리가 좌우로 심하게 움직이지 못하도록 고정시키는 역할을 한다. 출산 과정에서 후두골이나 경추 손상이 있을 때도 목덜미 인대도 약해질 수 있는데 이 인대가 약해지면 달릴 때 머리가 흔들리게 되고 잘 달리지 못하게 된다. 달리기 선수들을 보면 머리가 거의 흔들리지 않는다. 걷기와 달리기는 생체역학적 움직임의 입장에서 보면 전혀 다르다.

위에서 말했듯이 발의 아치와 아킬레스건은 달리기를 할 때 사용된다.

수백만 년 동안 진화를 통해 발의 아치와 아킬레스건은 인간이 에너지를 덜 사용하면서 오래 동안 달릴 수 있게 만들어주었다. 인간은 사슴, 얼룩말, 사자들보다 순간 스피드는 느리지만 다른 동물들과 비교할 수 없을 만큼 오래 달릴 수 있는 능력을 가지고 있다. 특히 더운 환경에서 개를 포함한 많은 동물들이 짧은 거리는 인간보다 훨씬 더 빨리 달릴 수 있지만 보통 1.2km가 넘어가면 인간이 더 잘 달릴 수 있다.

털이 있는 동물들은 피부로 체온조절을 못하기 때문에 더운 지역에서 오래 달리기를 못한다. 뛰면 체온이 올라가는데 털 때문에 체온이 더 빨리 올라가게 되고 체온조절을 하기 위해서 중간에 쉬어야 한다. 더운 여름에 개를 보면 숨을 가쁘게 쉬는 것이 체온조절을 하기 위해서이다. 그런데 인간은 털이 별로 없기 때문에 피부를 통해 체온조절이 가능하고 그만큼 더 오래 달릴 수 있는 것이다.

'아프리카에서 매일 아침 영양은 잠에서 깬다. 영양은 가장 빠른 사자보다 더 빠른 속도로 도망가지 않으면 죽는다는 것을 잘 안다. 아프리카에서 사자도 매일 아침 잠에서 깬다. 사자는 영양보다 더 빨리 달리지 않으면 굶어죽는다는 것을 잘 안다. 그래서 사자든 영양이든 태양만 떠오르면 서로 더 빨리 달리려고 죽을힘을 다한다'(닐 배스컴의 퍼펙트 마일).

달리기는 사느냐 죽느냐를 결정한다. 더 빨리 달리는 것과 더 오래 달리는 것은 먹을 것을 찾는 것과 죽음의 위협을 피할 수 있는지를 결정한다.

교통이 발달하면서 걷고 뛰는 시간이 줄어들었고 신발의 쿠션이나 기능들이 좋아지면서 발을 너무 과보호하게 되었고 평평한 바닥 위에서 대부분 생활하면서 발이 갈수록 약해지고 있다. 평발인 사람들이 더 많아지고 있다.

태어나는 아이에게 평발이 유전적으로 전해지고 평발인 부모는 걷기나 뛰기를 좋아하지 않기 때문에 아이들도 걷기와 뛰기를 어릴 때부터 많이 하지 않게 된다.

태어날 때 발은 부채살처럼 펴진 모양인데 이것은 발가락 하나하나 기능이 있는 형태이기 때문이다. 하지만 쿠션이 좋은 신발, 구두나 하이힐과 평평한 바닥에서 생활하는 동안 발끝이 올라가고 발가락들이 서로 붙는 모양으로 변하고 있다.

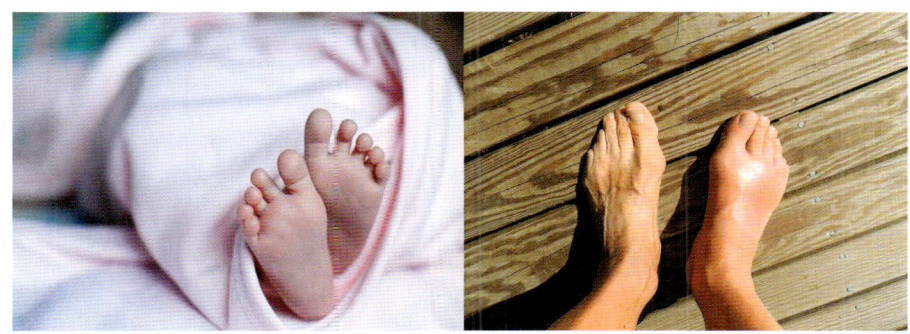

발의 모양이 변하면서 충격에 약해지고 아치가 펴지면서 발바닥의 근육과 근막이 과긴장 되는 상태로 변하게 된다. 뒤쪽에 있는 발바닥의 근육과 근막이 과긴장 되면 앞쪽에 있는 고관절을 굴곡하는 요근이 약해지고 같은 쪽 장골이 전방으로 회전된다.

팔을 굽히면 굽히는 근육은 짧아지고 펴는 근육은 길어지듯이 뒤쪽의 근육이 긴장되면 앞쪽의 근육은 길어지게 된다. 요근이 약해지면 요통이 발생하는데 요통의 원인이 같은 쪽 발바닥 근육의 과긴장 때문이고 발바닥의 과긴장을 치료해야 요통이 좋아지게 된다.

요추와 천골 사이의 긴장이 커지면서 뇌척수액 순환에 문제가 생기게 된다.

부신의 기능이 저하되면 인체의 인대와 건이 약해지고 부신은 과도한 스트레스를 지속적으로 받으면 약해진다. 임신 중, 출산 과정, 양육 과정에서 받는 스트레스는 태어난 아기의 부신을 약하게 할 수 있다. 부신 기능이 떨어지면서 목덜미 인대나 아킬레스건이 약해지면서 잘 달리지 못하게 되고 발의 인대들이 약하게 되면 발의 아치가 무너지게 된다. 평발이나 안짱다리인 사람들의 부신은 약할 가능성이 높다고 생각하면 된다. 한쪽 발이 평발인 사람들을 보면 같은 쪽 경골이나 대퇴골이 내회전되고 같은 쪽 장골이 후방으로 회전되고 천골저(Sacral base)는 전방으로 움직이게 된다.

천골의 변위는 후두골 변위를 일으킨다. 반대로 후두골 변위가 천골과 골반을 틀어지게 만들었고 같은 쪽 발의 아치를 무너지게 만들 수 있다.

발의 근육들은 소뇌와 직접적으로 연결되어 있어서 소뇌 기능이 떨어지면 잘 넘어지고 비틀거리면서 걷는다. 발의 근육들이 강해지는 것은 소뇌 기능이 좋아지는 것이고 소뇌는 전두엽을 자극하기 때문에 전두엽 기능이 나아지게 된다.

발과 두개골은 서로 끝과 끝에 있지만 서로 밀접한 관계를 가지고 있다.

그리고 발 반사 그림을 여기에 소개하는 것은 이곳을 마사지하는 것도 아주 좋지만 발이 몸과 완전하게 연결되어 있고 이렇게 중요하다는 것을 강조하기 위해서이다.

발을 건강하게 하는 것이 몸을 건강하게 하는 것이다. 발은 직접적인 충격을 좋아하기 때문에 맨발 걷기나 뛸 때는 얇은 깔창의 신발(아쿠아슈즈)을 신는 것이 좋다.

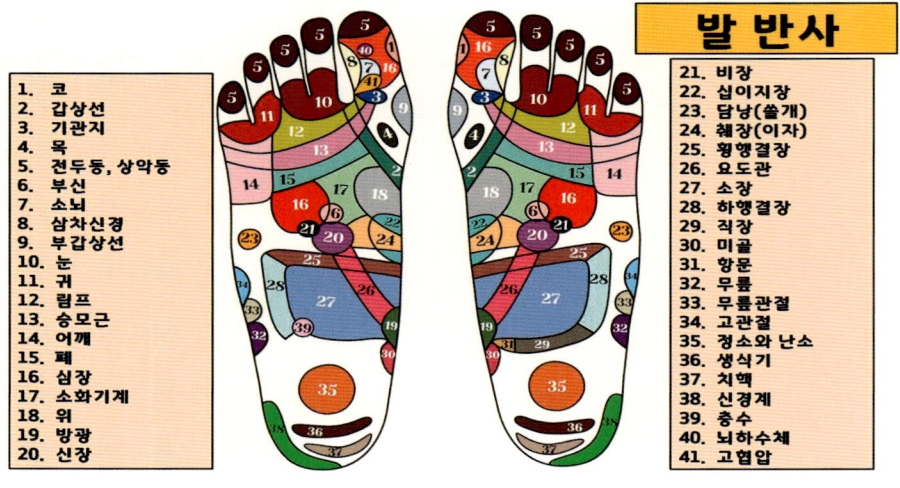

트라우마

누구나 트라우마(trauma)를 경험한다. 트라우마는 심리학에서 '정신적 외상', '영구적인 정신 장애를 남기는 심각한 충격'이라 정의한다.

충격을 경험한 후 바로 나타나는 경우도 있지만 수개월 후, 수년 후, 수십 년 후에 나타나는 경우도 있기 때문에 자신의 현재 삶의 문제와 연관성을 찾기가 쉽지 않다.

'트라우마'라고 하면 대단히 심각한 사건이나 아주 충격적인 상황에서 형성된다고 생각하지만 대수롭지 않다고 여겼던 일들이 트라우마가 될 수 있다.

'무심코 던진 돌에 개구리는 맞아 죽는다'라는 말이 있듯이 상대방의 가벼운 행동이나 무심코 던진 말이 어떤 사람에게는 평생 동안 상처로 기억될 수 있다.

트라우마는 삶의 모든 부분에 영향을 주고 대부분 무의식에 저장되어 있기 때문에 의식적으로 인식하기 힘들다. 무의식은 너무 광범위해서 나의 문제인지, 부모나 조부모로부터 대물림된 것인지를 분별하기 어렵고 다루기가 쉽지 않다.

이 기억들이 의식차원으로 표출되지 않도록 무의식의 영역에서 억눌려 있기 때문에 자신도 어떤 트라우마가 있는지 잘 알지 못한다. 무의식의 영역이라고 해도 트라우마가 많을수록 억누르기 위해 사용되는 에너지는 많아진다.

몸을 움직이기 위해서는 근육과 관절을 움직이는 에너지가 필요하듯이 감정을 조절하는데도 에너지가 필요하다.

트라우마와 같은 과도한 감정을 억압하고 통제하는데 에너지를 많이 사용하다보면 건강을 유지하고 대인관계나 자신의 일에 사용할 에너지가 부족해진다. 트라우마가 많은 사람들은 항상 에너지 부족현상을 느끼게 돼서 금방 피로감을 느끼고 동기부여가 되지 않고 어떤 중독에 빠지면 잘 극복하지 못하게 된다. 집중력이 떨어져서 노력에 비해 결과가 좋지 않고 삶이 항상 버겁다고 느끼고 사는 것 자체를 힘들어 한다.

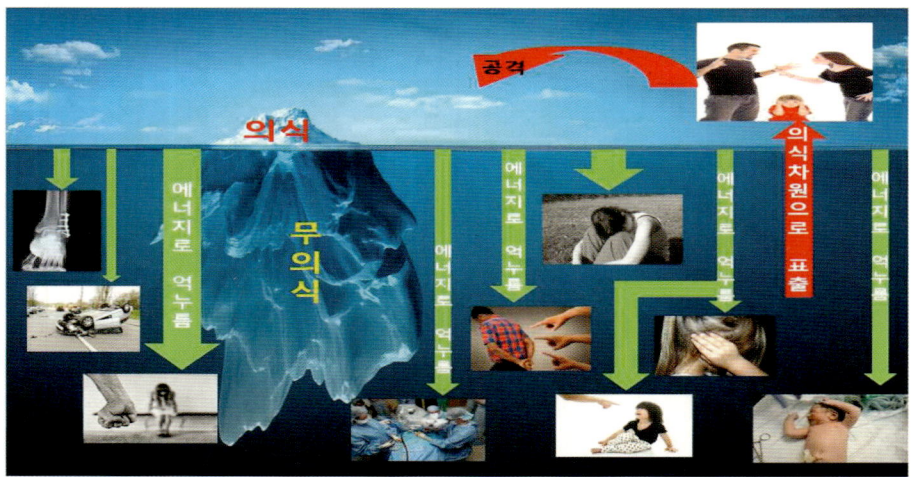

어떤 상황에서 이런 트라우마가 의식차원으로 표출되면 관계 안에서 문제가 발생하는데 애인, 남편, 아내, 자식, 직장동료 등 약한 대상을 공격하는 행동을 보이거나 자신을 괴롭히는 방식(중독, 자포자기, 무기력증, 우울증, 결벽증, 강박증, 식이장애, 불안장애, 자살충동, 통증, 만성질병 등)으로 나타난다.

트라우마의 대부분은 시간이 흐른다고 해결되지 않고 스스로 몸을 치유하는 능력인 자기치유력을 통해서도 해결되지 않는 경우가 많다.

인간 뇌의 핵심 기능은 생존하는 것인데 생존을 위협할 정도의 위험이 감지되면 인간의 뇌는 생존을 위해 에너지를 집중한다.

싸울 것 인지와 도망갈 것 인지를 선택하고 선택에 따른 행동을 빨리하기 위해 근육으로 모든 에너지를 쏟아 붓는다. 눈의 동공을 확장시키고 소리에 예민하게 반응하는 등 더 많은 정보를 얻기 위해 감각기관에 에너지를 집중시킨다. 호흡은 빨라지면서 얕아지게 되고 침 분비는 줄어들어 입이 바짝 마르게 된다. 반면에 감정을 조절하는 에너지, 소화를 시키는 에너지, 면역을 담당하는 에너지는 줄어들게 된다.

트라우마 상황에서 몸의 생리적인 반응이다.

강박장애, 우울증, 공황장애, 자살충동, 식이장애, 분노조절장애를 가진 당신, 감각기관이 아주 예민한 당신, 호흡이 빠르고 얕은 당신, 침 분비가 잘 안되고 자주 입이 바짝 마르는 당신, 호흡기계 질환이나 면역계 질환을 가진 당신은 다음과 같은 트라우마를 가지고 있을 가능성이 아주 높다. 특히 어리거나 젊은 나이에 만성질환이나 난치질환에 시달린다면 심각한 트라우마가 있다고 생각해도 된다.

트라우마로 인식될 수 있는 외상

1. 엄마 뱃속에서 태아 때의 외상(심한 입덧, 약물노출, 싸우는 큰 소리, 산모의 심한 스트레스 등).
2. 출산 당시 외상(난산, 약물-분만촉진제, 무통주사, 항생제 등).
3. 양육 당시 아기의 생리적 욕구(배고픔, 통증, 추위, 더위, 불편함, 축축함, 시끄러움)를 무시 당함.
4. 인큐베이터, 입원, 수술(마취), 의료적 검사(주사)와 치료의 경험.
5. 질병, 추락, 사고 등으로 인한 신체적 상해.
6. 비난, 방임, 학대, 폭력을 당한 경험.
7. 왕따, 따돌림의 경험.
8. 부모나 가족의 죽음, 애정을 준 반려동물의 죽음.

위협이 감지되고 안전하지 않다고 느껴지면 우리의 몸과 마음은 방어적으로 변하게 되고 방어기제를 사용하는데 의식적인 행동을 무의식적인 기억들에 의존하여 조율하기 시작한다.

위험을 느끼면 생존에 가장 적합한 상태로 몸과 마음을 바꾸고 모든 상황에 대응할 수 있도록 집중하게 만든다. 문지는 이런 상황이 아주 자주, 지속적으로 생기는 것이다. 적당하게 긴장하면 집중력을 높이는데 도움이 되지만 과도하게 긴장하면 오히려 집중력이 떨어지게 된다. 성격이 예민하고 까칠한 사람들의 대부분은 트라우마를 가지고 있기 때문에 주위환경이 약간만 불안정해져도 과민하게 반응하고 약간의 위협에도 공격적인 성향을 가지게 된다. 공황장애나 조울증 성향이 나타나거나 극도로 우울감을 느끼는 경우도 많이 있다.

임신했을 때 엄마와 아빠가 큰 소리로 자주 싸웠다면 태어난 아이는 큰 소리에 불안함을 느낄 수 있고 싸우는 모습을 보면 자신도 모르게 긴장하게 될 수 있다. 외할머니가 엄마를 임신했을 때 총소리와 대포소리가 들린 전쟁을 경험했다면 손자는 천둥소리, 싸우는 소리 등 큰 소리에 긴장감을 가질 수 있다. 할머니의 경험이 엄마를 통해 나에게 전해질 수 있고 충격적이고 극심한 트라우마는 세대를 통해 유전될 수 있다.

임신 중 엄마가 어떤 감정을 느끼면 이때 생성된 많은 호르몬과 정보들이 태아에게 그대로 전해진다. 물론 세대를 통해 전해진 트라우마가 모두 나타나는 것은 아니다.

인간과 동물의 차이점 중에 하나는 인간은 자신의 감정과 행동을 통제(Self-control)할 수 있다는 것이다. 이런 능력이 있었기 때문에 사회 규범을 지키고 공동체를 형성하고 현재의 문명을 발전시킬 수 있었다.

트라우마는 자신의 감정과 행동을 통제하는 인간의 능력을 떨어뜨린다.

위에서 이야기 했듯이 인간의 뇌는 어떤 상황에 닥치면 싸울 것(Fight)인가? 도망칠 것(Flight)인가?를 선택한다. 하지만 극심한 위협에 직면하면 싸우지도 못하고 도망치지도 못하는 얼어붙기 상태(Freeze)가 된다. 조용히 죽은 듯이 가만히 있는 것과 같은 해리반응을 나타내는데 해리반응은 원시적인 대응방법으로 인간이 성장하는 과정에서 가장 무력한 신생아, 영유아의 시기에 트라우마 상황을 접하면 해리반응을 보이게 된다. 해리반응은 심장 박동을 느리게 해서 혈액순환을 줄이는데 외상을 당해도 출혈을 적게 하려는 무의식적 방어반응이다. 태아시기, 신생아시기, 영유아시기 때는 가정환경이 어떻든지 그 안에서 살아남을 방법을 스스로 찾는다. 이시기에는 가출을 하거나 성인들처럼 방어하거나 도움을 요청할 수 없기 때문에 양육자들에게 아무런 저항을 못하게 된다. 학대를 하거나 폭력을 가해도 이 아이들이 선택할 수 있는 방법은 거의 없고 고통스런 시간이 빨리 지나가길 바랄 뿐이다.

시상하부(Hypothalamus)에서 분비되며 몸 안의 마약성 진통제인 몰핀이라 불리는 오피오이드(opioid)는 몸의 긴장을 풀어지게 하고 마음을 이완시키고 심리적 거리감을 크게 느끼게 한다. 심리적 거리감은 사회적 거리(자신과 타인), 시간적 거리(과거와 현재와 미래), 공간적 거리(자신의 위치와 대상의 위치), 경험적 거리(예상과 실제 결과) 사이의 차이를 말한다. 이런 차이가 커지면 사회적 거리가 멀어지면서 다른 사람들과의 관계가 끊어지고 시간 흐름을 인식하지 못하고 모든 일들이 비현실적으로 느껴진다. 고통이나 공포감이 사라지고 감정도 없어지고 무감각해지고 눈앞에서 일어나는 일이 현실이 아니라 영화의 한 장면처럼 가상 세계에서 일어나는 일로 느껴지게 된다. 해리현상을 자주 경험한 아이들은 오피오이드 호르몬 분비가 많아지면서 현실에 적응하지 못하는 경우도 많다.

트라우마로 인한 해리반응은 뇌 손상을 일으키는데 성장하면서 틱장애, 주의력결핍 과잉행동장애(ADHD), 학습장애, 강박장애, 불안장애, 분노조절장애의 형태로 나타나고 주위 상황에 전혀 집중하지 못하게 된다.

해리현상이 이런 증상으로 나타나지 않고 다음과 같은 형태로 나타날 수 있다.

어른들이 보기에는 아주 착하고 순한 아이로 크고 있지만 이 아이는 어쩌면 싸울 힘이나 도망갈 힘이 없기 때문에 얼어붙은 척 고분고분할지 모른다. 이런 아이가 크면 삶의 어떤 부분에서 무기력해질 수 있는데 공부는 잘했지만 사회생활을 못하는 성인이 될 수 있다. 어떤 복잡한 문제에 부딪히면 쉽게 포기하고 실패를 인정해버리고 타협을 해버리는 경우가 많은 삶을 살 수 있다. 고부간의 갈등 속에서 아무 것도 못하는 남편이 될 수 있고 자신의 질병상태를 인정해버리고 질병을 자신의 정체성으로 인식해서 적극적인 치료를 포기할 수도 있다.

적극적인 행동을 하지 못하는 태아, 신생아, 영유아시기에 트라우마를 자주 경험하면 동기부여가 되지 않고 낯섦을 심하게 경계하게 된다. 낯설다는 것은 검증되지 않았다는 것이고 안전하지 않다는 것으로 받아들이기 때문에 도전하기보다는 회피해버리는 경우가 많다. 이런 성향 때문에 성장하면서 많은 기회를 놓치게 된다.

인간의 뇌는 엄마 뱃속에서 25% 정도 자랐을 때 출산하게 된다. 그리고 출산 후 12개월 정도가 되면 뇌의 부피는 출생했을 때의 거의 3배가 되고 성인 뇌의 75%에 무게가 된다. 미성숙한 뇌가 태어난 후 급속하게 발달하기 때문에 신생아, 영유아시기의 트라우마는 발달 중인 특정한 뇌 부위를 영구적으로 손상시킬 수 있다.

트라우마는 사건을 경험하는 나이가 어릴수록 더 깊이 각인된다(브루스 페리. 정신과 의사). 태아 시기나 영유아 시기는 스스로 생존을 하지 못하는 가장 취약한 시기이기 때문에 이때 겪는 트라우마는 영구적으로 신체적, 정신적 손상을 일으킬 가능성이 높다는 것이다. 유아기 때 심한 폭력과 학대를 당했다면 평생 동안 제대로 된 인간관계를 형성하지 못할 수 있다.

많은 학자들의 이론과 연구결과들을 보면 출산 후 1~4년 동안을 가장 중요한 시기라고 말하고 이 시기에 다양한 자극들에 대한 경험과 기억들이 평생을 좌우할 수 있다고 주장한다.

심각한 트라우마가 아니더라도 배고픔, 통증(영아산통), 불편함(추움, 더움, 축축함), 외로움과 같은 생리적 욕구가 불규칙하게 충족되거나 제때 해결되지 않는다면 아기의 스트레스 상태는 언제나 높은 수준으로 유지된다.

트라우마를 경험한 아이는 실제 나이가 아닌 외상이나 트라우마를 경험했던 나이에 맞춰서 자극을 해야 한다. 나이가 열 살이라도 신생아 때 그랬다면 열 살이 아니라 신생아 때에 맞추어 무조건 안아주고 받아주는 것이 좋다.

트라우마에 의한 상처는 인내심과 사랑을 가지고 꾸준히 치료해야 좋아질 수 있고 짧은 시간에 기적처럼 좋아지는 마법의 약은 없다는 것을 명심해야 한다.

어떤 문제를 해결하기 위해 어린 아이들에게 처벌, 박탈, 강요, 훈육, 체벌 등 강제적인 방법은 스트레스로 인식되고 이들의 문제를 더 악화시키는 경우가 많다.

어릴 때 경험은 몸에 흔적을 남기고 뇌에도 각인되기 때문에 강제적인 방법들은 트라우마에 대한 기억들을 강화시킬 수 있다.

강압적이고 폭력적인 방식으로 진행하는 교육을 아이들 입장에서 학대로 받아들일 수 있다. 아이가 받는 모욕감과 수치심이 학대로 인식되기 때문에 이런 교육이 지속적으로 진행된다면 트라우마로 각인될 수 있다.

엄마 뱃속에 있으면서 태아가 가장 강하게 받는 자극이 소리를 통한 청각자극이다.

수정된 후 2~3개월 정도만 되면 소리자극을 감지하게 되고 5개월 정도가 되면 청각기관이 발달하여 엄마의 몸 안의 소리와 몸 밖의 소리를 모두 듣게 되고 큰소리에 움직임을 멈추거나 호흡을 참는 반응을 보인다.

영국 플리머스 대학 마이클 하이랜드(Michael Hyland) 교수는 40~60대 암, 천식, 심혈관 질환을 가진 성인 700명을 대상으로 어릴 때 부모로부터 욕설, 폭력 등 가정 내 체벌이 있었는지에 대한 연구를 하였다. 발표한 결과에 의하면 체벌을 받았던 사람들의 암 발생률이 70% 더 높고 천식은 30%, 심장질환은 30% 높은 것으로 나타났다. 영국 글래스고우 의대 데니스 스토트 박사는 행복한 가정과 자주 싸움을 하는 불안정한 가정에서 자란 1,300명의 아기를 대상으로 연구를 하였다. 자주 싸우는 불안정한 가정에서 자란 아기들이 성장하면서 정신적, 신체적 장애가 있을 위험이 2.5배가 높았고 공포를 자주 느끼거나 신경질적인 아이가 될 위험은 5배가 높았다.

아기를 낳은 산모의 수면시간은 출산 후 12개월 동안 평상시 보다 평균 700시간 이상 부족해진다. 잠이 부족하고 불규칙해지면서 산모는 산후우울증에 걸린 가능성이 2배로 높아진다.

연세대학교 간호대학 김수 교수팀은 18~45세 자연분만을 한 산모 66명을 대상으로 모유의 면역성분과 산모의 기분 상태, 수면 상태, 양육 스트레스의 상관관계를 연구했다. 모유 속 면역성분은 아기의 면역성분을 높여 감염 위험을 감소시키고 위장장애나 알러지 발생 위험도 낮추는데 산모의 우울감이 높을수록 면역성분이 감소한 것으로 나타났다. 그리고 산모의 우울증은 애착장애로 진행될 가능성이 많다고 말한다.

어릴 때 각인된 트라우마는 미해결과제로 남아서 초감정(Meta-emotion. 감정에 대한 감정으로 어떤 감정에 대한 느낌, 생각, 태도) 형성에 부정적인 영향을 주고, 부정적으로 만들어진 초감정에 의해 아이의 우는 감정을 왜곡하게 된다.

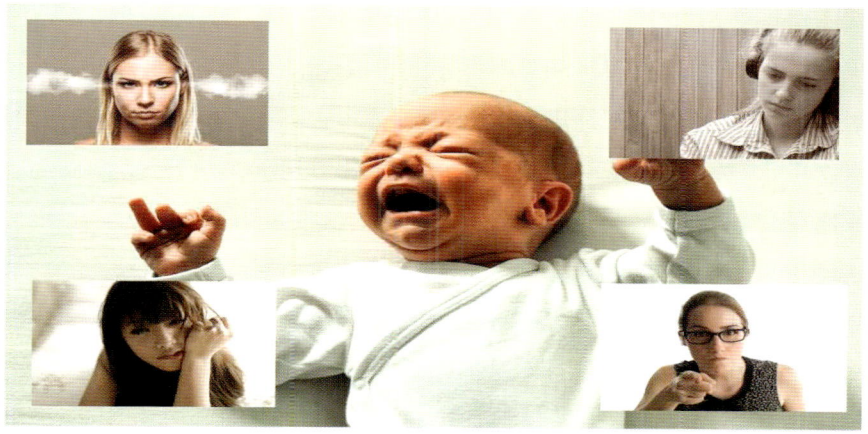

우는 아이를 보면 화가 나게 된다. 불편하게 된다. 미안한 마음이 생긴다. 슬퍼지게 된다. 불쌍한 마음이 생긴다. 아이가 우는 상황에 집중해야 하는데 우는 상황을 보면 자동적으로 생겨나는 초감정 때문에 자신의 감정에 빠져버리게 된다.

모든 상황을 자신이 가진 부정적인 방식으로 해석해서 더 많이 걱정하고 더 크게 불안해하면서 쓸데없는 많은 걱정에 파묻히게 된다.

UCLA 교수인 앨런 쇼어(Allan Schore)는 태어난 후 24개월 동안 부모나 양육자로부터 적절한 보살핌을 받지 못한 아이일수록 뇌손상이 심하다는 연구결과를 발표했다. 또한 어린 시절 부모나 양육자로부터 충분한 애정을 받지 못하고 자란 성인들을 보면 자신의 아이들도 적절한 애정과 보살핌을 주지 않는다고 했다.

타인의 감정을 비슷하게 느끼는 공감능력은 부모나 양육자를 통해 신생아 때부터 배운다고 미국 심리학자 앤드류 멜트조프가 신생아 대상 실험을 통해 주장했다.

'인간은 모방의 천재이고 모방을 통해서 모든 것을 배운다.'라고 말했고, 피아제(Jean Piaget)가 말한 '만 2세 정도부터 인간은 모방을 배운다'라는 주장을 반박했다.

애착감정의 형성이 "안정적이냐? 불안정적이냐?"에 따라 한 인간의 삶을 완전히 바꿀 수 있다.

건강한 애착감정은 정서적으로 안정되고 생리적 욕구를 충분히 충족되었을 때 형성된다. 배고플 때 모유나 분유를 주고, 소변이나 대변을 싸서 기저귀가 축축할 때 빨리 갈아주고, 춥거나 더울 때 온도를 적절하게 조절해주고, 뭔가 불편한 것들이 있을 때 아이의 상태를 보고 최대한 빨리 해결해준다면 양육자에 대한 신뢰감이 쌓이게 되고 안정적인 애착감정이 형성된다. 이렇게 성장한 아이는 양육자에 대한 신뢰감이 세상에 대한 신뢰감으로 확장되고 자신이 어려움에 처하거나 힘든 상황일 때 세상에 대한 신뢰감을 바탕으로 긍정적이고 적극적으로 문제를 해결하려고 한다. 항상 좀 더 어렵고 새로운 문제에 도전하고 낯선 것에 대한 호의를 가지게 된다. 동기부여를 잘 하게 되고 자신의 삶을 자기 주도적으로 해결하려고 한다.

애착감정이 불안정하게 형성된 아이들은 자신이 원하는 것을 갖기 힘들다는 것을 미리 경험했기 때문에 원하는 것을 얻기 위해서는 많은 인내와 감내하기 힘든 고통이 따른다는 것을 안다. 그렇기 때문에 이 아이들은 포기에 익숙해지게 되고 어려움에 직면하면 '엄마가 좋아하지 않아' '너 때문에 못 했어' '내 취향이 아니야' '못하는 것이 아니라 안하는 것이야' 등의 방어기제를 사용하면서 물러난다.

'제 2의 유전자'라고도 불리는 '애착'은 특별한 사람과의 보이지 않은 끈으로 인간이 행복하게 살아가는 데 가장 중요한 토대가 된다. 어린 시절에 형성된 '애착'은 사람의 심리와 행동을 지배하여 우리의 생활방식 뿐 아니라 성격형성, 가족관계, 대인관계, 연애, 자녀양육법까지 지대한 영향을 미친다(심리학자 오카다 다카시의 나는 상처를 가진 채 어른이 되었다).

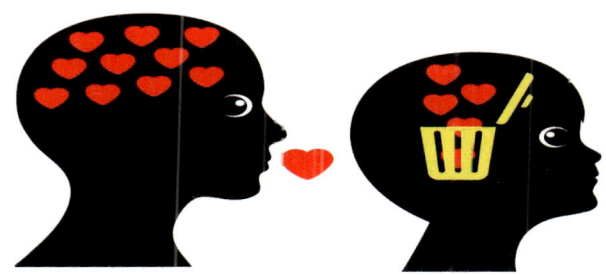

태어난 후 환경은 엄마 뱃속과는 완전히 다르다. 중력이 작용하고 강한 빛과 강렬한 소리, 양수에 떠 있을 때 느껴보지 못한 딱딱한 표면 등과 같은 수많은 자극에 노출된다. 태어나서 자주 우는 이유가 새롭고 낯선 환경에 적응하는 과정이라 볼 수 있다.
양수 속에 떠 있는 상태에서 움직이기 때문에 위, 아래, 좌, 우의 방향감각이 없으며 태어난 후 비로소 3차원 공간을 인식하게 되고 바로 눕거나 엎드린 자세를 경험하게 된다. 엄마나 양육자가 아기의 몸을 안아주고 만져주는 자극에 의해 자신의 몸을 공간에서 인식하고 자유롭게 움직일 수 있게 된다. 엄마가 주는 애정을 바탕으로 아기는 낯선 세상에 안정적으로 적응할 수 있게 되는 것이다.
트라우마는 몸을 움츠리게 만들기 때문에 폐 기능에 문제가 생길 가능성이 많다.
폐 움직임의 제한은 쇄골과 늑골 움직임을 제한시켜서 하악골 발달에 문제를 일으킬 수 있고 측두골, 접형골 움직임에 부정적인 영향을 줄 수 있다.
트라우마는 지난 일이고 기억나지 않은 것들이 대부분이라 말했는데 어떻게 해결할 수 있는 지 의문이 들 수 있다.
앞에서 이야기 했듯이 트라우마는 몸 어딘가에 반드시 기억되고 기억되는 과정에서 몸을 긴장시킨다. 특히 두개골 쪽을 긴장시켜서 두개골 움직임의 제한을 만든다.
그렇기 때문에 제한된 두개골 움직임을 두개천골요법으로 자유롭게 만들어주면 이곳에 기억되어 있는 트라우마도 자유로워지면서 어느 정도 해결된다.

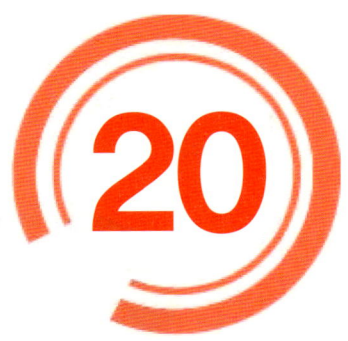

먹는 것과 두개골

많은 사람들이 먹는 것과 두개골 움직임이 어떻게 연관이 있는지 의문을 가질 수 있다. 예를 들면 과식과 폭식, 야식을 자주 하면 위장에 과부하가 걸려서 위하수나 역류성 식도염이 생길 수 있다. 식도는 인두수축근과 연결되고 인두수축근은 다시 접형골과 후두골의 연결부위에 붙어있다. 위하수나 역류성식도염은 식도를 과긴장 시키고 인두수축근을 자극해서 접형골과 후두골의 연결부위를 아래로 당기게 된다.
나쁜 식습관에 의해 두개골이 변위되고 얼굴이 변형되는 것이다.
모유나 분유를 잘 흡수하지 못하는 신생아나 영유아들이 의외로 많이 있다.
엄마와 아빠가 유제품에 대해 알러지가 있다면 태어난 아이도 모유나 분유에 알러지가 있을 가능성이 70%가 된다. 이 아이들은 모유나 분유를 먹으면 배가 아플 수 있는데 특히 소장에 문제가 생기는 경우가 많다. 배가 아프면 복근에 과긴장이 생기고 심하게 울면 얼굴과 머리 쪽으로 힘을 주게 된다.
복직근은 치골에 붙어있기 때문에 치골이 한쪽은 내려가고 반대쪽은 올라가는 형태의 변위나 치골결합 사이가 좁아지는 변위가 생겨서 골반 움직임을 제한시키거나 O자형이나 X자형 다리 변형의 원인이 된다.
복직근은 시상봉합과 연결되어 있기 때문에 시상봉합 잠김의 원인이 될 수 있다.
결국 모유나 분유에 대한 알러지가 다리를 변형시키고 두개골 봉합을 잠기게 해서 두개골 변위와 얼굴 변형을 일으키는 것이다.

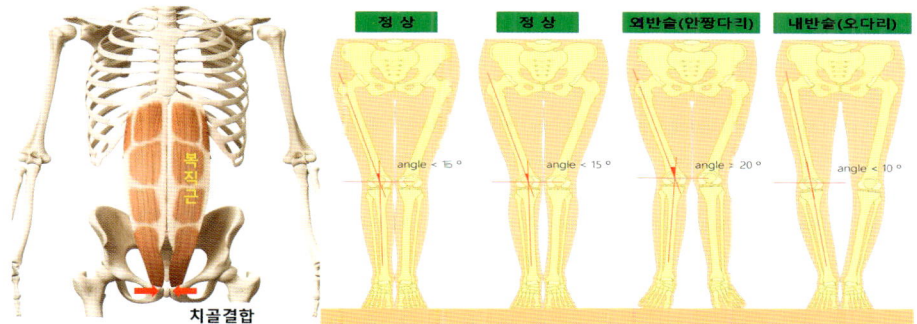

편식이 심한 아이, 아픈 아이, 잘 먹지 않으려는 아이들이 있으면 부모나 가족들은 무엇이든지 먹이려고 한다. 아이가 밥을 먹지 않으면 아이스크림, 과자, 사탕, 햄버거나 피자 등 아무거나 먹어야 한다고 생각한다.

잘못된 생각이다.

이런 음식들 때문에 오히려 아이는 밥을 더 먹지 않게 된다.

아이가 감기를 달고 살거나 몸이 자주 아프다면 원래부터 몸이 약해서 그런 것이 아니라 건강한 음식을 먹지 않고 인스턴트 음식이나 과자, 음료수 등을 자주 먹기 때문일 수 있다. 이런 음식들은 소화과정에서 체내 에너지를 너무 많이 사용하고 흡수 과정에서 독소물질과 환경호르몬들이 많이 배출되기 때문에 장내 나쁜 세균들이 증식되고 해독기능과 면역기능이 떨어지게 된다. 염증반응이 증가하면서 감기, 비염, 부비동염, 중이염, 아토피, 천식, 비만 등이 생길 수 있다.

충치 치료를 받는 아이들이 많은데 충치의 주원인이 단 음식에 들어있는 설탕 때문이라고 한다. 사탕, 초콜릿, 케익, 빵, 젤리, 아이스크림, 과일쥬스 등 아이들이 좋아하고 손쉽게 먹는 음식에 의외로 많은 양의 설탕이 들어간다.

진화에서 말을 했듯이 인간은 뇌와 소화기에서 많은 에너지를 사용한다. 그런데 소화과정에서 많은 에너지를 사용해버리면 뇌 발달에 필요한 에너지는 부족하게 된다.

그래서 아이들의 학습장애, 불안장애, 주의력결핍 과잉행동장애(ADHD), 틱장애, 난독증, 강박장애, 자폐 등도 먹는 음식과 밀접한 관계를 가진다.

모든 아이들도 마찬가지이지만 특히 발달장애, 자폐, 뇌성마비 아이들이나 난치질환 아이들에게 먹이는 음식들은 치료 이상으로 중요하다.

산모가 입에서 원하는 대로 인스턴트 음식들을 자주 먹는다면 임신중독증이나 산전우울증, 임신성 당뇨병 발병률을 높이고 난산이나 제왕절개, 겸자(흡입)분만의 가능성을 높인다. 산모가 즐겨 먹는 음식에 따라 순산일지? 난산일지?에 영향을 줄 수도 있다.
일반적으로 음식을 소화시킨다고 생각하면 위부터라고 말하는 사람들이 있지만 소화는 입에서 시작한다. 전체 소화의 35% 정도를 입에서 담당하기 때문이다.
입에서는 소화의 어떤 부분을 담당하고 있을까?
치아는 위 치아와 아래 치아가 서로 닿지 않고 스쳐 지나면서 자르고 찢고 부순다.
정상적인 치아의 교합에서는 위 치아와 아래 치아가 서로 닿지 않기 때문에 씹는데 많은 힘이 들어가지 않고 오랫동안 잘 씹을 수 있다. 만약 치아의 배열이 고르지 않고 부정교합이 있다면 음식을 씹을 때마다 위 치아와 아래 치아가 부딪히게 되고 부딪힘이 일어나면 이 기분 나쁜 자극이 두개골로 전달되기 때문에 잘 씹지 않고 그냥 삼키게 된다. 보통 입에서 40회 이상 씹어야만 침과 잘 섞이면서 소화가 잘 될 수 있는데 부정교합이 있다면 똑같이 씹어도 침과 잘 섞이지 못하고 치아가 부딪히면서 저작근들이 과긴장 될 수 있다. 한쪽의 저작근이 과긴장 되면 측두골과 두정골 봉합을 잠기게 되면서 두개골 변위가 일어난다.
잘 씹지 않은 채 넘어간 음식물은 식도를 긁으면서 내려가고 위에서 죽처럼 만드는데 더 많은 시간이 걸리고 소화를 위해 더 많은 에너지를 사용하게 된다.

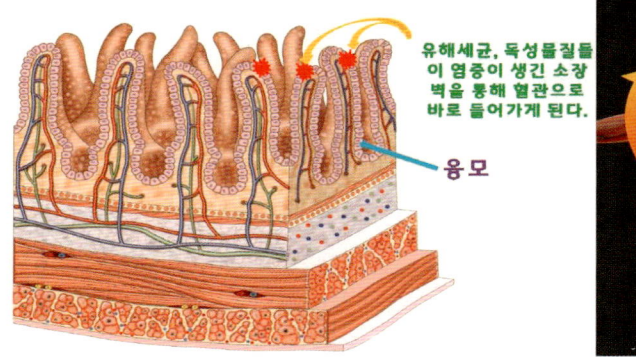
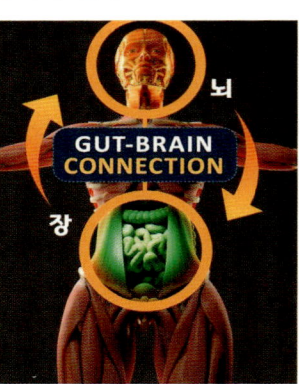

탄수화물은 위에서 분비되는 위산으로 소화되지 않기 때문에 위에서 시간이 지체되면 발효가 시작하고 가스가 차서 트림이 나오거나 더부룩해진다.
소장에는 주름들이 있는데 주름표면은 수많은 융모들로 이루어져 있다. 유제품에 들

어있는 카제인 단백질이나 밀가루에 있는 글루텐 단백질, 각종 유해 세균들이 융모에 들러붙어 염증을 일으키는 경우가 있다. 융모의 염증 때문에 융모 사이가 벌어지게 되는데 이것을 장누수증후군(Leaky Gut syndrome)이라 한다. 융모들 사이의 벌어진 틈으로 들어가지 말아야 하는 단백질 분자나 유해세균, 바이러스, 내독소들과 같은 독성물질들이 혈관으로 직접 들어가면서 알러지 반응이 일어나게 되고 많은 질병의 원인으로 작용한다.

장에서 분비되는 세로토닌 호르몬은 행복한 감정을 가지게 하고 긴장된 뇌를 이완시키는 역할을 한다. 배가 부르면 맘이 편해지듯이 장이 건강하면 뇌가 안정되고 행복해진다. 장에 문제가 생기면 배가 나오게 되고 배가 나오면 골반이 전방으로 회전하게 된다. 천골의 움직임에 제한이 생기고 천골은 후두골 움직임과 연결되어 있다.

야채와 같은 식이섬유를 잘 먹지 않고 인스턴트 음식을 자주 먹고 물을 잘 먹지 않는다면 변비가 생길 수 있다. 만성적인 변비에 의해 왼쪽 하행결장과 S상결장의 움직임이 떨어지고 긴장되면 아래쪽으로 당겨지게 된다. 이 긴장감에 의해 왼쪽 횡격막이 아래 방향으로 끌어당겨지게 되고 횡격막이 틀어지면서 호흡량이 줄어들게 된다.

호흡할 때 왼쪽 폐첨을 위로 당기는 사각근들이 왼쪽의 긴장된 횡격막을 당기기 위해 과도한 힘을 사용하게 되어 사각근이 뭉치게 되고 왼쪽 흉쇄유돌근이 긴장되면서 측두골이 회전된다.

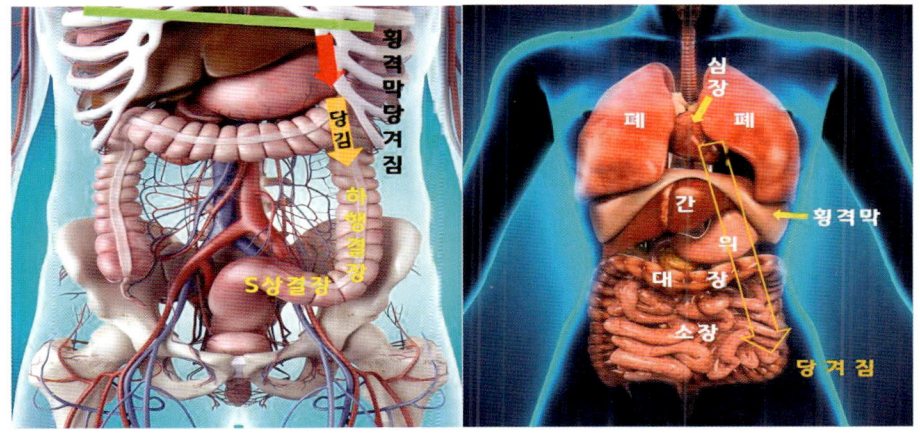

S상결장 뒤쪽에는 다리 쪽으로 내려가는 혈관들이 지나가는데 만성변비에 의해 S상결장이 딱딱해지면서 긴장되면 혈관들을 압박해서 무릎 통증, 발목 통증, 족저근막염

정맥류 등이 발생할 수 있다. 만성변비에 의해 근육통이나 관절통이 생기는 원리이다. 왼쪽의 긴장된 횡격막은 심장 움직임을 제한시킬 수 있고 좌심실에 영향을 미친다면 기립성 저혈압이나 빈혈, 어지럼증의 증상도 나타날 수 있다. 당겨지는 방향에 따라 증상이 달라지 게 된다. 나쁜 식습관 때문에 만성변비가 생겼고 만성변비 때문에 발생한 왼쪽 하복부의 긴장감은 왼쪽 횡격막을 당기고 심장까지 영향을 준 것이다.

이렇기 때문에 식습관을 고쳐서 만성변비가 해결되면 왼쪽 다리 쪽 문제나 심장의 문제가 해결될 수 있다.

내장기의 문제는 다른 내장기에 영향을 미치고 해당되는 근육을 뭉치거나 약하게 만들고 척추, 골반, 두개골 움직임의 제한을 만든다.

플로리다 주립대학교 매튜 게일리엇(Matthew T. Gailliot) 교수는 뇌의 에너지원인 포도당(Glucose)을 적절하게 공급하면 자신의 감정과 행동을 잘 통제할 수 있다는 연구결과를 발표했다. 포도당 수치를 측정한 후 지시한 내용을 수행하게 하거나, 감정을 자극하는 동영상을 감상하게 하였다. 실험이 진행될수록 포도당이 많이 줄어들었고 감정도 예민해지면서 통제능력도 떨어졌다. 일부 참가자들에게는 포도당이 들어있는 음료수를 제공한 후 실험을 한 결과 감정과 행동을 더 잘 통제하였다.

포도당이 일정하게 공급되는 것이 중요하기 때문에 아침을 먹어야 하고 규칙적인 식습관이 필요하다.

인간의 뇌세포 중 70% 정도는 임신 중 태아상태에서 만들어진다. 보통 임신 6개월 정도부터 뇌세포들이 서로 연결되어 신경회로가 형성되는데 이 시기에 신경회로를 구성하는 좋은 단백질과 좋은 지방이 많이 필요하다.

'어떤 것을 먹느냐'는 건강에 중요한 문제이다.

2부 두개천골요법

21 두개골 이해하기
22 수평면 두개천골요법
23 시상면 두개천골요법
24 관상면 두개천골요법

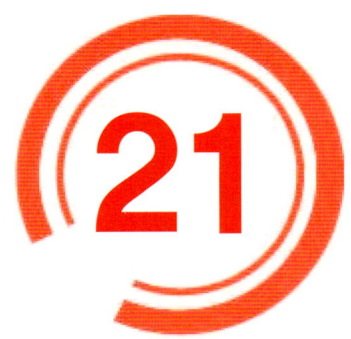

두개골 이해하기

우리가 앉고 서고 걷고 뛸 수 있는 것은 뼈가 몸을 지탱해주고 있기 때문이고 뼈가 있기 때문에 3차원 공간에서 자유롭게 활동할 수 있다. 뼈는 움직임 뿐 아니라 뇌, 심장, 폐, 간, 담, 위, 비장, 췌장, 소장, 대장, 신장, 방광, 생식기 등의 장기를 보호하는 역할도 한다. 성인의 몸에는 두개골 22개, 척추 26개, 쇄골 2개, 견갑골 2개, 설골 1개, 흉골 1개, 늑골 24개, 팔과 손뼈 60개, 골반과 다리, 발 뼈는 62개, 귓속뼈 6개 등 총 206개가 된다. 신생아 뼈는 약 350개 정도로 성인보다 훨씬 많다.

태어난 아이가 뒤집고 배밀이를 하고 네발로 기고 앉고 서고 걷는 동작을 하는 동안 부딪히고 수없이 넘어진다. 대부분 아이들이 넘어져도 다치지 않는 것은 성인의 뼈보다 더 유연하고 개수가 많기 때문이다.

몸에 있는 뼈들에는 그 사람이 살았던 삶이 기억되어 있을 뿐 아니라 수 백 만년의 진화과정이 각인되어 있고 형태를 보면 뼈의 역할을 알 수 있다. 뼈의 구조와 다른 뼈들과의 연결된 관절은 진화과정의 결정체라고 해도 과언이 아니다.

두개골은 머리를 형성하는 뼈들로 사람은 23개가 있다. 머리 쪽으로 비교적 큰 8개의 뼈와 얼굴과 입부분에 있는 14개의 뼈와 목의 설골로 구성된다. 눈이 들어있는 안와는 왼쪽과 오른쪽 각각 7개의 뼈가 완벽하게 형성되어 있고 바깥쪽에 있는 관골(광대뼈,

Zygoma)은 가장 두껍고 튼튼한데 외부충격으로부터 눈을 보호하기 위한 것이다. 관골은 씹는 작용과 입 꼬리를 올리고 내리는 근육을 움직여서 표정을 짓는데 관여한다. 두개골에 붙어있는 얼굴 근육들은 얼굴의 표정을 만들고 눈을 감고 뜨게 하고 먹고 숨 쉬는 작용을 할 수 있게 한다.

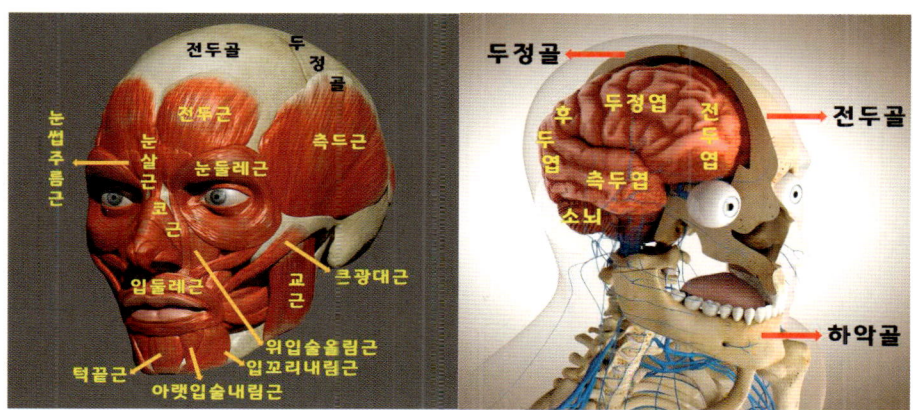

진화심리학에서 우리 조상들이 '두툼한 입술, 깨끗한 피부, 윤기 있는 긴 머리카락, 얼굴의 대칭성, 광대뼈와 턱의 발달' 여부에 따라 이성을 선호하는데 얼굴의 대칭성과 광대뼈와 턱의 발달은 건강함을 상징하기 때문이다.

몸은 뼈가 속에 있는 내골격이지만 두개골은 뼈가 바깥쪽에 있는 외골격 형태로 뇌를 완벽하게 보호한다. 생존에 가장 중요한 구조물인 심장과 폐는 쇄골, 흉골, 늑골, 흉추가 보호하고 생존의 가장 중요한 목적을 가진 생식기관은 골반이란 뼈가 보호한다.

그리고 두개골은 눈, 코, 귀, 입의 감각기관을 형성하고 턱관절과 치아는 음식을 씹는 저작기능, 연하기능, 언어사용의 기능을 수행한다.

태어난 아기의 두개골에는 앞쪽으로 대천문과 뒤쪽으로 소천문이 있는데 매우 유연해서 뇌가 자랄 수 있다. 태어난 아기의 두개골이 성인처럼 딱딱하다면 뇌가 커지지 못할 것이고 좁은 산도에 꽉 끼어서 통과하지 못할 것이다.

대천문은 보통 24개월 정도가 되면 닫히는데 그 전에는 뼈가 없어서 누르면 뇌에 직접적으로 자극이 될 수 있기 때문에 세게 누르면 절대로 안 된다.

두개골 형태에 따라 얼굴뼈가 성장하기 때문에 두개골 변형은 얼굴뼈 변형으로 나타날 수 있다. 얼굴뼈 변형이 생기면 두개골을 통과하는 뇌신경(특히 시각신경)들이 압박될 수 있어서 사시가 생길 수 있고 부신경(11번 뇌신경)이 눌리면 사경이 발생하게 되고 위 치아와 아래 치아가 맞지 않은 부정교합이 생길 수 있다.

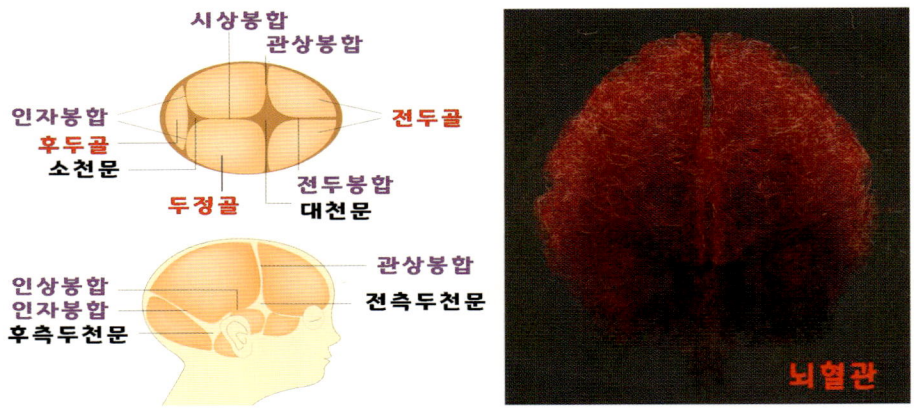

우리 몸의 혈관의 길이는 약 10만km로 지구 두 바퀴 반 정도로 길다고 하는데 그 길이가 상상이 되지 않는다. 뇌 세포는 1000억 개 정도로 이 모든 세포에 혈관이 지나가는데 두개골 변위와 움직임의 제한에 의해 혈관이 압박되면 혈액 순환과 뇌척수액 순환에 문제가 생길 수 있다. 두개골의 해부학적 구조를 정확하게 알고 있으면 효과적으로 자극할 수 있다. 뼈의 움직임을 감지하고 분리하기 위해서는 두개골 명칭을 알아야 하고 그 부위들을 정확히 접촉하는 것이 필요하다.

두개골 봉합(Cranial sutures)

인간의 두개골은 여러 개의 뼈들이 연결되어 있는 구조를 가지고 있다. 두개골의 봉합은 뼈와 뼈 사이에 있는 직선 혹은 톱니모양의 섬유성 결합조직으로 미세하게 움직인다. 두개천골요법은 미세한 뼈들의 움직임을 느끼고 양쪽 뼈들의 움직임의 차이를 찾고 치유하는 방법으로 먼저 봉합의 위치와 형태를 알아야 한다. 신생아와 영유아시기의 봉합은 비교적 많이 벌어져 있지만 성장하면서 이 간격은 줄어들게 된다.
하지만 완벽하게 닫히지는 않고 두개골 봉합은 특정한 방향으로 미세하게 움직인다. 22개의 두개골은 봉합 형태로 이루어져 있고 인체의 심장박동, 호흡, 근골격계의 움직임에 의하여 비교적 규칙적이고 율동적으로 움직인다.

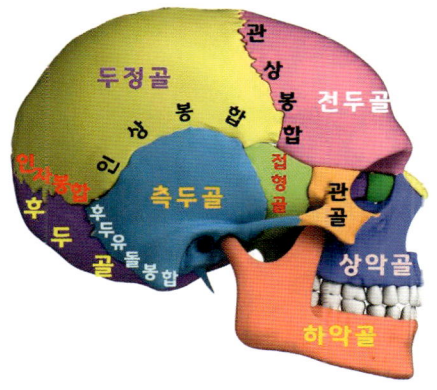
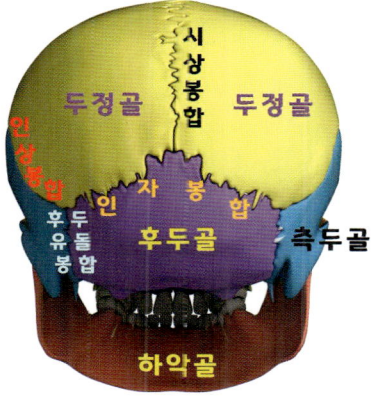

관상봉합(Coronal suture) - 전두골과 두정골 사이의 봉합
시상봉합(Sagittal suture) - 양쪽 두정골 사이의 봉합
인자봉합(Lambdoidal suture) - 두정골과 후두골 사이의 봉합
후두유돌봉합(Occipitomastoid suture) - 후두골과 측두골(유양돌기) 봉합
인상봉합(Temporoparietal suture) - 두정골과 측두골 사이의 봉합
접형골린봉합(Sphenosquamal suture) - 접형골과 측두골(측두린) 사이의 봉합
접형전두봉합(Sphenofrontal suture) - 접형골과 전두골 사이의 봉합
접형두정봉합(Sphenoparietal suture) - 접형골과 두정골 사이의 봉합

두개골과 봉합(Cranial bones and sutures)
1. 톱니 모양 형태(Serrate) - 톱니 모양으로 시상봉합이 대표적인 형태
2. 비늘 모양 형태(Squamous) - 겹쳐진 형태로 인상봉합이 대표적인 형태
3. 혼합 모양 형태(Squamoserrate) - 인자봉합과 관상봉합이 대표적인 형태

봉합에 의해 두개골 뼈들이 서로 연결되어 있기 때문에 한 봉합의 움직임의 제한은 두개골 연결들을 뒤틀리게 할 수 있다. 앞에서 나온 그림처럼 각각의 봉합 형태를 보면 좀 차이가 있는데 관상봉합, 시상봉합, 인자봉합처럼 비교적 중앙에 위치한 봉합은 톱니 모양으로 지퍼와 같이 강하게 맞물려 있고 두정골, 측두골(인상봉합), 접형골의 봉합은 비스듬한 형태로 겹쳐지고 덮여진 물고기 비늘 형태로 가동성을 가진다.

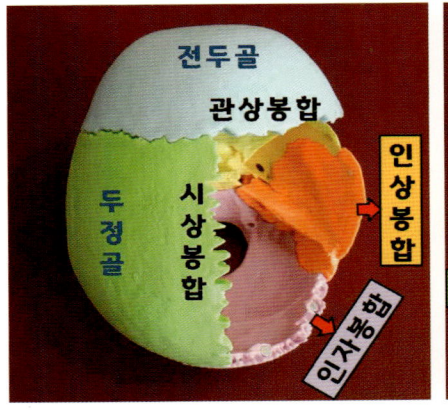
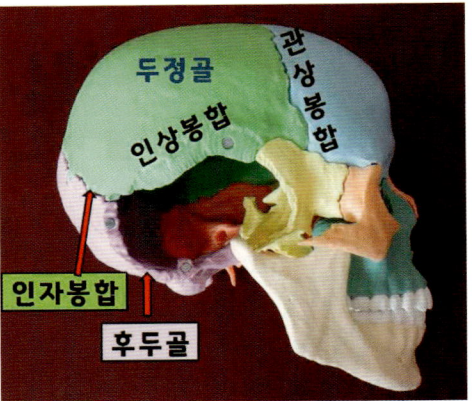

두개천골요법 전문가들은 봉합에 혈관과 신경수용체가 있어서 두개골의 움직임과 압력 차이를 감지할 수 있다고 말한다.

두개골의 구조 관찰과 촉진

두개골과 얼굴 형태의 비대칭적 모습의 관찰과 평가
- 전두골 융기부분의 왼쪽과 오른쪽 형태가 비슷한가?
- 두정골 융기(Parietal eminence)의 형태는 양쪽이 어떤가?
- 양쪽 눈썹의 모양과 높이는 일정한가?
- 눈의 크기와 형태는 같은가?
- 눈이 돌출된 느낌이 있는가? 함몰된 느낌이 있는가?
- 접형골 대익의 형태는 어떤가? 움직여보면 어떤 쪽이 더 긴장이 되어 있는가?
- 관골(광대뼈, Zygoma)이 너무 돌출되었는가? 함몰되었는가?
- 양쪽 귀의 형태와 높이는 어떤가? 너무 납작한 모습이거나 너무 돌출된 형태인가?
- 측두골 유양돌기(Mastoid process)의 형태와 위치는 비슷한가? 유양돌기를 2번째와 3번째 손가락 사이에 끼고 움직여보면 긴장도는 어떠한가?
- 코가 한쪽 방향으로 휘어지거나 쏠려있는가?
- 왼쪽과 오른쪽 코를 한쪽씩 막고 코로 숨을 쉬어보면 어떤 차이가 있는가?
- 관골 안쪽(코와의 경계)을 바깥쪽을 부드럽게 당겼을 때 숨을 쉬는 차이가 있는가?

- 구개(입천장, Palate)는 높은가? 낮은가? 좁은가?
- 턱의 형태가 중앙을 기준으로 비슷한가? 아니면 틀어져 있는가?
- 입을 벌리고 닫을 때 하악골(Mandible)의 움직임은 양쪽이 대칭적인가?
- 후두골(뒤통수)의 형태는 양쪽이 비슷한가?
- 경추 움직임의 긴장은 양쪽을 비교해보았을 때 어느 쪽이 더 많은가?
- 각각의 봉합선들의 홈이 느껴지는가? 홈의 간격이 일정한가?

두개천골계의 막

두개골은 경막, 지주막, 연막으로 둘러싸여 있다. 경막은 가장 바깥쪽에 위치하고 두껍고 질긴 탄력성이 거의 없는 막으로 두개골 내벽에 붙어 있다. 경막은 좌뇌와 우뇌를 분리하는 대뇌겸과 좌소뇌와 우소뇌를 분리하는 소뇌겸, 대뇌와 소뇌를 분리하는 소뇌천막으로 나눌 수 있다. 경막은 두개골 밑쪽으로 내려오는데 대후두공 전체 부위에 강하게 부착되었고 경추2번(C2)과 경추3번(C3)에 강하게 붙어 있다.

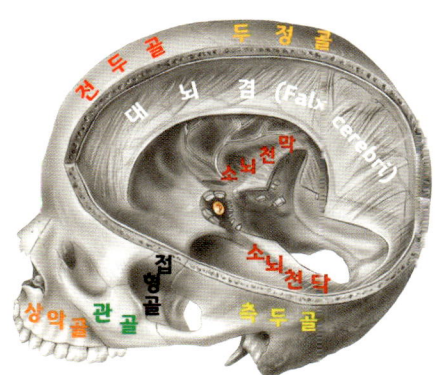
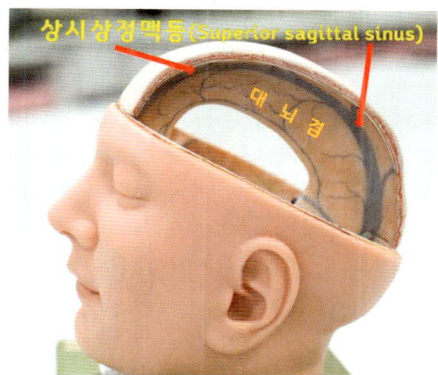

천골에서는 천골2번에 단단하게 부착되고 천골열공(Sacral hiatus)을 통해 나와서 미골의 골막과 결합한다.

소뇌천막은 수평막으로 접형골의 전상돌기와 후상돌기, 측두골의 추체와 측두린, 두정골, 후두골에 부착된다. 이 막의 한쪽 긴장은 접형골, 측두골, 두정골, 후두골 변위를 일으킬 수 있다. 왼쪽과 오른쪽 측두골은 서로 직접적으로 연결되어 있지 않지만 소뇌천막에 의해 연결되어 있기 때문에 한쪽 측두골의 변위는 반대쪽 측두골 움직임에 영향을 주게 된다.

지주막(Arachnoid)은 얇으면서 혈관이 있고 지주막과 연막 사이에 뇌척수액으로 채워져 있다. 젊은 사람들에게 발생하는 뇌출혈은 대부분 지주막과 연막 사이에서 출혈이 생긴 것이고 지주막하출혈(Subarachnoid hemorrhage)이라고 한다.

연막(Pia mater)은 혈관이 풍부하게 지나가는 가장 안쪽에 있는 막이다. 뇌와 척수를 싸고 있는 막이 연막이고 연막은 지주막이, 지주막은 경막이 감싸고 있다.

두개천골요법에서는 경막(Dura mater)을 중요하게 생각하는데 경막이 두개골부터 척추와 천골, 미골까지 붙어 있어서 몸 움직임에 영향을 줄 수 있기 때문이다.

경막의 긴장은 정맥동을 좁게 해서 뇌척수액 순환에 직접적으로 문제를 일으킨다.

두개천골요법(CST)

다른 영장류는 사춘기 정도가 되면 성장이 대부분 끝이 나는데 인간은 사춘기 동안에 몸의 크기가 급성장하게 된다. 이 차이를 설명하는 흥미로운 가설 중의 하나가 인간은 사춘기까지 몸의 성장을 미루고 뇌 성장에 많은 에너지를 사용한다는 것이다. 뇌 성장이 어느 정도 완료될 때까지 몸의 성장을 미룬 것이라고 주장한다.

사춘기까지 뇌가 급속하게 발달된다는 말은 뇌를 싸고 있는 두개골도 이때까지 변화가 크다는 것을 미루어 짐작할 수 있다. 가동성이 있다는 말이기 때문이다.

태어나고 성장하는 과정에서 대부분의 아이들은 다양한 외상에 의해 두개골과 골반에 손상을 당한다. 이런 외상에 의한 손상은 성장하는 과정에서 회복되는 경우가 많지만 회복되지 못하는 경우도 있다.

두개천골요법은 이런 손상을 회복시킬 수 있는 아주 효과적인 치유방법이다.

특히 아이들의 두개골은 아직 딱딱해지지 않았고 가동성이 있기 때문에 두개천골요법을 통해 원하는 효과를 충분히 볼 수 있다.

앞에서 많은 지면을 할애하면서 말한 많은 손상과 트라우마는 결국 몸의 구조를 긴장시키고 움직임을 제한시킨다. 이런 움직임의 문제는 질병을 일으키고 삶의 동선을 틀어버려서 자신이 원하는 삶과 온전한 삶을 살지 못하게 한다.

이런 움직임의 제한들을 찾아서 해결해주면 훨씬 더 건강하게 자랄 수 있고 아이들이 가진 장점을 더 빨리 발휘하게 되고 이 아이들이 이 지구라는 초록별에 태어난 목적과 의미를 인지하고 스스로 가슴 뛰는 삶을 살면서 행복할 수 있는 길을 찾는데 도움을 줄 수 있다.

두개천골요법은 부모가 아이에게 해 줄 수 있는 최상의 선물이라고 생각한다.

뇌척수액

뇌는 뇌척수액(CSF. Cerebrospinal fluid)에 의해 둘러싸여 물에 떠 있는 모습과 비슷한 형태로 되어 있다. 뇌척수액은 외부로부터 물리적인 충격을 감소시키는 역할을 하고 두개골 내 압력을 일정하게 유지시키는 역할을 한다. 지주막하공간은 지주막과 연막 사이를 말하는데 이곳에 뇌척수액이 가득 차 있으면서 순환한다.

두개천골요법의 창시자인 Upledger(어플레져)는 반쯤 닫혀있는 수압시스템(반폐쇄 수압시스템)의 이론으로 두개천골 움직임을 설명하였다. 두개골 내에서 뇌척수액이 생산되면 뇌 압력이 높아지고 이 압력을 두개골 봉합선에 있는 수용기들이 감지해서 한계점에 다다르면 뇌척수액 생산을 멈추게 하고 정맥으로 배출된다. 배출이 계속되면 뇌 압력이 낮아지고 이를 감지한 두개골 봉합선에 있는 수용기가 뇌척수액 생산을 명령하는 것이다. 이 과정의 반복에 의해 두개천골의 움직임이 생기게 된 것이다.

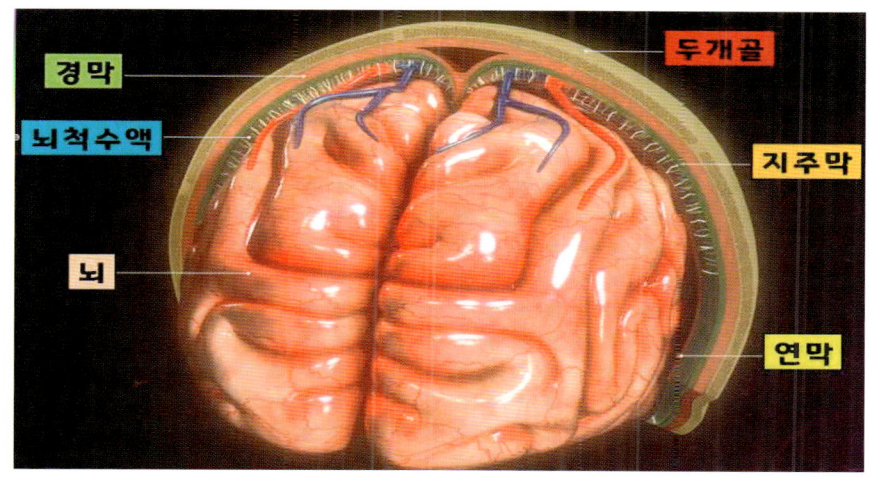

화장실 변기의 물탱크 원리랑 비슷한데 변기 물을 내리면 물이 공급되고 물이 어느 정도 차면 물 공급이 멈추게 되는 것과 같다. 다시 말하면 뇌척수액이 부족해지면 생산하고 뇌 안에 뇌척수액이 차게 되면 생산이 멈춘다. 이것을 두개골 봉합에 있는 수용기가 결정한다는 것이다. 이 원리에 의해 두개골 봉합 움직임의 제한이 생기면 뇌척수액 생산과 배출에 문제가 생기고 뇌척수액 순환에 문제가 생겨서 뇌 세포에 영양 공급이 안 되고 뇌 안에 배출되지 못한 노폐물이 더 많이 쌓인다는 말이다.

근육

목과 머리 부위에 많은 근육들이 있다. 근육의 작용에 의해 두개골 움직임이 만들어지고 두개골 내압이 변하면서 체액 흐름에 영향을 미친다.

측두근(Temporalis)은 두개골 측면을 싸고 있는 근육으로 측두근은 전부, 중부, 후부로 나누는데 전부섬유는 송곳니 부분을 다무는 동작, 후부섬유는 하악골을 뒤로 당기는 역할을 한다. 측두근은 협근(볼근)과 함께 젖을 빠는데 중요한 역할을 하고 이 동작에 의해 두개골 움직임이 활성화된다. 태어나서 잘 빨지 못하는 아이들을 보면 측두골 변위 때문에 측두근이 약해진 경우가 많다. 교근, 측두근, 익상근, 이복근은 턱관절을 움직이는 근육으로 씹고 말하고 삼키는 기능을 담당하고 얼굴 모양을 결정한다.

교근(Masseter muscle)은 아래턱(하악골)을 당겨서 턱을 강하게 닫게 하고 음식물을 씹는데 중요한 역할을 한다. 상악정맥을 압박해서 다크서클의 원인이 되고 눈주름을 더 많이 생기게 한다.

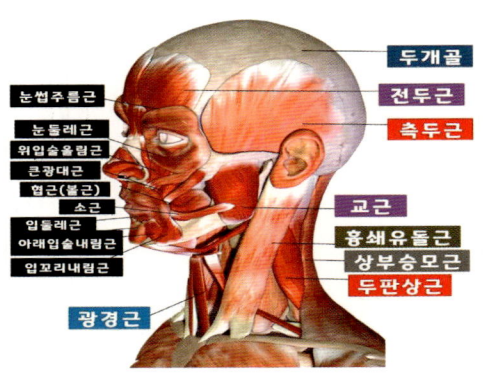
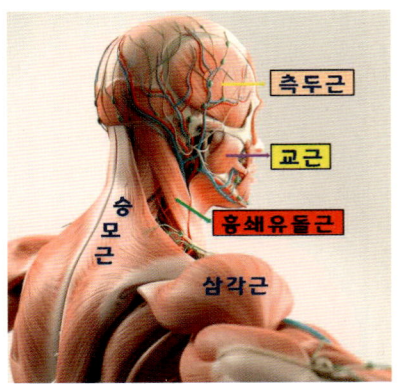

교근이 과긴장되면 귀 통증, 이명, 중이염, 치통을 일으킬 수 있고 트라우마와 관계가 깊은데 어금니를 꽉 무는 습관을 가지게 되면서 교근이 과긴장된다. 사각턱의 원인이고 턱의 V라인을 만들 때 보톡스를 맞는 근육이 교근이다.

흉쇄유돌근은 머리를 숙이고 돌리는 근육으로 쇄골과 흉골에서 측두골의 유양돌기로 연결된다. 두개골과 얼굴 구조물들이 수평을 유지할 수 있게 균형을 잡아주는 근육으로 몸이 움직일 때마다 머리 쪽으로 더 많은 흔들림과 충격이 갈 수 있는데 이것을 완화시키는 역할을 한다. 이 근육은 유양돌기에 붙어 있기 때문에 측두골 움직임에 많은 영향을 주고 뇌로 가는 혈관들이 흉쇄유돌근 밑으로 지나가기 때문에 뇌 혈액순환에 중요한 역할을 한다. 그리고 얼굴 근육의 움직임을 원활하게 해주는 역할도 한다.

흉쇄유돌근은 삼키는 동작과 턱을 움직이는 동작을 할 때도 작용하는데 이 근육에 문제가 생기면 얼굴비대칭, 시력감퇴, 안검하수(눈꺼풀 처짐), 비염, 이명, 천식, 현기증, 멀미, 두통, 목 디스크, 어깨통증 등의 증상들이 일어날 수 있다.

내측익상근(Medial pterygoid muscle)은 아래턱(하악골)을 위로 당겨서 입을 다물게 한다. 입을 다물게 하는 근육으로는 측두근, 교근, 내측익상근이 있다. 측두근과 교근은 입을 다물게 하면서 아래턱을 뒤로 당긴다. 어금니를 꽉 물게 하는 근육들이다. 내측익상근은 입을 다물게 하면서 하악골을 앞으로 내밀게 하는데 주걱턱과 관련이 있다. 주걱턱의 경우에 내측익상근이 단축성 과긴장 상태이고 턱이 앞으로 나오게 된다. 측두근과 길항작용을 하기 때문에 이 근육에 문제가 생기면 하악골을 반대쪽으로 치우치게 한다. 하악골(아래턱)이 오른쪽으로 틀어져 있다면 오른쪽 측두근과 왼쪽 내측익상근을 이완시켜야 한다.

내측익상근은 입 안 통증이나 입 안 질환과 관련된 근육으로 이 근육이 약하면 삼킬 때 통증이 생기고 침 분비가 잘 안되고 편도가 자주 붓게 된다. 감기에 걸리면 목이 아픈 증상으로 나타나고 심한 경우에 목이 부어서 물을 삼키기 어려울 때가 있다. 비행기를 타거나 높은데 올라갈 때 귀를 멍멍 해지게 하는 근육이다.

외측익상근(Lateral pterygoid muscle)은 접형골 대익의 외측면, 접형골 외측 익상판의 외측면에서 시작해서 하악골(아래턱)과 턱관절에 붙어있다. 아래턱을 앞으로 내밀게 하고 입을 열게 하고 턱을 같은 쪽 옆으로 움직이게 하는 근육이다.

입을 열고 다물게 하는 교근과 외측익상근이 과도하게 짧아지면 턱관절 사이가 좁아지게 되고 귓구멍을 압박해서 이명증, 귀 통증, 귀 가려움증 등이 생길 수 있다.
턱관절과 유양돌기 밑으로 귀밑샘이란 침샘이 있기 때문에 이 부위는 소화기능과 면역기능에 중요한 역할을 하고 침이 분비되면 눈물샘을 자극하기 때문에 눈 건강에도 중요하다. 이 책에서는 넣지 않았는데 위에서처럼 턱관절과 유양돌기 사이가 좁아지는 경우가 많은데 이럴 경우 보통 2번째와 3번째 손가락으로 좁아진 사이를 벌리면 증상이 좋아질 수 있다.

입을 다물게 하는 근육 – 교근, 측두근, 내측익상근
입을 열게 하는 근육 – 외측익상근, 이복근
아래턱을 전방으로 내미는 근육 – 외측익상근
아래턱을 후방으로 당기는 근육 – 측두근

두개골 손상

두개골 손상은 두개골 움직임을 비정상적으로 만들고 두개골의 비정상적인 움직임에 의해 생긴 비대칭적 긴장감은 인체 전반에 영향을 미치는데 척추, 골반, 내장기, 근육, 근막 움직임의 제한을 일으킨다. 이런 몸의 제한은 정신과 마음의 제한으로 나타나는데 자신감이나 자존감이 떨어지고 방어기제를 많이 사용하고 부정적으로 변한다.
출산 과정에서 생기는 두개골 변형과 손상은 모유나 분유를 빠는 동작이나 호흡, 움직임을 통해 변위된 두개골 대부분 정상적으로 회복된다. 그런데 여러 가지 이유 때문에 출산 당시 두개골 외상이 자연적으로 회복되지 않을 수 있는데 이럴 경우에 전문가의 지속적인 자극 없이는 두개골 움직임의 제한이 평생 지속될 수 있다.
이것을 해결하기 위해 이 책을 쓴 것이다.
의지만 있다면 엄마와 아빠가 충분히 두개천골요법 전문가가 될 수 있다.
자가두개천골요법을 통해 내 삶의 문제를 자신의 힘으로 해결할 수 있다.

두개골 손상은 다음과 같이 발생할 수 있다.

1. 임신 중 자궁 내에서 두개골 압박

2. 산도에 빠져나오면서 두개골에 가해지는 압력
3. 겸자분만, 흡입분만에 의한 두개골 손상
4. 출산 당시 머리를 잡아당기는 과정에서 생기는 후두골이나 경추 손상
5. 부정교합
6. 턱관절 문제
7. 뒷근육과 저작근육 등의 기능 이상
8. 입으로 호흡하는 것, 장기간 손가락을 빠는 것
9. 이를 가는 것, 치아를 꽉 무는 습관
10. 뇌하수체 종양으로 성장호르몬의 과분비로 인한 악골(턱뼈)의 과도한 성장
11. 낙상, 교통사고, 학대(폭력)로 인한 두개골 외상
12. 쇄골, 늑골, 흉추와 요추, 골반 변위, 다리 길이 차이에 의한 두개골 변위

두개천골요법이 필요한 이유

듀크 대학 생물 심리학자 솔 샨버그(Saul Schanberg)는 접촉이란 행위의 중요성을 연구했다. 미숙아(조산아)로 태어나서 인큐베이터에 있는 아기들을 대상으로 하루에 3회, 15분씩 아기를 쓰다듬어 주는 실험을 하였다. 일정한 시간이 지난 후 아이들을 비교해보니 이런 행위를 하지 않은 아이들보다 쓰다듬어 준 아이들이 50% 정도 빨리 성장하는 것을 보았다. 이 실험을 통해 쓰다듬어 주는 접촉 행위가 아기의 소화, 수면, 면역기능을 올린다는 결론을 내렸다.

태어날 때 작았던 뇌가 12개월이 지나면 거의 성인 뇌 크기에 이른다. 뇌세포끼리 연결되는 회로가 복잡해지고 정교해지고 뇌의 부피가 커지고 밀도가 증가한다. 그리고 신경세포 간에 신경전달이 일어나는 뇌의 시냅스(Synapse) 회로 밀도가 10~12살에 가장 높아진다. 두개천골요법에 의해 두개골 손상이 해결되면 뇌 성장이 원활하게 되고 뇌 발달이 빨라질 수 있다.

맥도날드 박사는 5년 동안 Maine 병원에서 모든 신생아들이 퇴원하기 전에 적어도 한번 이상 두개천골요법으로 자극했다. 이 병원에서 두개천골요법을 받았던 영유아들

이 다른 병원에서 태어나 두개천골요법을 받지 않았던 영유아와 비교했을 때 12개월 전까지 병원에 입원하는 비율이 절반 정도 낮았다는 연구결과가 있다.

영국 연구팀은 대기오염이 심한 곳에서 생활하다가 숨진 37명을 대상으로 연구하였다. 이들의 뇌 조직을 검사해보니까 뇌 속에 철성분이 들어있는 초미세먼지가 있었고 이 미세먼지가 뇌 조직 1g에 수백만 개가 발견되었다. 코로 들어온 미세먼지가 코 위쪽에서 뇌 앞부분으로 연결된 후각신경을 타고 뇌 속으로 들어온 것으로 밝혀졌다.

뇌 조직으로 들어온 미세먼지의 중금속 성분들이 산화하면서 뇌에 염증을 일으키고 염증에 의해 혈관이 딱딱해지고 출혈이나 막힐 위험이 높아지게 된다.

뇌 속에 오염물질이 있을 때 이 오염물질을 청소하는 것이 바로 뇌척수액이다.

연구결과에 의하면 잠을 잘 때 뇌척수액이 뇌를 청소하고 미세먼지로부터 뇌를 보호한다. 두개천골요법은 뇌척수액 순환을 원활하게 하는 것이 가장 큰 목적이기 때문에 산업시설과 화력발전소, 자동차 배기가스, 황사 등에 의해 발생되는 미세먼지가 더 많아지고 있는 지금 시점에 꼭 필요한 치유방법이다.

태아의 수면은 뇌 발달에 결정적인 영향을 미친다. 태어나서 1년 동안 뇌세포들이 급격하게 발달하는 시기이고 뇌세포 활동이 많아지면 노폐물이 많이 발생한다.

뇌는 몸의 다른 신체 기관과는 달리 노폐물을 처리하는 시기와 방식이 다르다.

뇌를 제외한 몸의 모든 신체 기관은 림프관이라는 통로를 통해 노폐물이 발생하자마자 배출되지만 림프관이 없는 뇌는 잠을 자는 동안에만 뇌척수액을 통해 노폐물이 처리된다. 림프관 없이 뇌척수액을 통해 뇌에서 발생하는 노폐물을 처리한다는 것은 신비롭고 놀라운 인체의 시스템이다. 쥐를 실험해본 결과, 잠 잘 때 뇌세포가 수축하게 되면 세포 사이의 공간이 넓어지게 되고 그 빈 공간에 뇌척수액이 들어와 노폐물을 처리하는 것을 알게 되었다.

두개천골요법을 하면 뇌척수액의 순환을 원활하게 만들기 때문에 뇌 안에서 생성되는 노폐물을 잘 처리할 수 있게 만든다. 결국 뇌가 건강해지게 된다.

앞에서 이야기 했듯이 임신과 출산, 양육과정에서 두개골 손상, 척추와 골반, 팔다리 뼈들의 외상, 내장기나 근육의 문제가 생길 수 있다. 우리 몸은 완벽하게 연결되어 있기 때문에 직접적인 두개골 손상이든지, 다른 부위의 손상 때문이든지 결국 두개골 움직임의 제한이 생기게 되어 있다.

두개골 움직임의 제한은 많은 문제를 일으키는데 이런 문제를 미리 예방하는데 두개천골요법은 중요하고 특히 성장하는 아이들에게는 꼭 필요한 치유법이다.

영국 에딘버러 대학 라스 펜케(Lars Penke) 박사는 79~83세의 연금생활자 216명을 대상으로 지능검사와 얼굴의 좌우대칭이 균형인지를 측정한 결과와 연관성이 있는지를 연구하였다. 결과는 얼굴의 좌우가 대칭이 되지 않은 남성의 인지기능저하가 10%가 빠르다는 것을 밝혀냈다. 얼굴 좌우가 비대칭이라는 말은 두개골 변위가 되었다는 말과 똑같다.

성인들도 두개천골요법은 반드시 필요하다.

뒤쪽에서 이야기 하겠지만 두개천골요법 전문가에게 관리를 받으면 가장 좋지만 여건이 안 될 경우에는 혼자서 해도 꾸준히만 한다면 충분히 효과가 있다.

촉진

두개천골요법에서는 두개천골 리듬을 이야기하고 분당 6~12회의 주기를 갖는다고 말한다. 여기서는 이 부분에 대해 이야기 하지 않으려고 한다. 이 리듬을 감지하기 위해서는 많은 경험과 시간이 있어야하고 전문적인 교육과정이 필요하기 때문에 우선 쉽게 할 수 있는 부분을 이야기 할 것이다.

경우에 따라서는 약간 강한 힘으로 자극하는 부분도 있지만 여기서 이야기 할 두개천골요법은 아주 부드럽고 가벼운 터치(touch)를 사용한다.

강하게 자극하면 더 효과적일 거라고 생각하지만 우리 몸은 그렇지 않다.

아픈 것을 좋아하는 사람은 거의 없고 강한 자극에 대해서는 방어적 수축에 의해 더 긴장하게 되고 두개골 움직임을 오히려 방해한다. 트라우마를 가진 아이들은 강한 자극에 더 예민하게 반응하기 때문에 더 약하게 하는 것이 좋다.

강한 자극이 더 효과가 있다는 말은 잘못되었다는 것을 꼭 명심해야 한다.

촉진을 할 때 손을 통해 느껴지는 감각들을 신뢰해야 한다. 처음 하시는 분들은 이런 말이나 이런 동작들이 익숙하지 않기 때문에 쉽지 않을 수 있다. 손에서 감지되는 촉각도 시각이나 청각처럼 아주 예민한 감각이다.

1. 쇄골, 늑골, 흉추 1번의 움직임을 느껴본다.
2. 후두기저부의 긴장감을 확인하고 양쪽의 차이를 비교해본다.
3. 시상봉합-엄지손가락으로 후천문에서 대천문까지의 봉합선 상태를 확인한다. 톱니바퀴와 같은 시상봉합선의 부드럽거나 딱딱한 느낌을 감지해 본다.
4. 관상봉합-엄지손가락으로 대천문에서 양쪽 접형골 대익까지 봉합선의 상태를 느낀다. 양쪽 봉합선의 홈 간격이 불규칙하거나 비대칭적인 형태가 있는지 확인한다.
5. 접형골 대익을 2,3,4번째 손가락으로 가볍게 밀어보고 전두골, 두정골, 측두골, 관골과의 봉합선의 긴장도를 비교해서 확인한다.
6. 인상봉합-두정골과 측두골이 만나는 봉합으로 2,3,4번째 손가락으로 양쪽이 대칭적인지와 봉합 부위가 돌출되었는지를 비교한다.
7. 인자봉합-두정골과 후두골 봉합으로 이런 '∧' 형태로 2,3,4번째 손가락을 이용해서 소천문까지 촉진한다.
8. 유양돌기를 2,3번째 손가락 사이에 끼고 가볍게 움직여본다. 동일한 각도로 움직이는지 움직임이 대칭적인지, 긴장도가 있는지를 확인한다.

인체의 면

인체의 모든 움직임은 가상의 면(Plane)을 따라 일어난다.

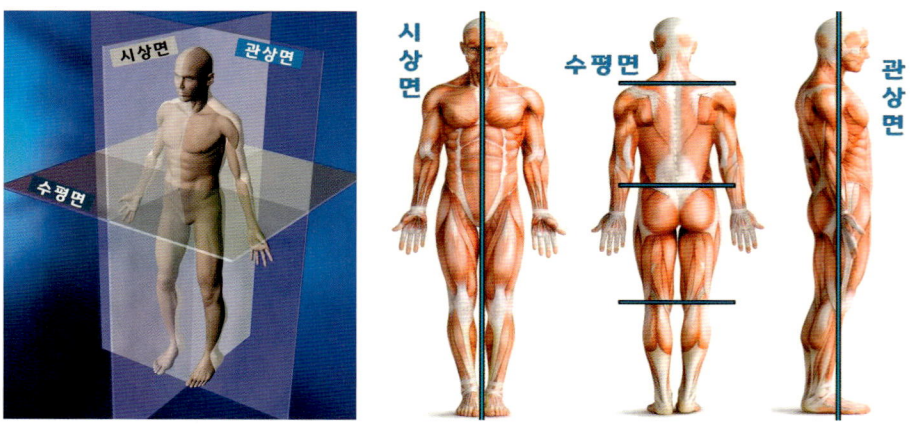

1. 시상면(Sagittal plane)은 인체를 좌/우로 나누는 가상의 면이다.

2. 곤상면(Coronal plane)은 인체를 전/후로 나누는 가상의 면이다.
3. 수평면(Horizontal plane)은 인체를 상/하로 나누는 가상의 면이다.

여기서 이야기할 두개천골요법은 시상면. 관상면.수평면으로 나누어서 설명하려고 한다. 두개골의 움직임도 이 면을 따라 움즈이기 때문이다.

앞에서 얼굴을 보면 좌우 비대칭 형태, 의아래로 길거나 짧아진 얼굴의 형태, 옆에서 보면 턱이 돌출되었거나 밀려들어간 형태인 3차원의 시각으로 봐야한다.

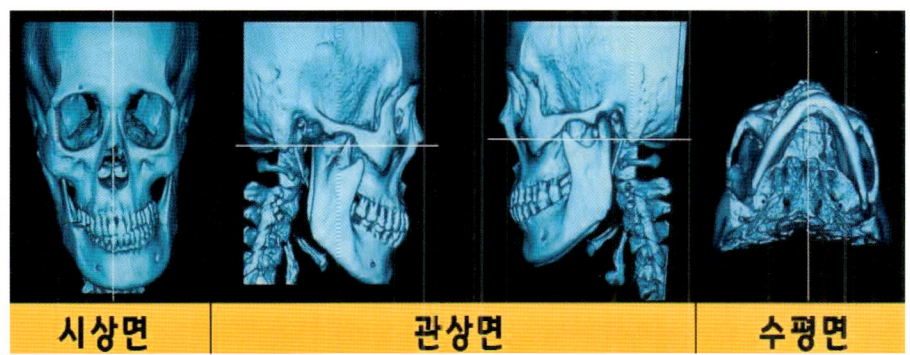

턱이 왼쪽으로 돌고 오른쪽 관골(광대뼈)이 밑으로 쳐지게 되고 코는 왼쪽으로 휘어진다. 전두골은 시계반대방향으로 회전하고 비중격도 왼쪽으로 만곡이 되고 악관절의 형태도 달라지게 된다. 왼쪽 측두근과 고근이 짧아지게 되고 오른쪽 흉쇄유돌근, 익상근, 이복근들이 짧아지게 된다.

움직이는 패턴을 중심으로 두개골과 봉합선을 관찰해보면 제한이 있는 부분을 해결하는데 훨씬 수월해진다.

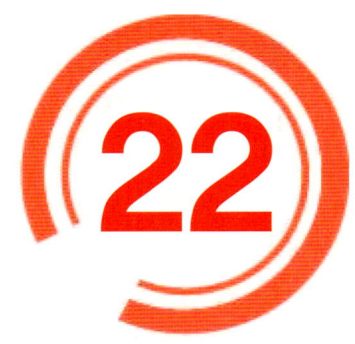

수평면 두개천골요법

수평면(Horizontal plane)

아기가 수정되고 바로 태어나서는 움직임이 많지 않은 0차원의 상태라 할 수 있다. 배밀이, 네발기기, 서기, 걷기는 몸의 앞쪽 근육과 뒤쪽 근육들이 발달하면서 직선 움직임인 1차원 상태가 된다. 몸의 측면 근육들이 점점 발달하면서 좌우대칭 구조가 완성되고 전/후/좌/우의 평면 움직임이 가능한 2차원의 상태가 된다.

회전운동과 사선운동이 가능한 수평면 구조물들이 발달하면서 전/후/좌/우/상/하를 포함한 3차원의 세계에서 자유롭게 움직일 수 있게 된다. 공간에서 자유롭게 움직일 수 있다는 것은 과거, 현재, 미래라는 시간의 흐름에서 여유로움을 갖게 한다. 몸에 각인된 아프고 힘든 기억들에서 시간의 조율과 분별이 가능하다면 트라우마를 해결할 수도 있다. 인간의 모든 움직임은 중력에 대항하면서 이루어진다. 중력은 움직임을 느리게 하고, 구부정하게 만들고, 비틀어 버리고, 앉게 하고, 결국은 눕게 만든다. 이것은 생로병사의 과정으로 중력을 이긴다는 것은 인간이 가진 육체적인 한계, 물질적인 제약들로부터 벗어날 수 있다는 말과 같다.

인체의 수평면 구조물들은 직립보행을 하면서 중력에 더 많은 영향을 받게 된다.

쇄골, 늑골 벌리기

쇄골은 정자와 난자가 수정 후 5주 정도에 만들어지는 뼈로 가장 먼저 생겨서 딱딱해진다. 목과 몸통이 만나는 부분에 수평으로 위치하고 눈으로 볼 수 있고 쉽게 만질 수 있는 뼈이다. 몸 가운데에서는 앞쪽으로 돌출되어 있고 바깥쪽으로 갈수록 함몰된다. 인간이 직립보행을 하면서 팔과 어깨를 많이 사용하게 되었고 어깨가 넓어지면서 쇄골이 커지고 단단해졌다. 사슴이나 말과 같은 동물들은 쇄골이 필요 없지만 원숭이나 곰, 새처럼 팔과 날개를 사용하는 동물들에게는 중요한 뼈다.

리즈 베켓 대학의 인지과학자인 앤드류 D. 윌슨은 동료들과의 발표한 논문에 투수가 던지는 투구는 '수 백 만년동안 인간이 발전시킨 운동 능력의 결정체' 라고 말했다. 돌이나 창을 잘 던졌던 사람들은 사냥을 잘 했을 것이고 영양섭취를 잘 했기 때문에 다른 사람들보다 더 많이 생존했고 자손들을 성공적으로 낳았을 것이다. 그래서 돌이나 창을 잘 던지고 빠르게 잘 달렸던 사람들은 부러움의 대상이었을 것이다. 운동능력이 뛰어난 사람들이 더 오랫동안 건강하게 살았고 행복한 가정을 가졌기 때문이었을 것이다. 진화심리학적 측면에서 보면 많은 사람들이 스포츠에 열광하고 뛰어난 스포츠맨을 영웅시 하는 심리가 이때 형성되었을 가능성이 있다.

고생물학자들은 인간의 어깨, 달, 손의 구조가 나무를 오르는 것보다 돌이나 창을 던지는데 적합하게 만들어졌다고 말한다. 어깨와 팔, 손목과 손의 문제는 대부분 쇄골 주위 구조를 과긴장 시켜 움직임을 제한시킨다.

쇄골은 인간 진화과정에 아주 중요하고 몸을 움직이는데 핵심적인 뼈다.

이 세상의 모든 구조물은 수평구조과 수직구조로 이루어져 있다.

다음 사진에서 보듯이 흉골, 상완골, 척추는 수직구조이고 쇄골과 늑골은 수평구조이다. 특히 쇄골은 가슴 중앙의 수직구조인 흉골과 팔의 수직구조인 상완골을 연결시키고 목의 수직구조를 받치고 있는 역할을 한다.

이 쇄골은 몸 앞쪽 수직으로 서 있는 흉골과는 흉쇄관절, 상완골의 견봉 부위와는 견봉쇄관절을 이룬다. 쇄골 아래르는 팔과 손으로 가는 모든 동맥과 정맥, 림프선, 신경이 지나가고 머리로 올라가는 혈관이 통과한다.

쇄골과 흉골, 1번 늑골로 이루어진 흉곽출구(Thoracic outlet)는 머리와 팔로 가는 모든 신경과 혈관이 지나가는 곳이라고 생각해도 된다.

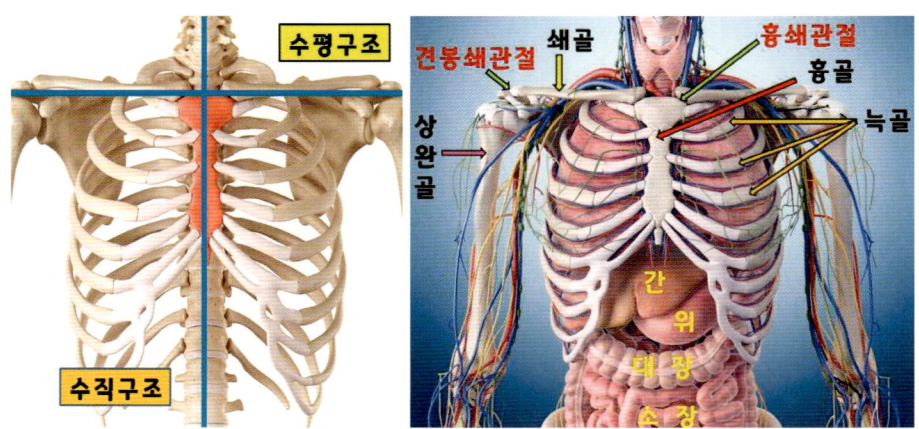

두개골 쪽에서 몸 쪽으로 돌아오는 혈관이나 신경들이 흉곽출구에서 압박되면 두개골 내의 혈액과 뇌척수액의 정체현상에 의해 두개골 움직임의 제한이 생긴다.

그렇기 때문에 두개천골요법을 할 때 가장 먼저 이곳을 자극해야 하는 이유이다.

태어난 아이가 목가누기를 하는데 왼쪽으로 기울어진다면 왼쪽의 쇄골에 제한이 생겼을 가능성이 있다. 왼쪽 소뇌기능이 떨어지면서 목과 상지의 굴곡근, 내회전근, 내전근이 항진되기 때문에 쇄골의 움직임도 제한된다. 배밀이를 하는데 오른쪽 팔을 잘 뻗지 못한다면 오른쪽 쇄골에 문제가 있다고 생각해도 된다. 이런 상태가 방치된다면 목가누기, 뒤집기, 배밀이, 네발기기, 앉기, 서기, 걷기 순의 운동발달이 더디게 되든지 한 두 단계를 빼먹게 된다. 의심이 된다면 병원에서 검사를 먼저 해보는 것이 좋다.

선천성 사경이 있는 경우에도 쇄골, 늑골, 측두골 움직임을 확인해보아야 한다.

쇄골 움직임이 심하게 제한되면 구조가 기능을 압박하게 되는데 흉곽출구증후군을 일으켜 어깨와 팔, 손 저림, 통증, 위축, 약화 등의 증상을 나타나게 할 수 있고 목을 압박해서 호흡을 어렵게 할 수도 있다. 심하면 목을 조르는 느낌을 가질 수 있고 가위 눌리는 기분을 느끼게 된다. 악몽에 자주 시달리거나 가위에 눌렸을 때 자기 전에 쇄골을 자극해보면 완화되는 경우가 많다. 심한 우울증, 공황장애, 자살충동이 심리적인 문제 때문에 나타날 수 있지만 쇄골과 늑골의 움직임 제한 때문에도 생길 수 있다.

숨을 들이마실 때 흉골은 전방과 상방으로 들리고 쇄골과 늑골은 상방과 외방으로 움직인가. 그렇기 때문에 쇄골과 늑골이 잘 움직이지 않으면 숨이 잘 쉬어지지 않는다.

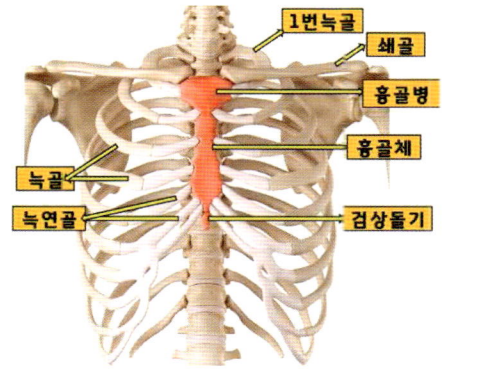
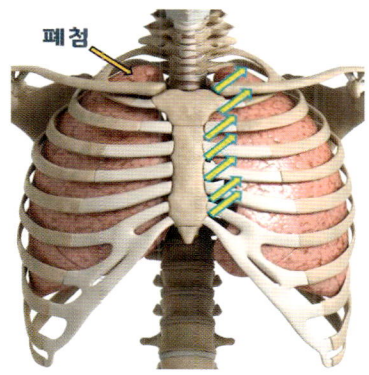

❶ 숨을 들이 마시면서 쇄골을 주황색 화살표 방향으로 가볍게 밀어준다.
❷ 숨을 들이 마시면서 늑골을 주황색 화살표 방향으로 가볍게 밀어준다.
❸ 늑골과 늑연골 사이를 벌리듯이 바깥쪽으로 밀어준다.

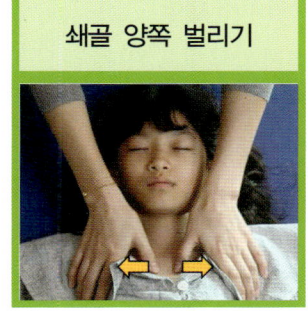

쇄골 양쪽 벌리기

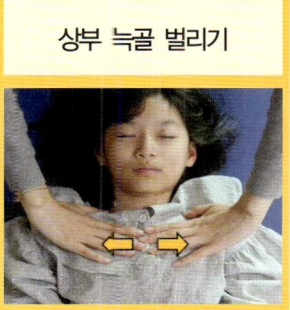

상부 늑골 벌리기

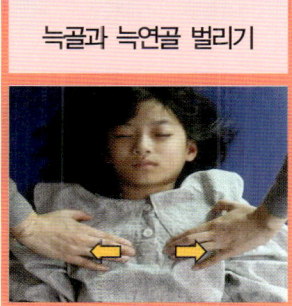

늑골과 늑연골 벌리기

경추7번과 흉추1번 자극하기

보통 성인의 머리는 4~7kg 정도의 무게인데 이런 무게를 지탱하고 자유롭게 움직일 수 있게 하는 것은 7개의 경추와 근육들이 작용하기 때문이고 경추7번이 나머지 경추와 두개골의 주춧돌 역할을 한다.

경추7번과 흉추1번은 늑골1번과 인대로 연결되어 있고 이 부위는 흉곽을 이루고 있는데 앞쪽에서는 흉골과 쇄골, 뒤쪽에서 경추7번과 흉추1번이 중심역할을 한다.

폐의 가장 윗부분을 폐첨이라 하는데 이 부분을 덮고 있는 Sibson 근막은 경추7번 횡돌기와 늑골1번 내측에 강하게 부착되어 있기 때문에 경추7번과 흉추1번의 아탈구(Subluxation)나 고정(Fixation)은 흉곽을 긴장시키고 두개골 순환을 방해한다.

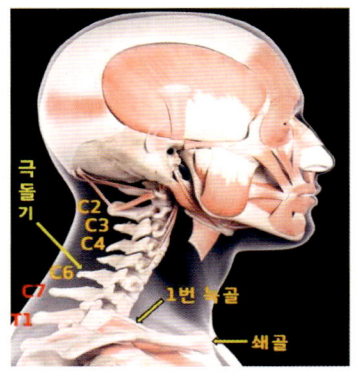 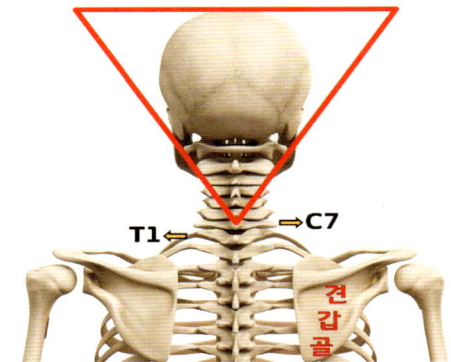

❶ 경추7번은 목을 숙였을 때 가장 돌출된 목뼈이고 밑에 있는 좀 작은 뼈가 흉추1번 뼈이다. 돌출돼서 만져지는 부위가 극돌기이다.
❷ 경추7번과 흉추1번의 극돌기를 양쪽으로 가볍게 밀어본다. 왼쪽과 오른쪽 방향으로 교대로 밀어도 되고 좀 더 긴장감이 있는 쪽을 찾아서 밀어도 된다.
❸ 위치를 정확히 모른다면 경추 극돌기의 옆 부분을 가볍게 자극해도 된다.

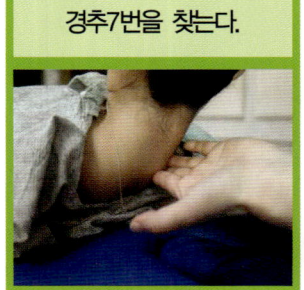 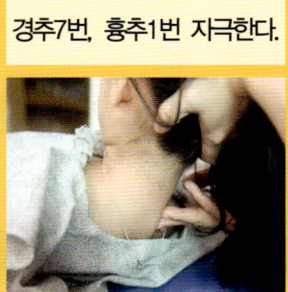 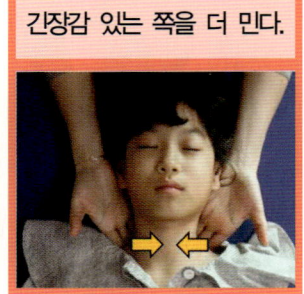

경추7번을 찾는다. | 경추7번, 흉추1번 자극한다. | 긴장감 있는 쪽을 더 민다.

후두기저부 자극하기

후두골과 경추1번 사이의 미세한 손상, 겸자분만(흡입분만), 경추손상 등 난산에 의해 후두골과 경추1번 사이가 좁아질 수 있다. 후두골 과상돌기가 경추1번과 연결되어 있는데 이 부분이 좁아지면서 후두골과 경추 움직임의 제한이 생기고 이 부위에 근육들이 긴장하게 된다. 대후두공, 경정맥공, 정원공, 난원공 등 척수신경과 뇌신경, 혈관들이 지나가는 중요한 곳이기 때문에 후두기저부의 제한은 대부분의 질병을 일으키는 원인 중의 하나이고 질병을 악화시키고 회복을 더디게 하는 요인으로 작용한다.

후두골 과상돌기와 경추1번 압박은 요천골(요추와 천골) 압박을 일으킨다.

반대로 서거나 걷는 과정에서 유난히 엉덩방아를 많이 찧게 되면 요천골 압박이 일어나게 되고 이것이 후두골과 경추1번의 압착을 유발할 수도 있다.

임상결과에 의하면 이 문제는 자폐, 발달장애, ADHD, 틱, 학습장애, 불안장애, 두통, 목통증, 시력장애, 뇌성마비 등의 증상과 관련이 있다. 그리고 심한 경우에 영아돌연사증후군을 일으킬 수 있다고 이야기 하는 전문가가 있다.

대부분의 아이들이 이 부위에 손상을 당하기 때문에 꼭 해주어야 하는 자극법이다.

후두골과 경추1번을 분리시켜 정상적인 간격을 회복시켜야 한다. 이 방법은 두개저 밑에 있는 근육을 이완시킨다. 후두골 과상돌기 옆에 있는 경정맥 주위의 근육들이 이완되면서 뇌척수액이 더 잘 배출되고 뇌척수액 순환이 원활하게 된다.

❶ 시술자는 다음과 같은 손 모양으로 후두골 부위에 손을 댄다.
❷ 2,3,4번째 손가락의 지단부를 후두골과 경추2번 사이에 댄다.
❸ 후두골을 분리시킨다는 느낌으로 다리 쪽으로 가볍게 당긴다.
❹ 왼쪽과 오른쪽 긴장감을 비교하면서 당긴 상태를 유지한다.
❺ 2,3번째 손가락은 머리 방향으로 가볍게 당기고 4번째 손가락은 발쪽으로 밀면서 후두골과 경추2번을 분리시킨다. 익숙해지면 이렇게 해본다.
❻ 너무 강하게 당기거나 밀면 오히려 근육이 긴장하면서 이완을 방해한다.

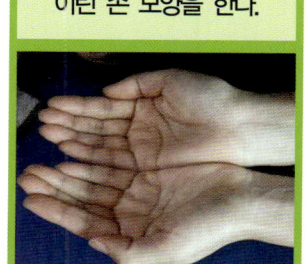

이런 손 모양을 한다.

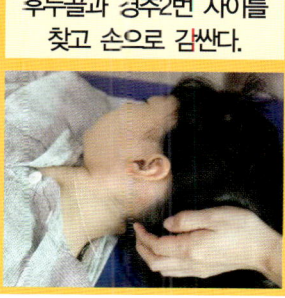

후두골과 경추2번 사이를 찾고 손으로 감싼다.

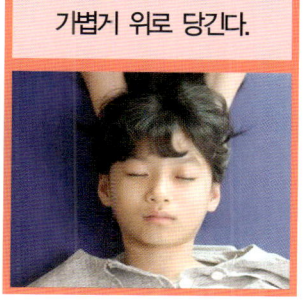

가볍게 위로 당긴다.

측두골(두정골 들어올리기)

측두골은 위로는 두정골, 뒤로는 후두골, 앞으로는 접형골, 하악골, 관골과 연결된다. 측두골 안쪽에 부착된 소뇌천막은 측두골 회전축 위에 있기 때문에 측두골이 외회전 되면 소뇌천막의 앞쪽은 측두골 회전에 의해 팽팽해진다. 수평막인 소뇌천막은 머리 에서 횡격막 역할을 하면서 뇌척수액 순환에 결정적인 역할을 한다.

측두골의 유양돌기(Mastoid process)는 흉쇄유돌근에 영향을 많이 받고 두판상근, 두장근, 악이복근들도 여기에 붙어 있다. 이러한 근육들이 한쪽에 심한 긴장이 생긴다 면 유양돌기를 하방으로 끌어당기게 되고 측두골은 내측으로 회전된다.

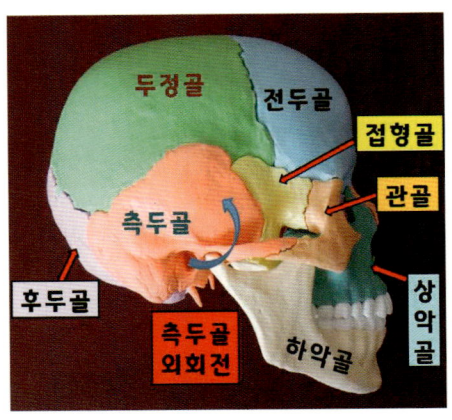 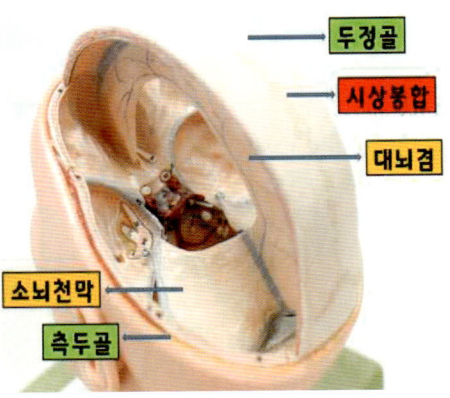

두개천골시스템에서는 측두골의 문제가 자주 발생한다. 많은 근육들이 붙어 있고 연 결된 다른 두개골 뼈들과의 봉합이 비스듬하기 때문에 변위될 가능성이 많다.

안경을 쓰는 아이들이 많아지고 있는데 안경이 측두골 부위를 압박할 수 있다.

측두골과의 봉합에 제한이 있다면 먼저 측두근을 이완시키고 인상봉합선과 후두유돌 봉합선을 따라 자극해보면 측두골을 좀 더 수월하게 움직일 수 있다.

측두근은 두정골까지 연결되어 있기 때문에 측두근이 긴장되면 측두골과 두정골 봉합 의 움직임을 제한시킬 수 있다. 인상봉합(측두골과 두정골 봉합)의 문제는 대부분 측 두근의 과긴장에 의해 발생된다.

그리고 치아를 꽉 무는 습관, 부정교합, 턱관절 장애, 흉쇄유돌근의 과긴장, 교통사고 와 같은 외상 등에 의해 측두근에 문제가 생기고 측두근은 두정골을 하방으로 당겨서 인상봉합을 잠기게 한다.

측두골 기능장애의 일반적인 증상은 청각이나 균형에 문제가 발생한다.

측두골과 두정골 사이를 인상봉합이라 하는데 이 봉합은 서로 미끄러지면서 겹쳐질 수 있는 비스듬한 비닐(Squamous)형태로 이루어져 있기 때문에 이들 뼈들의 봉합에 제한이 있다면 '두정골 들어올리기'가 잘 되지 않는다. 측두골의 상연이 전방으로 되회전하면 두정골은 바깥쪽으로 벌어지면서 앞쪽으로 움직이게 된다.

❶ 시술자는 손가락을 가볍게 붙이고 양쪽 두정골 측면을 감싸듯이 접촉한다.
❷ 인상봉합 부위를 확인하고 인상봉합선을 따라 가볍지 마사지한다.
❸ 두정골과 측두골을 분리시킨다는 느낌으로 위쪽으로 가볍게 당긴다.
❹ 왼쪽과 오른쪽 긴장감을 비교하면서 당긴 상태를 유지한다.
❺ 양쪽 느낌이 부드러워지면서 비슷해질 때까지 그 상태를 유지한다.
❻ 따뜻한 열감이나 이완되는 느낌을 받을 수 있다.

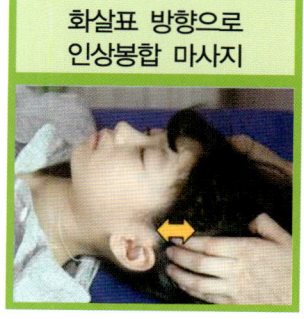
화살표 방향으로 인상봉합 마사지

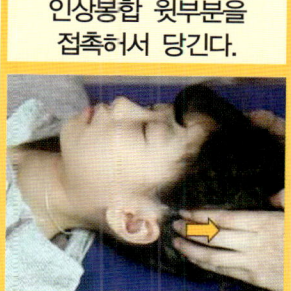
인상봉합 윗부분을 접촉해서 당긴다.

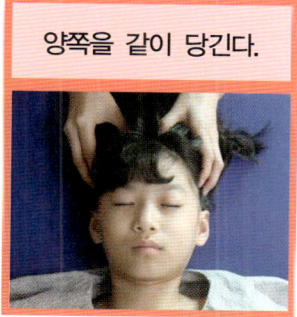
양쪽을 같이 당긴다.

전두골 당기기

전두골은 두개골의 움직임에 관여하고 얼굴뼈들이 매달려 있는 형태를 띤다.

전두골은 얼굴뼈의 움직임에 영향을 미치고 얼굴뼈가 변위되면 얼굴 근육의 긴장도가 변하면서 주름, 기미 등 얼굴 노화가 나이에 비해 빨라질 수 있다.

아리스토텔레스는 '아름다움은 크기와 배열에 있다'라고 했다. 배열에는 일정한 질서가 있다고 하고 일정한 질서라고 하는 것은 대칭과 반복을 의미한다고 말했다. 여러 가지 이유에 의해 좌우 뇌의 발달이 조금씩 다를 수 있는데 좌뇌의 전두엽이 발달하면 왼쪽 이마가 더 돌출되고 우뇌의 전두엽이 발달하면 오른쪽 이마가 더 두드러진다.

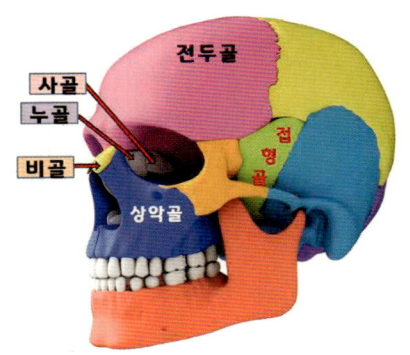 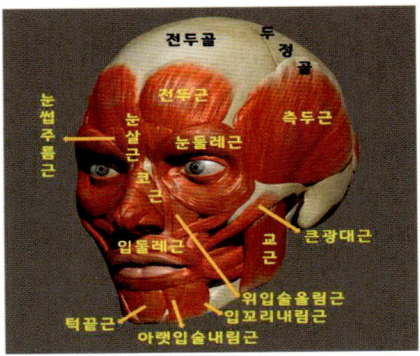

얼굴의 대칭은 아름다움 뿐 아니라 뇌의 건강함을 결정한다.

얼굴의 대칭을 결정하는 중요한 뼈가 전두골이다.

전두골은 눈썹의 양쪽 높이를 비교해보면 어떻게 회전했는지 알 수 있다.

왼쪽 눈썹이 오른쪽에 비해 많이 낮으면 전두골의 회전변위가 있는 것이고 이때는 왼쪽을 위로 올리는 방식으로 자극하면 된다. 차이가 크지 않으면 전두골 당기기를 할 때 왼쪽 눈썹 아래 부분을 좀 더 당기면 된다.

❶ 2, 3, 4번째 손가락으로 안와 위쪽에 가볍게 대고 위로 당긴다.
❷ 2번째 손가락은 비골에 대고 3, 4번째 손가락은 전두골에 댄 상태에서 서로 분리하는 방향으로 벌린다.
❸ 2번째 손가락은 전두골에 대고 3, 4번째 손가락은 상악골에 댄 상태에서 서로 분리하는 방향으로 벌린다.

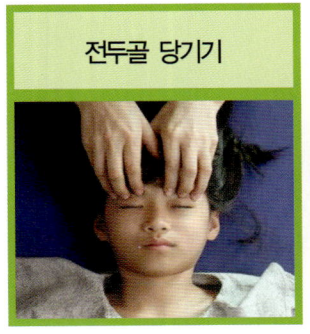
전두골 당기기

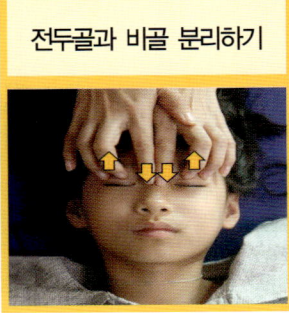
전두골과 비골 분리하기

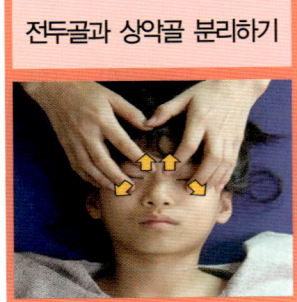
전두골과 상악골 분리하기

요추, 천골, 미골(꼬리뼈) 자극하기

두 다리로 걷는다는 것은 한 다리로 설 수 있다는 것이다. 장골, 치골, 좌골, 천골, 미골은 척추와 마찬가지로 직립보행 과정에서 가장 많이 변한 뼈이다.

접형골과 후두골의 접합부는 천골과 동시에 움직인다. 경막이 대후두공, 경추2번, 경추3번에 단단히 부착되고, 천골의 천추2번에 단단하게 부착되어 있기 때문이다.

숨을 들이마시면 접형기저 접합부가 올라가고 천추2번 분절이 당겨지면서 올라가게 되고 횡격막이 누르면서 복강 내 장기들이 아래로 움직이고 그 압력에 의해 장골의 전상장골극이 외측, 전방, 하방으로 움직인다.

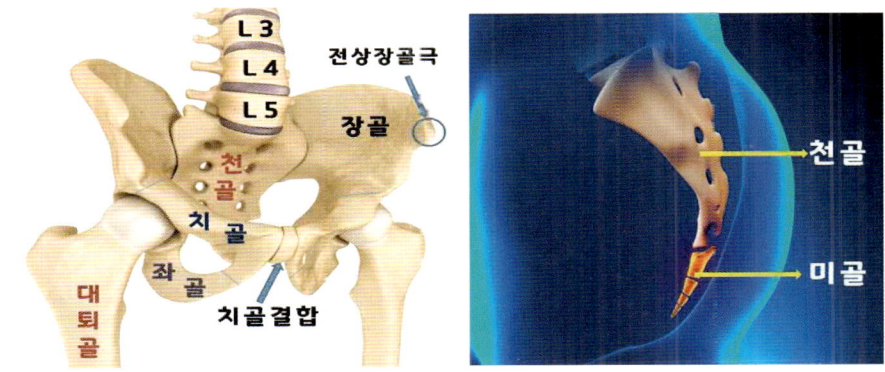

엉덩방아를 심하게 찧는 경우에 요추와 천골 사이에 압착이 일어날 수 있는데 요천골 관절의 압착은 심각한 두개천골 장애 중의 하나이다.

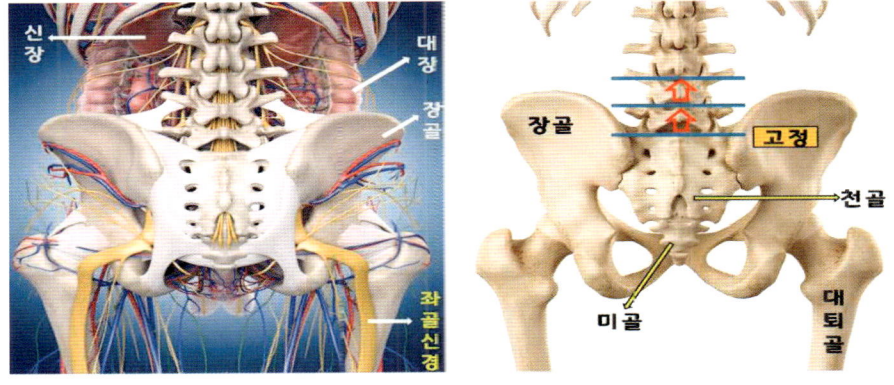

심한 충격에 의한 관절의 압착은 주위의 인대와 근육의 보호기전에 의해 경직된다.

이 충격과 보호기전에 의해 발생되는 경직은 대칭적으로 나타나지 않는다. 당연히 한쪽이 더 과긴장하게 나타나거나 비틀어지는 변위 형태로 나타난다.

또 하나는 미골의 전방굴곡인데 엉덩방아를 심하게 찧었을 때 미골(꼬리뼈)골절에 의해 발생하는 경우가 많다. 미골에 단단히 붙어 있는 경막은 미골이 전방굴곡하면서 더 팽팽해지게 되고 대후두공까지 긴장감이 전해진다. 이 긴장도 비대칭적으로 형성되기 때문에 대후두공을 틀어지게 하고 접형골과 후두골 변위를 일으킨다.

❶ 천골에 직각방향으로 손바닥을 가볍게 댄다.
❷ 천골을 고정하고 극돌기를 중심으로 좌우로 가볍게 흔들어 준다.
❸ 엄지손가락을 사용하여 요추 5번부터 극돌기를 하나씩 위 방향으로 밀어서 감압시킨다.
❹ 천골을 움직이면서 신경을 자극한다.

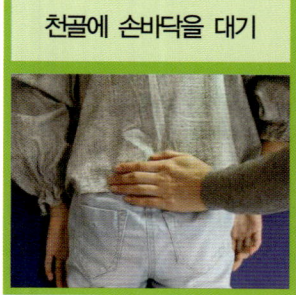
천골에 손바닥을 대기

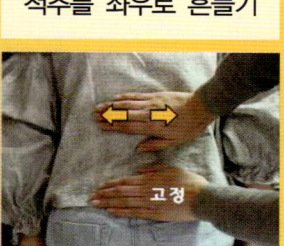
척추를 좌우로 흔들기

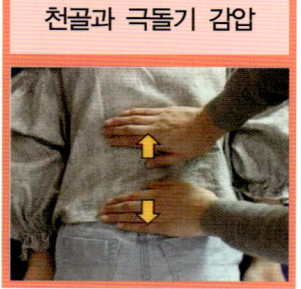
천골과 극돌기 감압

골반이 틀어지면 나타나는 증상

1. 허리통증, 요추 추간판탈출증(허리 디스크), 척추측만증 – 자세가 나쁨.
2. 얼굴근육, 얼굴뼈, 흉곽, 턱관절 틀어짐과 치아의 불균형 – 얼굴 비대칭
3. 비대칭적 자세(O. X다리)와 비정상적인 움직임(걷기, 뛰기) – 잘 넘어짐.
4. 발기부전, 조루, 불감증 등 성기능 장애, 생리통, 난임, 불임 등의 비뇨생식계 질환
5. 변비, 소화장애 등 내장기 질환
6. 다리 부종이 생기고 엉덩이 살과 허벅지살 그리고 아랫뱃살이 잘 빠지지 않음.

시상면 두개천골요법

시상면(Sagittal plane)

인간의 몸은 감각기관이 머리 쪽으로 집중돼서 발달하고 직립보행과 교차운동을 하는 좌우대칭 구조이다. 대칭구조의 몸은 근본적인 생명현상인 전/후/좌/우 방향성을 갖게 하였다. 근골격계는 대칭이지만 내장기는 비대칭구조이다. 심장의 좌심실은 온몸에 혈액을 순환시키기 위해 우심실보다 더 큰 힘을 사용하게 되었고 그 결과로 왼쪽으로 치우치게 되었다. 심장에 밀린 왼쪽의 폐는 오른쪽 폐보다 작다. 간은 무거운 무게 때문에 횡격막에 붙어 흉강의 음압에 의존해서 움직여야 했고 왼쪽의 심장과 위장, 비장의 무게를 맞추기 위해 오른쪽으로 치우치게 되었다.

모든 생명체는 대칭과 비대칭의 구조를 가지고 있고 이것은 우주의 법칙이기도 하다. 두 개 눈, 두 개 귀, 두 발과 두 손의 좌우대칭은 가장 효율적으로 이동하고 균형 잡힌 상태로 세상을 인식하기 위한 구조이다. 그렇기 때문에 좌우대칭이 잘 된 구조는 안정된 상태로 가장 아름답고 가장 건강하다고 말할 수 있다.

좌우대칭 구조의 중심에 시상면에 있는 구조물들이 있다.

인간은 두려움과 공포가 생기면 움츠리게 된다. 이때 시상면이 압착을 받게 된다.

시상봉합 벌리기

두정골은 두개골 위쪽과 옆쪽부분을 형성하고 전두골, 측두골, 후두골, 접형골과 관절을 이룬다. 두정골과 두정골 사이를 시상봉합이라 하고 시상봉합은 상시상정맥동 기능에 영향을 미친다. 뇌와 척수를 순환한 뇌척수액이 상시상정맥동을 통해 빠져나가는데 시상봉합은 뇌척수액 배출에 중요한 영향을 미친다. 이 봉합선이 잠기게 되면 뇌척수액 배출에 문제가 생기면서 뇌 압력이 증가하게 되고 두정골 움직임이 제한되면서 다른 뼈들과의 움직임도 틀어지게 된다.

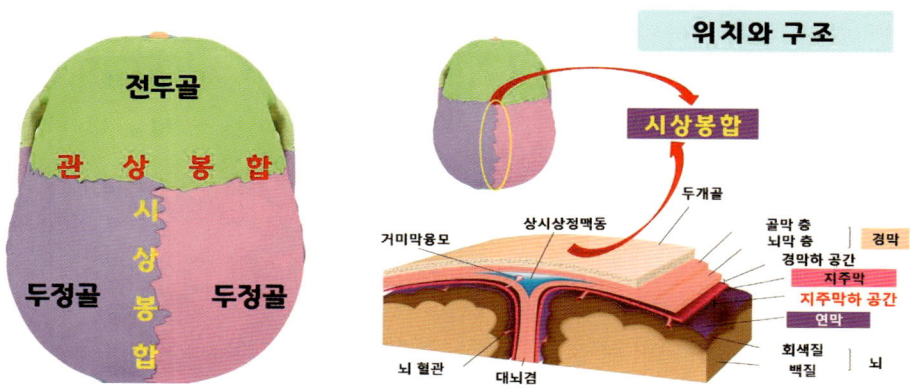

❶ 시상봉합선을 좌우로 가볍게 마사지한다.
❷ 시상봉합을 엄지손가락을 사용해 바깥쪽으로 벌려준다.
❸ 소천문(머리 뒤쪽)에서 대천문 방향(머리 앞쪽)으로 진행하는 것이 좋다.

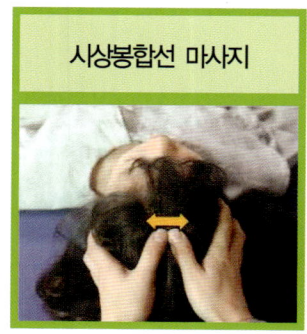
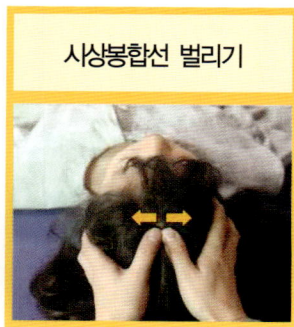
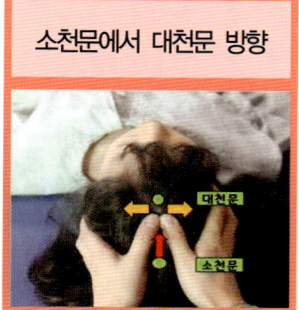

전두봉합 벌리기

출생할 때 전두골(아래 왼쪽 그림)은 두 개의 뼈로 나누어져 있고 2살 정도에 하나로 봉합되기 시작해서 6~8살에 완전히 융합된다. 그런데 어떤 사람들은 성인이 되어도 양쪽 전두골이 분리된 채 완전히 융합이 되지 않은 경우도 있다. 필자가 전두골 벌리기를 해보면 미세한 움직임을 느끼는 경우가 많고 융합이 되는 그 당시에 외상이나 트라우마가 있었다면 융합되는 봉합에 트라우마의 기억이 흔적을 남기는 경우가 있다. 이미 융합이 되어 있기 때문에 자극할 필요가 없다고 생각하면 안 된다.

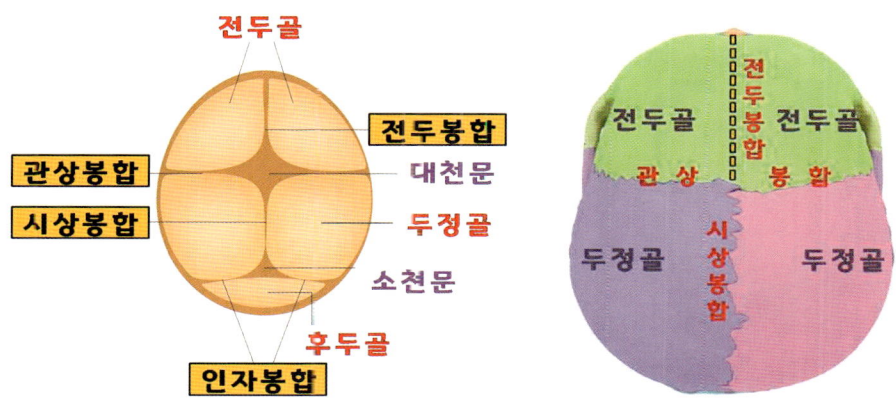

❶ 전두봉합선을 화살표 방향으로 마사지한다.
❷ 시상봉합을 벌려주는 자극과 연결해서 진행하는 게 좋다.
❸ 전두봉합을 엄지손가락을 사용해 바깥쪽으로 벌려준다.

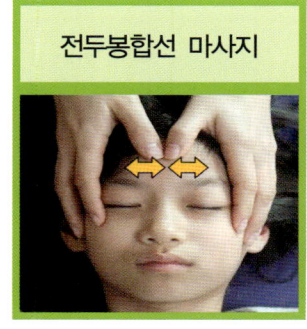

전두봉합선 마사지

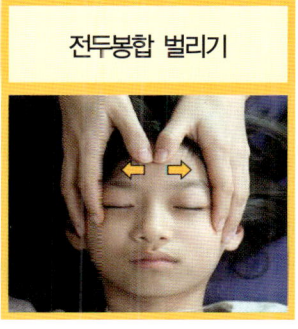

전두봉합 벌리기

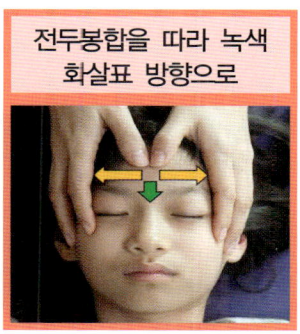

전두봉합을 따라 녹색 화살표 방향으로

상악골 자극하기

두개골 중 하나로 얼굴뼈 아랫부분 1/3을 차지하고 얼굴 중앙에서 왼쪽과 오른쪽 한 쌍의 뼈가 합쳐진 뼈이다. 상악골은 안와의 바닥, 코의 바닥과 외측 벽, 입천장(경구개), 아랫부분은 윗니를 고정하고 있는 형태로 되어 있다. 상악골 안에 빈공간이 있는데 이를 상악동이라 하고 이곳에 염증이 생겨서 고름이 차면 비강을 통해 분비물이 나오고 막히게 되는데 이를 부비동염이라 한다. 상악골은 눈, 코, 입을 구성하고 있기 때문에 변위가 되면 이런 감각의 기능에도 영향을 주게 된다. 그렇기 때문에 감각에 이상이 생기면 두개골 변위를 의심해 볼 필요가 있다. 관골(광대뼈)이 튀어나오거나 입이 돌출되는 경우 상악골의 변위 때문인 경우가 많다.

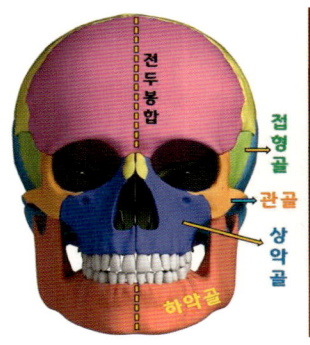
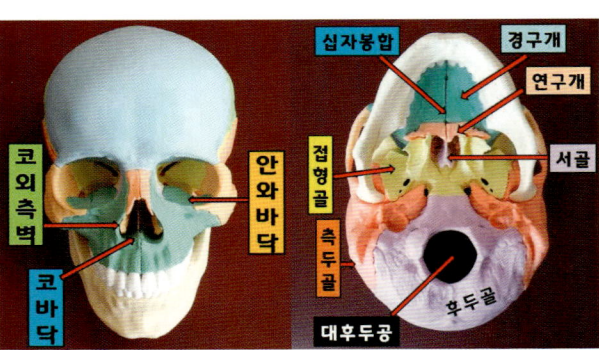

❶ 코를 중심으로 상악골 안쪽을 따라 가볍게 누르면서 벌려준다.
❷ 상악골과 관골의 봉합선을 찾아서 가볍게 누르면서 벌려준다.
❸ 상악골과 윗니의 연결부위를 아래 방향으로 당긴다.

상악골 벌리기	상악골과 관골 벌리기	상악골과 윗니 자극
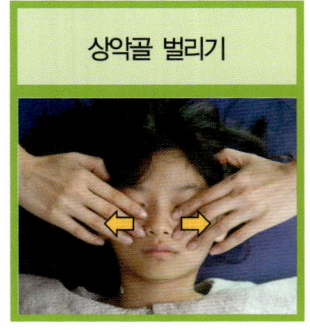	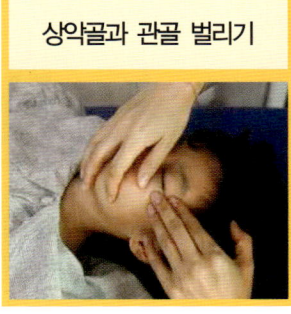	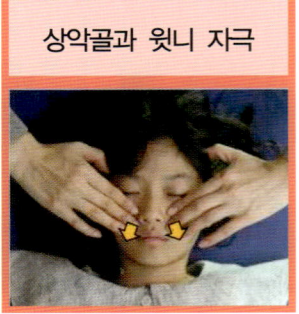

하악골 벌리기

아치 형태의 뼈로 얼굴의 밑 부분을 구성하고 태어날 때 한 쌍이었다가 생후 1~2년이 지나면서 유합된다. 하악골은 치아가 있는 몸체 부위와 치아가 없는 가지 부분으로 나눈다. 가지 부분의 뼈는 측두골, 상악골, 관골, 접형골과 연결되어 턱관절이 되고 하악골 주변으로 많은 근육, 신경, 혈관, 침샘 등이 있다.

턱관절 움직임, 저작기능, 하악골 치아에 영양을 공급, 언어사용 등의 기능을 한다.

하악골이 좁은 아이들이 많은데 이럴 경우 목의 근육이 약해진다. 목은 머리를 받치고 있는 구조물이기 때문에 이곳이 약해지면 삶 자체가 불안정해진다. 하악골 밑 부분을 따라 부종이 생기면서 이중 턱이 되는데 이럴 경우에 하악골을 자극하면 도움이 된다.

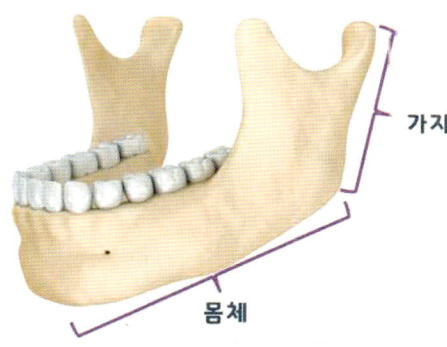
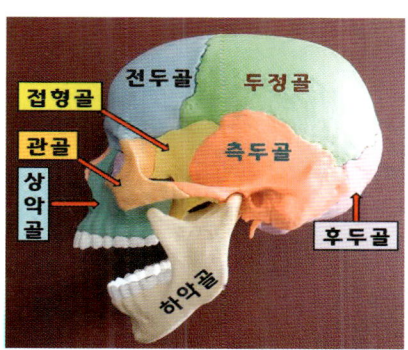

❶ 하악골 가운데 부분을 가볍게 마사지한다.
❷ 하악골 가운데 부분을 가볍게 벌려준다.
❸ 치아와 하악골 사이의 움푹 들어간 부위를 가볍게 마사지한다.

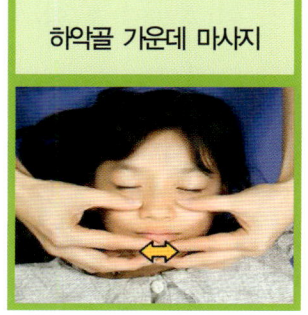
하악골 가운데 마사지

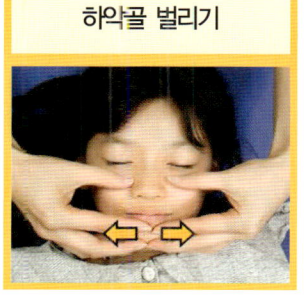
하악골 벌리기

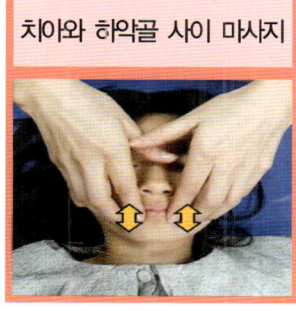
치아와 하악골 사이 마사지

흉골, 늑골 벌리기

흉골은 수직구조물로 가슴 중앙 부위에 위치한 길쭉한 뼈이다. 태어날 때는 연골형태이고 성장하면서 단단한 뼈로 전환된다. 쇄골, 늑골과 연결되어 폐와 심장을 직접적으로 보호하고 흉추와 연결된 중요한 구조물이다. 두개천골요법은 주로 두개골과 골반을 중심으로 자극하는데 필자가 보기에 이 뼈들도 중요하기 때문에 설명하는 것이다. 흉골, 쇄골, 늑골은 몸 앞쪽의 수직구조와 수평구조물로 앞쪽 움직임에 중요한 역할을 하기 때문에 반드시 확인하고 필요하다면 자극해야 한다.

이곳들을 만지다보면 비교적 잘 움직이는 곳과 긴장된 곳을 찾을 수 있는데 긴장된 부분을 자극해주면 된다. 잘 모르겠다면 전체를 위에서 아래 방향으로 해 줘도 된다.

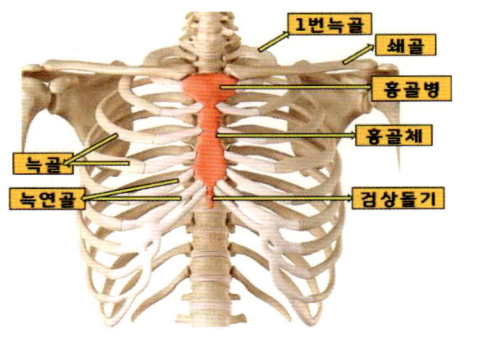
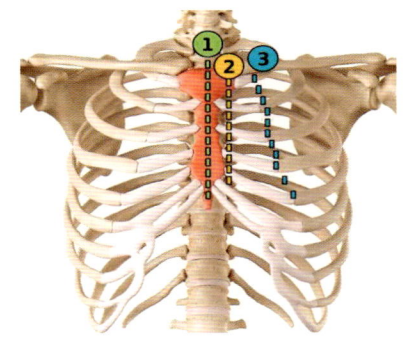

❶ 흉골 한가운데를 2, 3, 4번째 손가락으로 가볍게 마사지한다.
❷ 흉골과 늑골 연결부위를 찾아서 가볍게 벌린다.
❸ 늑골과 늑연골 연결부위를 가볍게 벌린다.

흉골 마사지	흉골과 늑골 사이 벌리기	늑골과 늑연골 벌리기

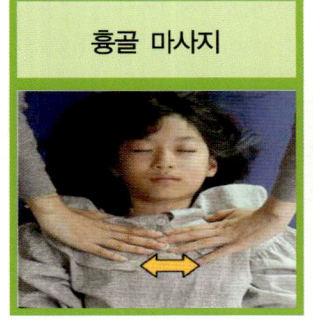
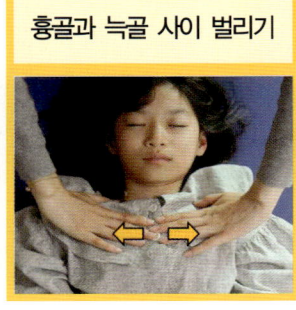
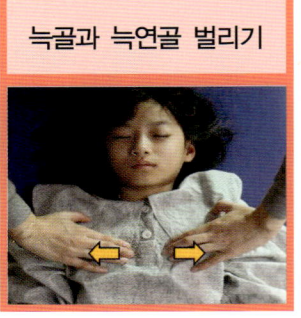

치골결합과 전상장골극 벌리기

치골결합은 섬유성 연골결합으로 보통 1~1.5mm의 수평 움직임과 2mm의 수직 움직임이 일어날 수 있다. 앞에서 이야기 했듯이 불안, 두려움, 공포의 감정은 방광에 직접적으로 영향을 주고 방광이 긴장되면 치골결합 역시 잠기거나 움직임의 제한이 생기게 된다. 치골결합은 시상면 움직임의 중요한 역할을 한다.

전상장골극과 치골은 서혜인대로 연결되어 있고 서혜인대 밑으로 대퇴신경, 대퇴동맥과 정맥, 요근, 장골근 등이 지나가기 때문에 이곳의 긴장은 하복부와 허리, 다리의 문제를 일으킬 수 있다. 긴장감이 있는 곳을 찾아서 해도 되고 다 해줘도 된다.

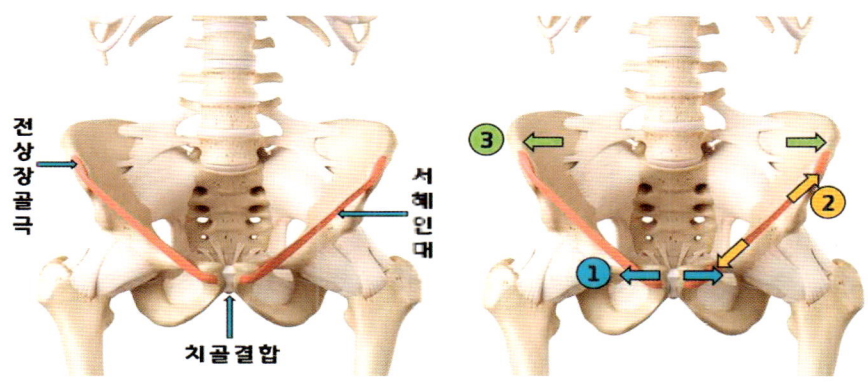

❶ 치골결합 한가운데를 2, 3번째 손가락으로 가볍게 벌린다.
❷ 치골과 같은 쪽 전상장골극을 고정하고 가볍게 벌린다.
❸ 양쪽 전상장골극을 잡고 양쪽으로 가볍게 벌린다.

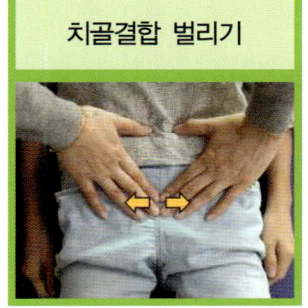
치골결합 벌리기

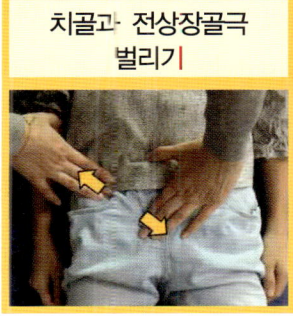
치골과 전상장골극 벌리기

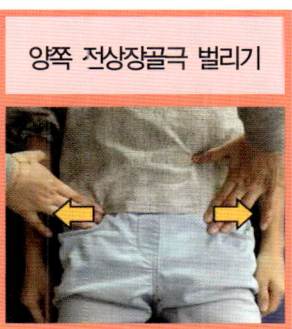
양쪽 전상장골극 벌리기

관상면 두개천골요법

관상면(Coronal plane)

관상면 구조물은 몸을 전/후로 나눈다. 이 구조물들은 정자와 난자가 수정되고 가장 먼저 발달한다. 모든 움직임에서 기본이 되는 구조물이고 임신 중, 출산과정, 양육환경 당시에 받는 트라우마에 가장 많은 영향을 받는다.

삶의 시작과 끝 부분에 불균형이 가장 심해지고 건강이 나쁠수록 관상면 구조물들의 변위가 커진다. 쉽게 말하자면 태어날 때 웅크린 자세이고 늙거나 아플수록 몸이 구부정해지면서 몸의 앞쪽과 뒤쪽 구조물의 균형이 완전히 깨진다는 것이다.

삶의 시작, 삶의 끝, 건강이 나쁘다는 것의 공통점은 자신을 보호하는 능력, 방어하는 능력이 떨어진다는 점이다. 이 상태에서는 불안감을 느끼고 긴장을 많이 하게 되고 누군가에게 의지하려고 한다. 자신감, 자존감, 자기효능감이 떨어질 수밖에 없다.

삶에 자신감이 없거나, 자기비하를 자주 하거나, 익숙하지 않은 것과 낯선 것을 회피하고 안전한 것만 선택한다면 전/후 구조물의 상태를 확인해보는 것이 좋다.

이 구조물들은 똑바로 누웠을 때 중력에 의해 자극을 받기 때문에 똑바로 누워서 잘 자지 못하는 사람이라면 이 구조물들을 자극해서 좋아질 수 있다.

후두골

후두골은 두개골의 밑 부분과 뒷부분을 형성하는 마름모 형태의 주걱모양의 뼈이다. 6개 뼈와 관절을 형성하는데 위쪽으로 두정골, 앞쪽으로 접형골, 옆쪽으로 측두골, 밑으로는 경추 1번과 연결되어 있다. 후두골에는 목에 있는 대부분의 근육들이 붙어 있기 때문에 목근육의 긴장에 의해 후두골 움직임이 제한이 생길 수 있다. 이 부위는 머리로 올라가는 혈관들이 지나가기 때문에 뇌 혈액순환에도 중요한 구조물이다.

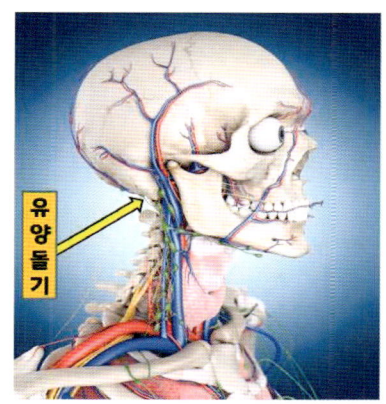 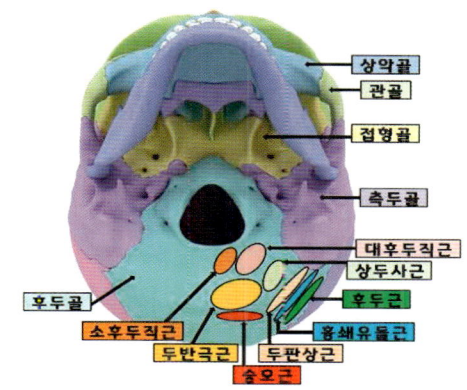

후두골은 두개골 변위 중 가장 자주 일어나는 뼈 부위로 뒤통수가 비대칭적인 사람들이 많다. 또한 소뇌천막이 후두골에 붙어 있기 때문에 후두골 변위는 소뇌천막의 비대칭성 긴장을 유발해서 뇌 긴장도를 높인다. 후두골의 움직임은 코와 뒤통수를 연결하는 선에서 일어나는 굴곡과 신전이다. 후두골은 제1번 경추와 사이가 좁아지면서 문제가 생기는 경우가 많기 때문에 이 부분은 매우 중요하다.

후두유돌봉합, 인자봉합, 관상봉합 자극하기

출산과정에서 발생하는 외상이나 목과 머리 쪽 손상은 후두골 움직임에 영향을 많이 미친다. 비대칭적으로 발생하는 후두골 움직임의 제한은 후두유돌봉합이나 인자봉합의 잠김을 일으켜서 다른 두개골에 영향을 미친다. 후두유돌봉합의 긴장은 측두골의 움직임을 긴장시켜 접형기저관절을 압박할 수 있다. 태아 때의 접형기저관절은 유리연골결합으로 연골형태로 되어 있고 성장을 해도 약간의 유연성을 가지고 있다.

그렇기 때문에 비정상적인 외력이 가해지면 이 관절은 잠기거나 틀어질 수 있다. 두개천골전문가들은 접형기저관절의 변형이 자폐, 뇌성마비, 발달장애 등 원인이 아직 밝혀지지 않은 많은 난치질환과 관련이 있다고 말한다.

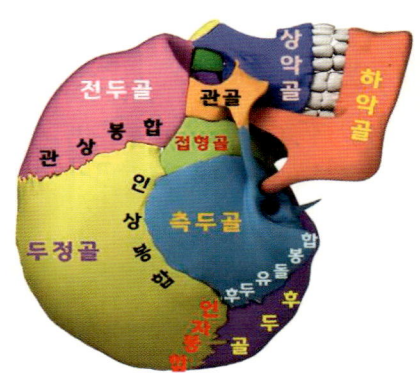 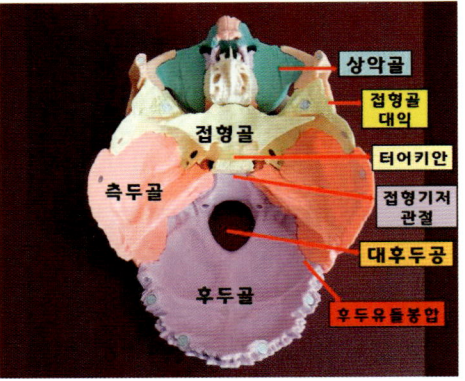

후두유돌봉합에 손을 댄 상태로 얼굴 방향으로 들어 올리면 후두골과 측두골 움직임의 제한이 풀리고 측두골이 접형골을 밀면서 접형기저관절을 자극한다. 보통 후두유돌봉합을 검사해보면 양쪽이 비대칭적으로 긴장된 경우가 많다. 이때는 반대로 자극한다. 관상봉합은 전두골과 두정골 사이의 봉합을 말하며 교통사고나 폭력에 의해 머리 앞쪽으로 강한 충격을 당했을 때 가장 문제가 될 수 있다. 이 봉합의 움직임은 전두골의 상태를 결정하고 앞이마의 주름이나 탈모와도 관계가 있는 것으로 나타난다.

❶ 2,3,4번째 손가락으로 후두유돌봉합선에 대고 얼굴 방향으로 들어올린다.
❷ 2,3,4번째 손가락으로 인자봉합선에 대고 얼굴 방향으로 들어올린다.
❸ 엄지손가락으로 관상봉합을 가볍게 문지른다.

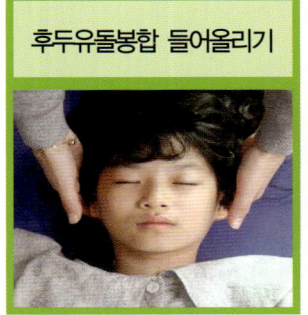 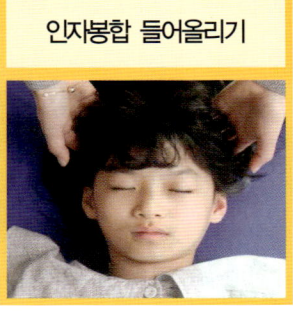 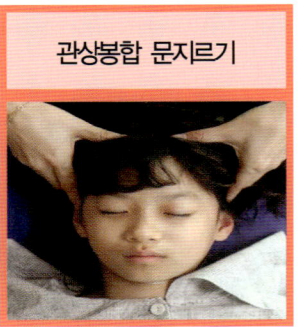

후두유돌봉합 들어올리기 | 인자봉합 들어올리기 | 관상봉합 문지르기

유양돌기 자극하기

유양돌기는 양쪽 측두골의 아래쪽에 위치하고 귀의 뒤쪽과 아래쪽 부분에 잡히는 뼈로 내부에는 공기가 들어있는 공간이 있다. 유양돌기에는 머리를 지지하고 목을 움직이는 흉쇄유돌근이란 아주 중요한 근육이 붙어 있기 때문에 유양돌기 움직임을 체크하는 것은 중요하다.

유양돌기의 움직임을 통해 측두골의 변의를 알 수 있다. 반대로 말하면 유양돌기를 자극하는 방법을 통해 측두골 변의를 해결할 수 있다는 말과 같다.

귀 잡아 당기기(Ear pull)는 유양돌기를 자극할 때 같이 하면 더 좋다. 귀를 긴장감이 느껴질 때까지 지긋이 당기면 소뇌천막까지 이완시킬 수 있다.

❶ 귀 바로 뒤쪽에 있는 유양돌기를 찾는다.
❷ 2,3번째 손가락 사이에 유양돌기를 끼고 위, 아래로 움직여본다.
❸ 귀를 엄지손가락과 2번째 손가락으로 가볍게 잡고 수평 방향과 어깨 방향으로 당겨본다. 긴장감이 있는 부위를 찾아서 당기면 더 좋다.

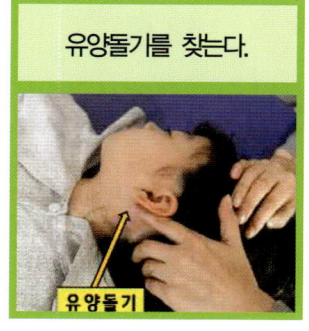
유양돌기를 찾는다.

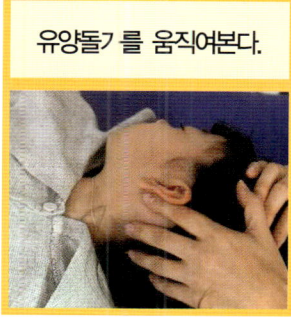
유양돌기를 움직여본다.

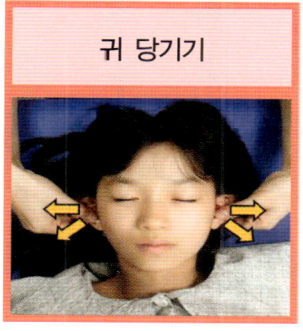
귀 당기기

접형골 들어올리기

접형골은 후두골과 접형기저관절인 연골결합의 형태로 연결되고, 옆과 뒤쪽에서는 측두골의 추체와 측두린과 연결되고, 위쪽으로 두정골과 연결되고, 사골과는 앞쪽에서 연결되고, 아래쪽에서는 구개골과 서골과 연결되고, 대익과 소익은 전두골과 연결되고, 관골의 내측에 연결되고, 대뇌겸과 소뇌천막이 접형골에 부착된다.

대부분의 두개골과 연결되어 있기 때문에 두개골 움직임의 핵심역할을 하고 두개천골 요법에서 가장 중요하게 다루는 뼈이다. 접형골의 상완와열로 시신경, 안동맥, 안정맥이 지나가기 때문에 눈의 건강에 절대적인 역할을 한다.

사시(Strabismus)는 두 눈의 위치가 바르지 않다는 것으로 어떤 물체를 볼 때 한 쪽 눈은 그 물체를 향하지만 반대쪽 눈은 다른 위치에 있게 된다. 사시는 태어날 때부터 나타나는 경우도 있고 성장하면서 발생하는 경우도 있다. 한쪽 눈의 이상으로 생기는 사시 말고 대부분의 사시 원인은 알 수 없지만 상담을 해보면 두개골 이상과 연관된 경우가 많고 특히 접형골의 변위와 밀접한 관련이 있다.

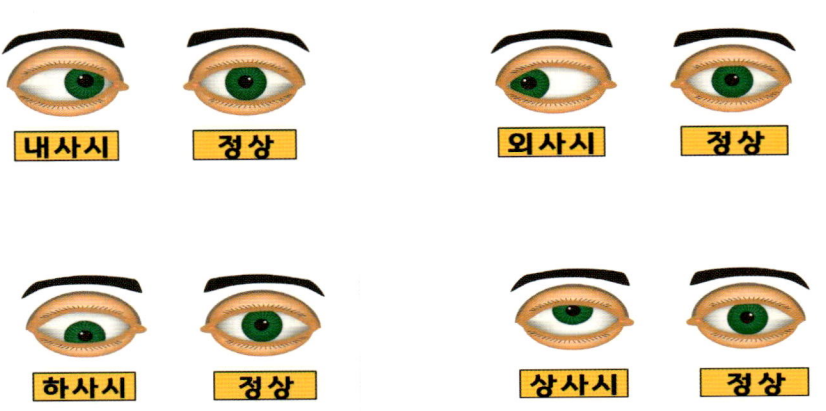

접형골은 두개골 안쪽에 있기 때문에 직접적으로 접형골의 안쪽 부분들은 만질 수 없고 관자놀이라고 불리는 접형골 대익을 외부에서 만져서 접형골의 변위 상태를 알 수 있다. 접형골은 크게 대익과 소익, 익상돌기로 구분한다. 대익은 눈 옆, 약간 위쪽 지점, 관자놀이로 불리는 부분으로 전두골, 측두골, 두정골과 연결되어 있다.

익상돌기는 입 안 어금니 쪽에서 촉진이 가능하고 익상돌기를 너무 강한 힘으로 자극해서는 안 된다. 소익은 대뇌겸과 소뇌천막이 붙어 있고 뇌신경이 지나가는 곳이기 때문에 인체기능에 많은 영향을 준다.

출산 과정에서 사용되는 겸자, 난산에 의한 두개골 외상, 양육과정에서 머리의 외상, 부정교합, 나쁜 자세 등에 의해 접형골 변위가 생길 수 있다.

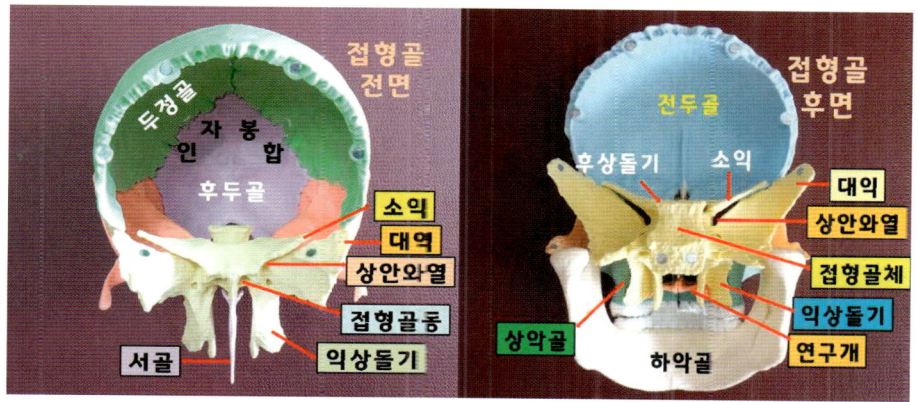

> ❶ 접형골 대익(관자놀이)이 2,3,4번째 손가락을 대고 가볍게 안쪽으로 밀어본다. 어느 쪽에 긴장도가 더 많은지 확인해본다.
> ❷ ❶번 손 위치에서 얼굴 방향과 뒤통수 방향으로 가볍게 움직인다. 병뚜껑을 열 때 잠김과 열림 방향으로 돌리면 더 잘 열리는 이치이다.
> ❸ ❶번 손 위치에서 얼굴 방향으로 접형골을 들어 올린다는 느낌으로 자극한다.

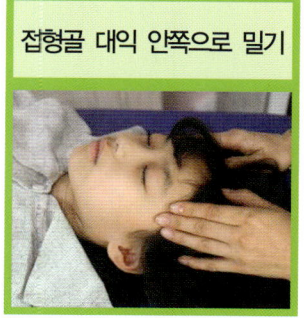
접형골 대익 안쪽으로 밀기

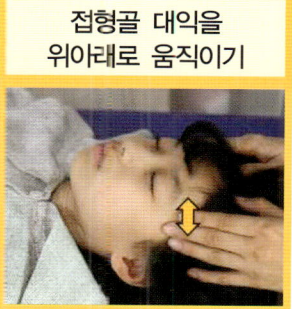
접형골 대익을 위아래로 움직이기

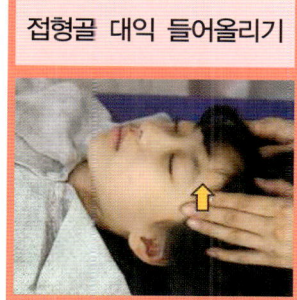
접형골 대익 들어올리기

관골(광대뼈) 흔들기

광대뼈나 협골이라고 불리고 양쪽에 하나씩 있다. 아래쪽과 안쪽은 상악골, 위쪽은 전두골, 뒤쪽 위쪽은 접형골, 뒤쪽 아래쪽은 측두골의 관골들기와 연결되어 있다.

관골은 아주 단단한 뼈로 눈을 보호하는 역할을 하고 얼굴 외측을 강어하기 때문에 그만큼 외상을 당할 가능성이 많다. 눈을 움직이는 근육이 눈 안쪽에 6개가 있는데 이 움직임이 두개골 변위에 의해 제한이 될 수 있다. 오른쪽 관골에 문제가 생기면 오른쪽 바깥쪽을 보게 하는 외직근이 약해질 수 있다.

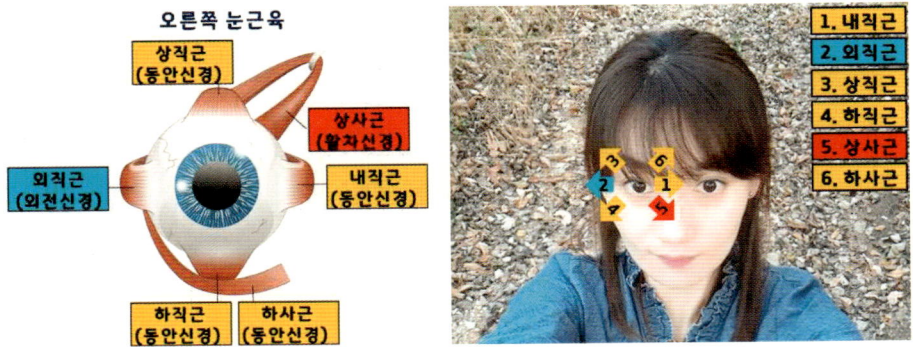

오른쪽 관골과 전두골 봉합선에 문제가 생기면 오른쪽 위쪽 대각선 방향으로 보는 눈 움직임에 제한이 생길 수 있다. 이런 눈 근육의 불균형은 책을 읽기 싫어하게 만들 수 있고 중요한 시합이나 경기에서 승패를 결정할 수 있다. 야구, 탁구, 사격, 양궁, 골프 등 대부분의 스포츠를 할 때 눈의 움직임은 아주 중요하다. 열심히 운동하는데 실력이 향상되지 않거나 결정적인 순간에 실수를 자주 한다면 두개골 움직임의 제한 때문에 생긴 눈 근육의 불균형이 원인일 수 있다. 눈 근육은 오른쪽과 왼쪽이 쌍으로 움직이기 때문에 오른쪽 외직근의 문제는 왼쪽 내직근의 문제를 일으키게 된다.

❶ 2,3번째 손가락으로 관골과 전두골의 봉합선을 찾아서 자극하고 벌린다.
❷ 왼손 3번째 손가락은 상악골의 바깥쪽에 대고 오른손 3,4번째 손가락은 상악골과 관골 봉합선에 대고 벌린다.
❸ 2,3번째 손가락으로 관골을 끼고 가볍게 흔들어서 자극한다.

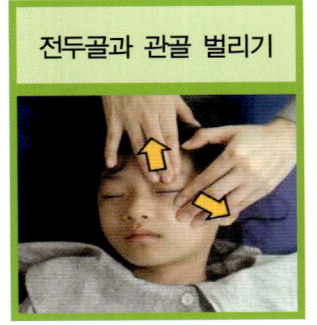
전두골과 관골 벌리기

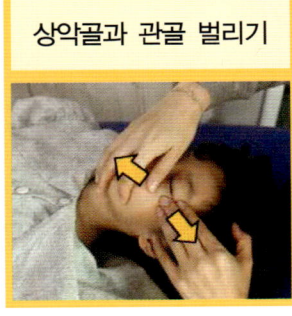
상악골과 관골 벌리기

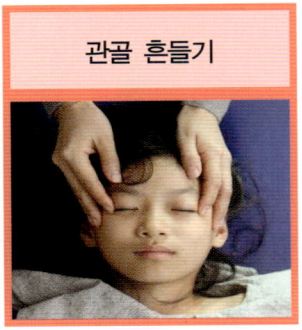
관골 흔들기

마지막으로 눈에 대한 이야기가 나왔으니까 어렵지만 조그만 더 이야기해보자.
우리의 눈은 먼 옛날 초기, 작은 동물의 투명한 피부 밑으로 빛에 예민한 세포가 생겼고 이 세포가 발달하면서 눈이 만들어졌다. 눈은 에너지를 많이 사용하는 기관으로 우리가 사는 지구라는 공간에서 움직이기 위해 반드시 필요한 인체의 중요한 감각기관이다. 눈이 없으면 어디에 부딪히거나 떨어질 수 있다. 먹잇감을 찾고 위험을 감지하고 피하는데 가장 중요한 감각으로 생존에 결정적인 역할을 한다. 눈의 출현과 발달에 의해 먹이를 차지하기 위한 경쟁이 심해졌다. 더 빨리 움직여야 하고 더 빨리 반응해야 했기 때문에 청각, 촉각, 후각이 더 정교하게 발달되기 시작한다.
생존의 위험이 증가하면서 보호색을 만드는 등 위장을 하기 시작했다. 거짓말, 사기 등 언어의 위장도 눈의 출현 때문에 가능하게 되었고 눈치가 좋다는 말은 눈 근육이 빨리 움직인다는 의미이다. 눈 근육의 핵심은 보고 싶어 하는 상들을 중심와 위에 오도록 안구를 특정한 방향으로 움직이는 것이다.

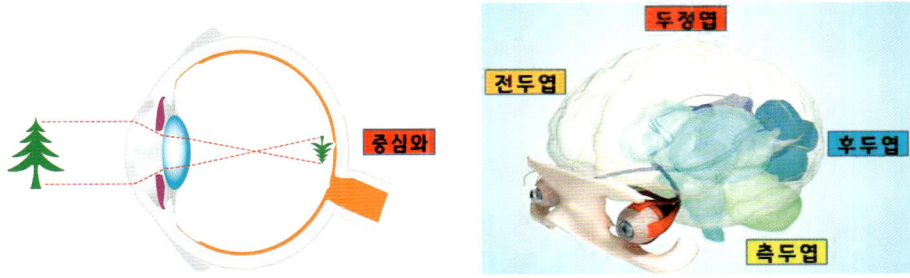

그래서 눈동자를 돌리는 6개의 근육은 하루 동안 몸의 600개 근육 중 가장 많이 움직인다. 중심와 위에 원하는 상이 오도록 눈동자를 움직여야 하기 때문이다. 미국 기능신경학 권위자이고 Brain Balance program을 만든 로버트 메릴로는 태어날 때 특정한 눈 근육에 문제가 있는 아이들이 있다고 한다. 이 아이들은 성장하면서 발달에 문제가 생길 가능성이 많다고 말한다. 특정한 눈 근육에 문제가 있게 되면 눈 기능에 문제가 생기고 원하는 것들을 중심와 위에 오도록 눈동자를 돌리지 못한다. 이런 아이들은 목표를 향한 집중력과 몰입력이 떨어질 가능성이 많고 학습능력이 떨어지게 된다. 눈을 통해 들어온 정보는 후두엽에서 처리되고 이 정보는 두정엽, 측두엽, 전두엽 등 뇌의 많은 영역과 연결되어서 통합된 정보를 바탕으로 결정하고 행동을 취한다.
눈(망막)을 통해 들어온 시각 정보는 상구, 시상의 시상침, 외측슬상체(LGN)를 거쳐

서 후두엽에 있는 시각피질로 가고 그 정보들은 다른 대뇌피질과 대뇌피질하구조로 간다. 그렇기 때문에 눈(시각)은 뇌의 많은 부분의 기능을 결정하다.

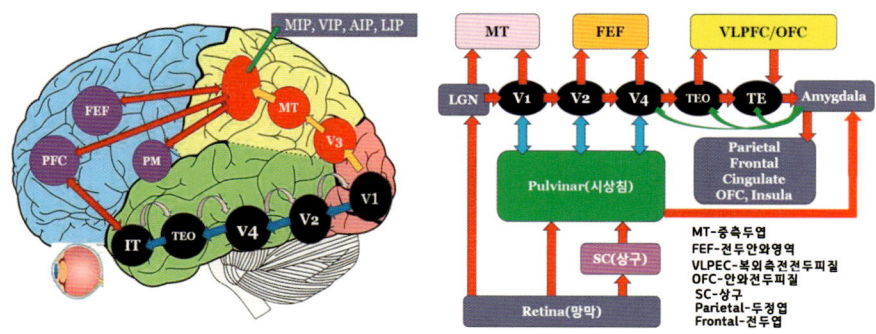

V1-V2-V4-TEO-IT 쪽인 측두엽 방향으로는 형태와 색깔에 대한 시각 정보가 간다. V1-V3-MT 쪽인 두정엽 방향으로는 움직임에 대한 시각 정보가 가는데 특히 손을 사용하는 뇌영역과 밀접하게 연결되어 있다. 시각의 발달은 손사용을 정교하게 만들고 손사용은 PM(브로카-언어 사용), 인지, 사회성 영역의 뇌 피질을 발달시킨다.

주의집중(Attention)과 눈 운동(eye movement)은 동일한 뇌 기관을 사용하기 때문에 눈 근육을 잘 치료하면 과잉행동이나 불안한 상태에서 안정감을 갖게 할 수 있다.

시상침은 시상(냄새를 제외한 모든 감각의 중계소 역할)의 30%를 차지할 정도로 모든 감각에 영향을 미치고 시상침은 편도체(Amygala)와 연결되어 있다. 편도체는 공포와 트라우마를 처리하는 뇌 기관이고 '눈을 마음의 창'이라 말하는 것처럼 눈과 감정(트라우마)은 그렇기 때문에 밀접하게 연결되어 있다. 지금까지 보았듯이 뇌는 철저하게 협응을 통해 기능을 수행한다. 다른 감각도 마찬가지이다.

여기서 이렇게 복잡한 이야기를 하는 이유는 로버트 메릴로가 말한 부분으로 태어날 때 이미 특정한 눈 근육에 문제가 있는 아이들이 있는 점이다. 이 아이들을 상담해보면 태어날 때 두개골 손상과 변위가 있다. 검사 상 눈에는 문제가 없으면서 시각기능이 떨어지는 경우도 두개골 손상 때문일 가능성이 높다.

이런 이유 때문에도 이 책을 쓰게 되었는데 태어난 아이가 눈 맞춤이 없거나 사시나 눈에 문제가 생겼을 때 두개천골요법을 통해 어느 정도 개선해 줄 수 있다.

그리고 뇌는 철저하게 협응을 하듯이 두개골도 같이 움직인다. 어떤 특정한 두개골 변위를 찾을 수 있다면 좋지만 그렇지 않다면 약하게 중요한 곳들을 다 자극하면 된다.

3부

자가 두개천골요법

25 자가 두개천골요법
　- 얼굴 디자인
　- 책을 마치면서

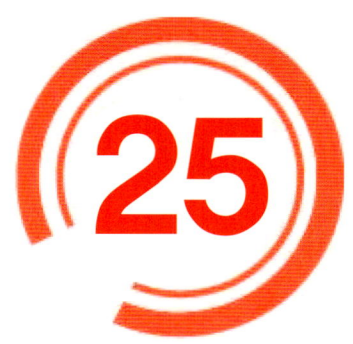

자가두개천골요법

자가두개천골요법(Self-CST)-얼굴 디자인

모든 생명체가 스스로 치유하는 능력이 있듯이 인간도 놀라운 자가치유(Self-Cure) 능력을 가지고 있다. 몸에 상처가 나면 출혈을 멈추게 하고 상처를 아물게 하는 물질이 생성되고 상처부위의 가장자리 세포들이 끌어당겨져 상처부위가 봉합된다.
부러진 뼈들을 붙게 하고 손상된 세포들을 파괴시키고 건강한 세포를 대체한다.
36.5도란 체온을 일정하게 유지하고 혈압도 120/80을 지키려고 한다. 신체의 모든 세포, 조직, 장기들은 우리가 인지하지 못하는 사이에 항상 우리 몸 안의 균형과 조화를 이루도록 만들고 있다. 이 과정이 순조롭게 잘 이루어지고 있다면 건강하다고 말할 수 있고 이런 과정에 문제가 생긴 상태를 질병에 걸린 것이라고 할 수 있다.
여기서 이야기 할 자가두개천골요법(Self-CST)은 우리 몸에 있는 이런 자가치유능력을 극대화시킬 수 있는 방법 중에 하나이다. 앞에서 이야기 했듯이 두개골은 뇌를 싸고 있고 중요한 감각기관(눈, 코, 귀, 입)들이 있는 곳으로 몸의 중심역할을 한다.
그렇기 때문에 두개골에 문제가 생기면 즉각적으로 건강에 이상이 생기게 되고 건강에 이상이 생기면 바로 두개골에 문제가 생기게 된다.
치유는 신체의 바른 정렬과 올바른 움직임을 통해 이루어지기 때문에 앞으로 두개골의 움직임과 그 움직임을 어떻게 혼자서 바로 잡을 것인지를 알아볼 것이다.

다른 사람 특히 아이들의 몸에 있는 긴장을 손으로 만져봐서 찾아내고 그 긴장을 이완시킨다는 것은 쉬운 일이 아니다. 이런 긴장을 찾기 위해서는 몸을 많이 만져봐야 하는데 자신의 몸을 만져보고 그 느낌을 인식하는 것이 가장 효과적이라 생각한다.

물론 엄격히 말하자면 다른 사람에게 받는 것과 내가 내 몸에 하는 것과는 차이가 있지만 다른 사람의 몸의 긴장감을 찾기 위한 방법으로 자신의 몸을 관져보는 것이 가장 좋다. 이렇게 해보면 자신의 몸의 긴장된 부위를 찾을 수 있고 가벼운 자극에 의해 그 긴장이 어떻게 해소되는지 알 수 있다. 또 자신의 몸을 만져봄으로서 다른 사람이 이런 자극을 받을 때 어떤 느낌이 있는지를 알 수 있고 힘의 강약 조절이나 미세한 손놀림이 가능해진다. 이 과정을 익히기 위허 앞으로 이야기 할 방법들은 아주 중요하다.

또 자가두개천골요법을 자신에게 해야 하는 중요한 이유가 있다.

긴장된 부위들을 하나씩 찾아서 해결하면 자신의 몸이 건강해질 수 있는데 몸이 긴장되면 건강에도 문제가 생기고 긴장감은 사람들과의 관계에서 불편함으로 나타난다. 나 자신과의 관계, 부모와의 관계, 부부 사이의 관계, 자녀들과의 관계, 특정 가족이나 직장동료 등과의 관계에서 긴장하게 되고 다툼이 생기게 된다.

나란 사람은 OO의 자식, OO의 남편, OO의 아내, OO의 아빠, OO의 엄마, OO의 친구 등 이런 관계 속에서 형성되는데 어떤 관계에서 불편함이 생긴다면 건강하고 행복한 삶을 산다고 할 수 없다. 불편한 관계가 많을수록 삶의 긴장감은 커지고 온전한 삶을 살지 못한다. 당연히 하는 일도 잘 안되고 건강도 나빠지게 된다. 자신의 몸의 긴장감을 인식하고 해결하다보면 사람들과의 관계도 자연스럽게 좋아지게 된다.

그리고 자신의 몸을 자꾸 만져보고 관찰하다보면 몸이 예민하게 된다. 몸이 예민하게 된다는 것은 어떻게 보면 많이 불편할 수 있다. 보통 일어나는 일들에 대해 너무 심각하게 생각하고 걱정할 수 있고 주변에서 일어나는 사소한 변화에 민감하게 반응할 수 있다. 이런 변화에 까칠해지게 반응하면 가족이나 주위 사람들이 피곤해할 수 있다.

온통 문제만 일으킬 것 같은 예민함을 다른 시각으로 본 사람이 있다. 덴마크의 심리학자 일자 샌드는 수천 명의 예민한 사람들을 상담을 했는데 그 사람들이 그렇게 불편해했던 예민한 성향들이 그 사람들을 특별하게 만드는 최상의 재능이었다는 것을 발견했다. 일자 샌드는 예민한 이들을 성능이 매우 뛰어난 안테나로 비유를 했는데 성능이 뛰어나기 때문에 감지할 수 있는 영역이 넓고 노이즈도 많이 잡히지만 다른 사람들이 보지 못하는 정보들을 잡아낼 수 있다는 것이다. 상대방의 말, 몸짓, 행동 속에 감추어져 있는 특별한 의미를 찾아낼 수 있기 때문에 더 깊이 공감할 수 있고 더 많은 영역에서 새롭고 특이한 점들을 발견할 수 있다. 예민한 사람들(Sensitive people)이 가지고 있는 '예민함이나 민감함은 결함이 아니라 신이 주신 조금 피곤하지만 최고의 재능이다'라고 말한다. 일자 샌드의 주장에 필자도 100%로 동감하는데 예민함과 민감함은 신이 주신 최고의 재능인 것은 맞지만 스스로 조절을 못하면 굉장히 불편하다. 결벽증, 강박증 등으로 나타나서 자신을 불편하고 힘들게 만들고 까칠함, 날카로움, 공격성 등으로 나타나면 주위 사람들을 아프게 하고 상처를 주게 된다.

이런 예민함은 몸의 긴장감으로 나타나기 때문에 긴장되어 있는 자신의 몸을 관찰하고 그 부위를 찾아서 해결하면 장점이 많은 예민함을 가질 수 있다.

그리고 상담을 해보면 예민함은 어릴 때 트라우마와 관련이 있는 경우가 많다.

또 자가두개천골요법의 장점은 자주 할 수 있다는 것이고 입안, 귀속, 콧속, 치골결합, 골반저근 등 예민한 부분들을 자극 할 수 있다는 것이다. 이 자극들을 통해 얼굴 디자인(리모델링)이 가능하다. 누구나 아름답고 젊고 건강하길 원한다. 가장 중요한 요인은 균형과 안정된 움직임이 있어야 하고 가장 자연스러운 상태가 가장 아름다운 상태라고 생각한다. 안면비대칭이나 얼굴뼈의 변위는 혈관, 림프 등의 순환에 문제를 일으켜서 얼굴을 붓게 하고 다크서클이나 피부트러블을 일으키고 주름을 더 많이 생기게 하고 이중 턱을 만든다. 두개골 움직임의 제한이 없어지면 얼굴뼈들도 잘 움직이게 되고 신진대사가 촉진되면서 노폐물이 잘 배출되고 피부가 깨끗해지며 탄력성이 생기고 얼굴이 지금보다 작아지고 얼굴선이 살아나고 가장 자연스러운 얼굴 형태가 될 수 있다. 얼굴 디자인을 통해 자신의 자연스러움을 찾을 수 있다고 생각한다.

두개골의 변위로 인한 얼굴 비대칭은 다음과 같이 나타난다.
- 눈, 코, 입 모양이 바르지 않다.
- 두 눈 사이와 코 중간, 턱 끝의 중심이 맞지 않다.
- 웃거나 표정을 지을 때 한쪽 입 꼬리가 더 많이 올라간다.

- 코 옆에 있는 팔자 주름 형태와 깊이가 다르다.
- 관골(광대뼈)의 높이와 위치가 서로 다르다.
- 음식을 씹을 때 한쪽으로 주로 씹는다.
- 윗니와 아랫니의 중심선이 일치하지 않는다.
- 고개가 한쪽으로 기울어져 있거나 왼쪽이나 오른쪽으로 회전해있다.

앞에서 이야기 했듯이 우리의 건강은 다양한 요인들에 의해 끊임없이 위협받고 있다. 필자는 앞으로 소개할 작은 습관들이 당신의 얼굴을 예쁘게 하고 몸을 건강하게 만들고 삶의 질을 높여줄 것이라고 확신한다.

가끔 자가두개천골요법을 하면서 '음'이나 '응'을 길게 소리를 내면 두개골이 미세하게 진동하면서 잘 움직일 수 있다.

1. 쇄골과 늑골 벌리기

❶ 숨을 들이 마시면서 쇄골을 노란색 화살표 방향으로 가볍게 밀어준다.
❷ 숨을 들이 마시면서 늑골을 노란색 화살표 방향으로 가볍게 밀어준다.
❸ 양쪽을 동시에 같이 한다.

1. 쇄골과 늑골 벌리기

폐첨

2. 후두기저부 자극하기

후두골과 경추2번(C2) 사이, 빨간색 화살표 방향으로 손가락을 위치한다.
이 부위는 대후두공이 위치하고 머리를 움직이는 근육들, 혈관, 신경들이 지나가는 곳이기 때문에 아주 중요하다. 이 방법은 어깨에 힘을 빼고 하는 것이 중요하다.

❶ 시술자는 다음과 같은 손 모양(∧)으로 후두골 부위에 손을 댄다.
❷ 손가락의 지단부를 후두골과 경추2번 사이에 댄다.
❸ 후두골과 경추2번 사이를 파고 들어간다는 느낌으로 약간 들어올린다.

1. 후두기저부 자극하기

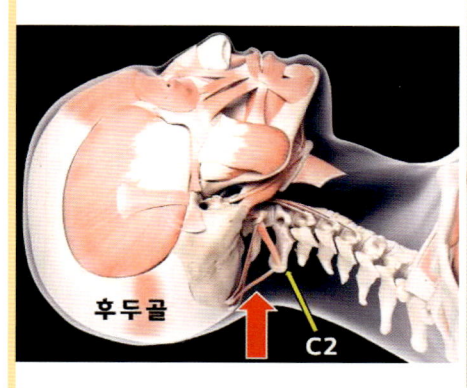
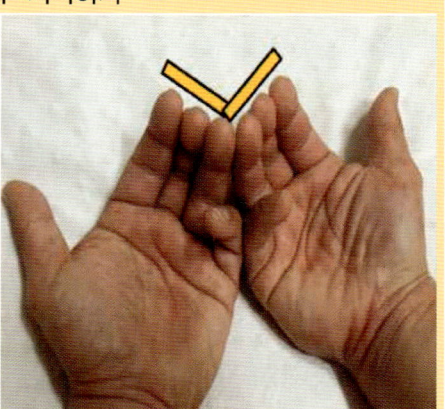

2. 후두기저부 자극하기

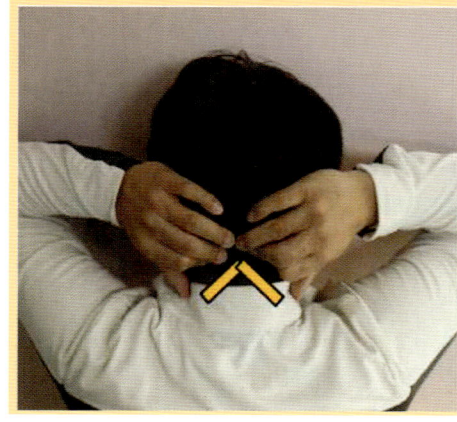
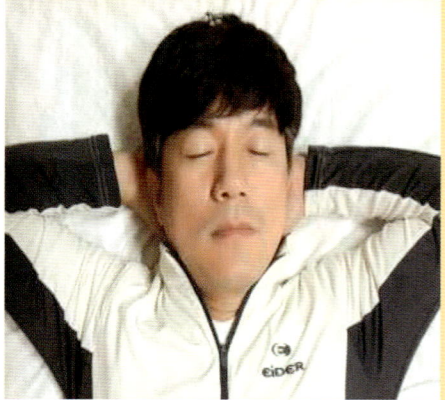

3. 시상봉합 벌리기

시상봉합은 두 개의 두정골 사이에 있는 치밀한 섬유성 결합조직 형태를 가지고 있다. 섬유성 결합조직은 보통 은백색으로 강하고 질기기 때문에 두 구조물의 연결을 단단히 유지하고 보호하며 세균 침입의 방어 기전을 가진다.

시상봉합 형태가 톱니바퀴 모양으로 온전히 맞물려 있고 강하고 질긴 섬유성 결합조직이기 때문에 변위가 쉽게 되지 않지만 어떤 이유에 의해 변위가 된다면 움직임을 정상적으로 회복시키는 것도 쉽지 않다. 시상봉합은 시상면의 가장 외쪽에 위치하기 때문에 밑에 있는 치골결합과 처골과 미골 연결부위와 강력하게 영향을 주고받는다고 생각한다. 몸의 좌우 균형이 닿지 않으면 좌우로 더 많이 흔들리게 되고 시상봉합이 잠기는 경우(jamming)가 많다. 척추측만증, 몸과 얼굴의 좌우비대칭, 좌우 다리길이 차이가 있다면 시상봉합 벌리기를 좀 더 많이 하면 좋다.

평상시에 머리를 감거나 머리 마사지를 할 때 시상봉합 부분을 마사지 해주고 벌려주는 습관을 가지면 아주 좋다.

❶ 시상봉합을 2,3,4,5번째 손가락을 사용해 바깥쪽으로 벌려준다.
❷ 소천문에서 대천문 방향(얼굴방향)으로 진행하는 것이 좋다.
❸ 양쪽의 긴장감의 차이를 생각하면서 자극한다.

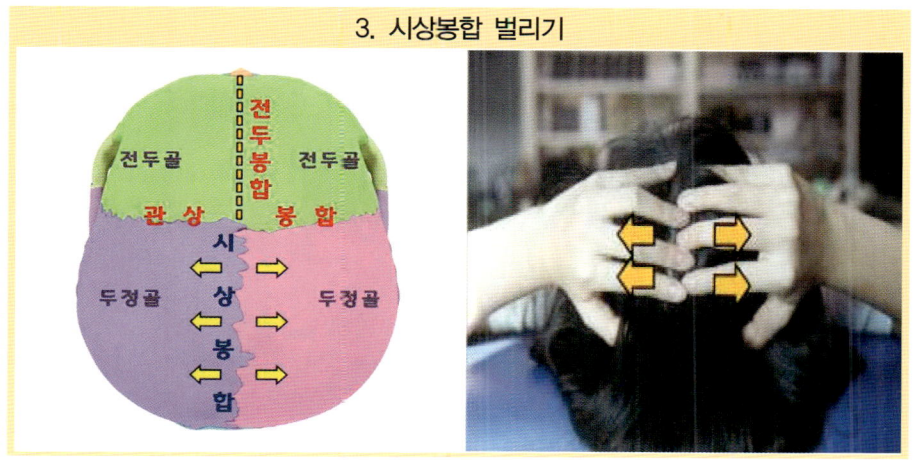

3. 시상봉합 벌리기

4. 전두봉합 벌리기

동물의 뇌와 비교할 때 크기와 기능에서 가장 차이가 나는 곳이 전두엽으로 전두골이 보호하고 있는 뇌 부위이다. 자신을 인식하고, 우선적으로 해야 할 일의 순서를 정하고, 하고 싶은 일은 열심히 하고, 하기 싫은 일은 억제하고, 문제해결을 위해 전략과 전술을 수립하고, 행동을 결정하고, 실행하는 역할을 하는 곳이 전두엽이다. 작업기억(바로 전까지 했던 과정을 기억하고 있는 것)과 주의집중, 목표지향적 행동, 강력한 동기부여를 가질 수 있게 만드는 곳이다. 스트레스가 많아지면 인상을 쓰게 되는데 이때 전두봉합과 아래 얼굴뼈들과의 봉합선에 압박이 심해진다. 반대로 전두골의 봉합선들의 움직임의 제한이 생기면 인상을 더 쓰게 되고 스트레스를 더 많이 받게 된다.

자가두개천골요법에서는 전두골을 자극하는 방법이 몇 가지 있다. 구조가 기능을 결정하기 때문에 전두골의 움직임이 제한으로부터 자유로워지면 기능도 향상된다.

몸집이 큰 사람이 작은 사람보다 힘이 세듯이 전두엽의 기능이 좋아지면 세상을 보는 시각이 달라지 게 되고 삶 전체가 정리정돈이 되고 깔끔해진다.

❶ 시상봉합선을 따라 전두봉합으로 이어지면서 가볍게 마사지한다.
❷ 2,3,4,5번째 손가락 손바닥 면으로 가볍게 벌린다.
❸ 벌리면서 어느 쪽에 더 많은 긴장감이 있는지 확인해 본다.

4. 전두봉합 벌리기

5. 상악골 벌리기

상악골은 그림에서 보듯이 얼굴 중앙에 위치하고 있는 파란색 뼈이다. 상악골은 중앙에 위치하고 있기 때문에 얼굴 비대칭을 일으키는 얼굴뼈의 하나이고 코를 형성하고 있기 때문에 비염, 천식, 무호흡증 등 모든 호흡기 질환과 관련이 있다. 그림과 같이 코와 연결된 부위를 바깥쪽으로 가볍게 당기고 코로 호흡을 해 보면 금방 알 수 있다. 이렇게 해보면 코로 호흡하는 것이 훨씬 수월하고 더 많은 산소를 흡입할 수 있게 된다. 앞니가 돌출되거나 광대뼈가 튀어나온다면 이것도 상악골 변위가 주범일 가능성이 많다. 이런 문제들을 가지고 있다면 상악골을 자주 자극할 필요가 있다.

❶ 코를 중심으로 상악골 안쪽을 따라 가볍게 누르면서 벌려준다.
❷ 상악골과 관골의 봉합선을 찾아서 가볍게 누르면서 벌려준다.
❸ 상악골과 윗니의 연결부의를 따라 위아래 방향으로 마사지해준다.

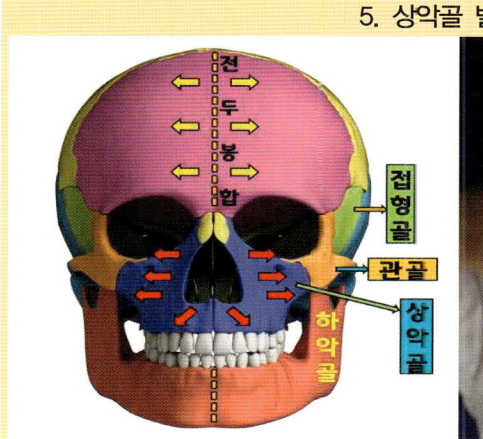
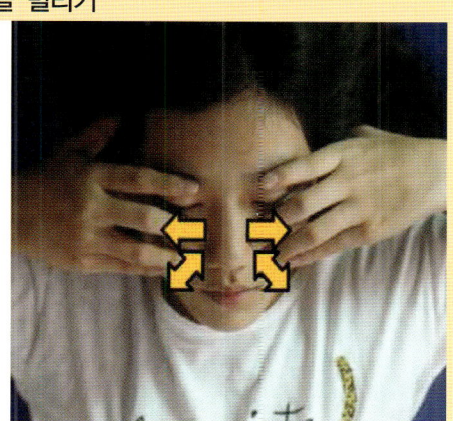

5. 상악골 벌리기

6. 하악골 벌리기

❶ 치아와 하악골 사이의 움푹 들어간 부위를 가볍게 마사지한다.
❷ 하악골 가운데 부분을 가볍게 벌려준다.
❸ 양쪽의 긴장도를 비교해보면서 자극한다.

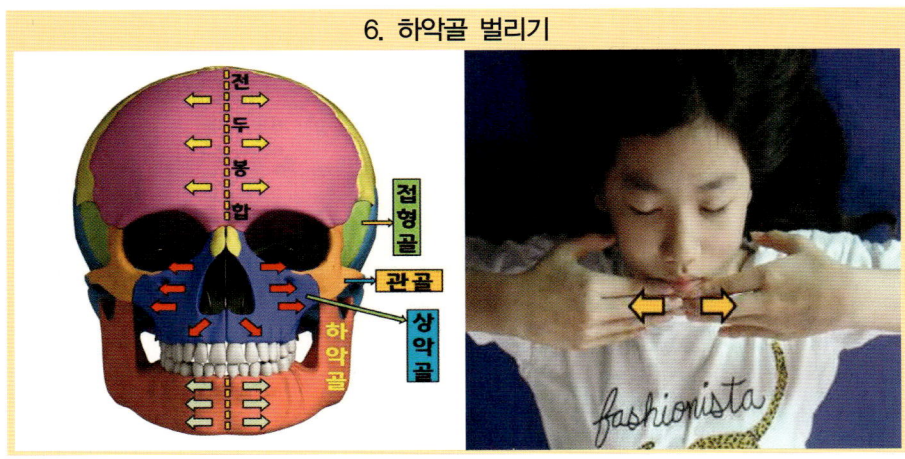

7. 후두유돌봉합 들어올리기

후두유돌봉합은 흉쇄유돌근과 상부승모근 등 목 근육 긴장에 많은 영향을 미친다. 자세가 구부정하거나 거북목, 일자목인 사람들을 보면 후두유돌봉합 한쪽이 잠기거나 양쪽 모두 잠긴 경우가 많이 있다. 모든 틀어짐은 구조의 변위에 의해 발생한다.

❶ 후두유돌봉합 위치를 확인한다.
❷ 후두유돌봉합선을 가볍게 위아래로 마사지한다.
❸ 후두유돌봉합선에 2,3,4번째 손가락을 대고 화살표 방향으로 들어올린다.

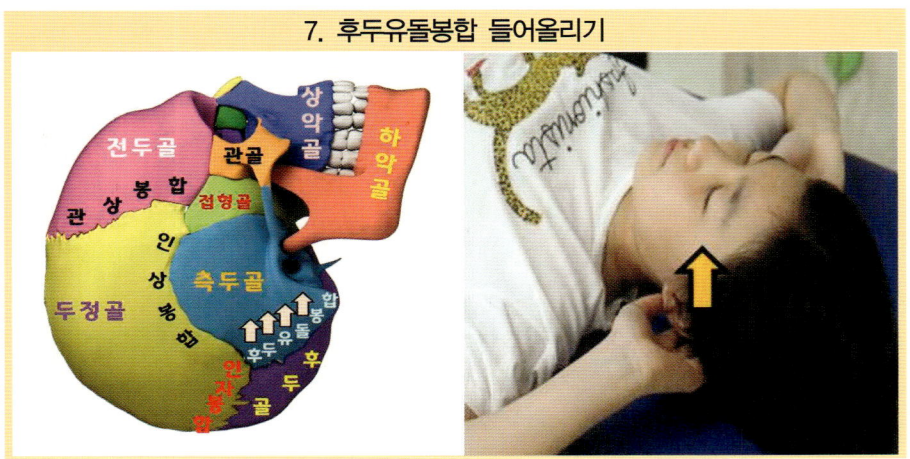

8. 인자봉합 들어올리기

인자봉합은 뒤통수가 비대칭일 때 후두유돌봉합과 같이 변위되고 잠기게 된다. 인자봉합은 두개골들이 굴곡과 신전 패턴으로 움직일 때 가장 제한을 일으킬 수 있는 뼈이다. 잠기게 되면 위치를 찾는 게 쉽지 않은 봉합선이다.

❶ 인자봉합 위치를 확인한다.
❷ 인자봉합선을 따라 가볍게 마사지를 한다.
❸ 인자봉합선에 2,3,4번째 손가락으로 화살표 방향으로 들어올린다.

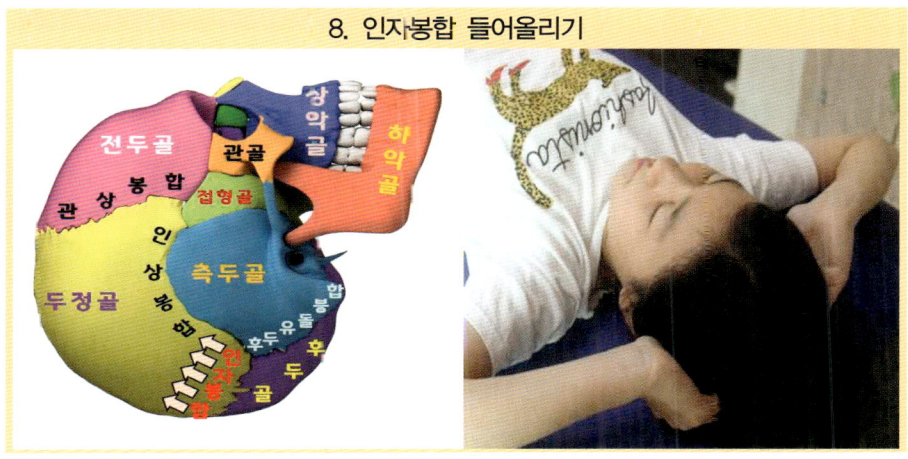

8. 인자봉합 들어올리기

9. 인상봉합 자극하기

❶ 인상봉합을 따라 가볍게 마사지를 한다.
❷ 인상봉합 부위를 확인하고 손목 위쪽 손바닥의 두툼한 부분에 댄다.
❸ 두정골과 측두골을 분리시킨다는 느낌으로 위쪽(빨간색 화살표 방향)으로 가볍게 올린다.
❹ 왼쪽과 오른쪽 긴장감을 비교하면서 당긴 상태를 유지한다.
❺ 양쪽 느낌이 부드러워지면서 비슷해질 때까지 그 상태를 유지한다.
❻ 따뜻한 열감이나 이완되는 느낌을 받을 수 있다.

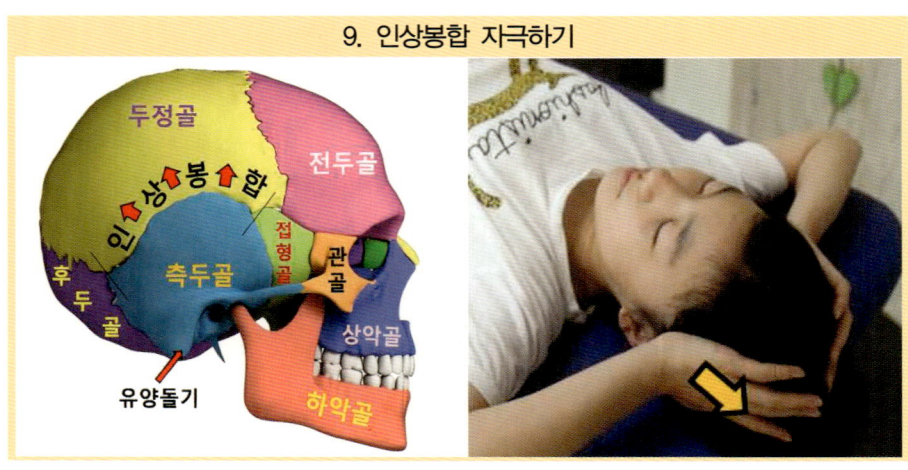

10. 관상봉합 들어올리기

관상봉합은 똑바로 누웠을 때 중력에 의해 압박이 가해진다. 관상봉합 한쪽이 잠기게 되면 똑바로 누워서 자지 못하거나 얼굴을 한쪽으로 돌리고 자는 경우가 많다. 이갈이나 수면무호흡증의 경우에도 관상봉합 움직임의 제한이 있을 가능성이 많다.

❶ 관상봉합 위치를 확인한다.
❷ 관상봉합선을 따라 가볍게 마사지를 한다.
❸ 관상봉합선에 2,3,4번째 손가락으로 화살표 방향으로 들어올린다.

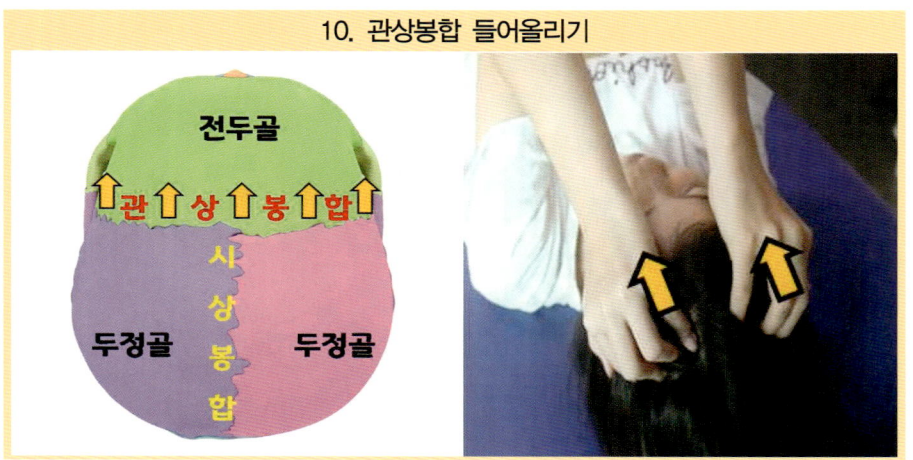

11. 접형골과 두정골, 전두골, 측두골, 관골 벌리기

접형골은 두개골 중앙에 있는 뼈로서 대부분 모든 사람들에게서 비대칭적 움직임이 나타난다. 뇌질환을 일으키는 주범이고 정성스러움이 필요한 뼈이다.

❶ 접형골과 두정골 봉합선을 확인하고 가볍게 문지른 후 벌린다.
❷ 접형골과 전두골 봉합선을 확인하고 가볍게 문지른 후 벌린다.
❸ 접형골과 측두골 봉합선을 확인하고 가볍게 문지른 후 벌린다.
❹ 접형골과 관골 봉합선을 확인하고 가볍게 문지른 후 벌린다.
❺ 긴장된 봉합선이 있다면 그 부위를 한 번 더 해준다.

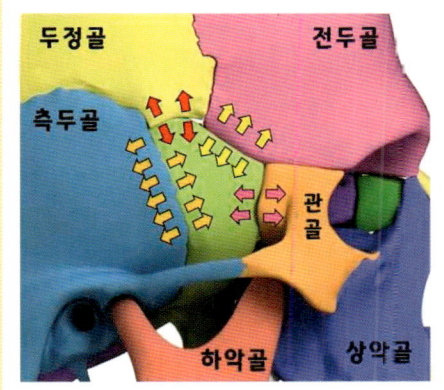
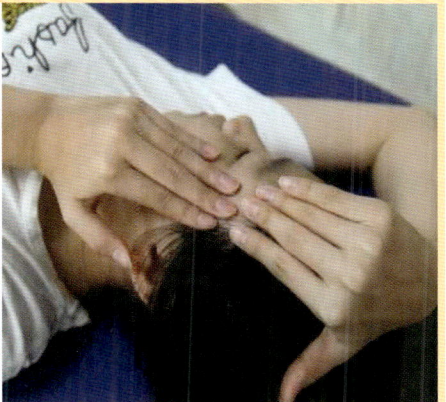

11. 접형골과 두정골, 접형골과 전두골, 접형골과 측두골, 접형골과 관골 벌리기

12. 전두골과 비골, 전두골과 상악골 벌리기

❶ 2,3번째 손가락으로 안와 위쪽에 가볍게 대고 위로 밀어 올린다.
❷ 4번째 손가락은 비골에 대고 아래로 내려서 서로 분리하는 방향으로 벌린다.
   (빨간색과 녹색 화살표 방향)
❸ 2번째 손가락은 위 방향, 3번째 손가락은 상악골에 대고 아랫방향으로 벌린다.(사진은 없지만 눈 아래 안와에 3번째 손가락을 접촉한다.)
❹ 양쪽 긴장감의 차이가 있는지 확인한다.

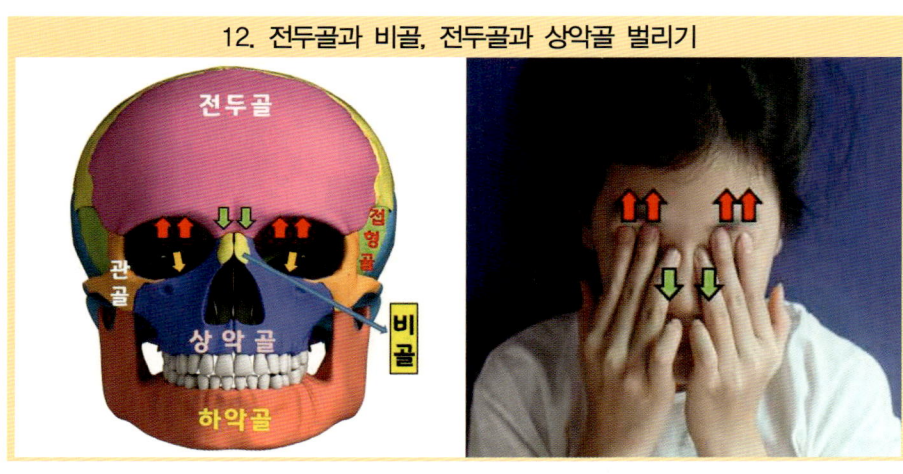

13. 관골(광대뼈) 흔들기

관골은 위치상 전두엽의 아래쪽, 접형골의 앞쪽, 하악골의 위쪽, 상악골의 위쪽, 측두골과 연결되어 있으면서 기계적인 압력을 많이 받는 뼈이다.

❶ 2,3번째 손가락으로 관골과 전두골의 봉합선을 찾아서 자극하고 벌린다.
❷ 3번째 손가락은 눈 바깥쪽 전두골에 대고 2,4번째 손가락은 상악골과 관골 봉합선에 대고 벌린다.
❸ 엄지손가락과 2,3번째 손가락으로 관골을 끼고 가볍게 흔들어서 자극한다.

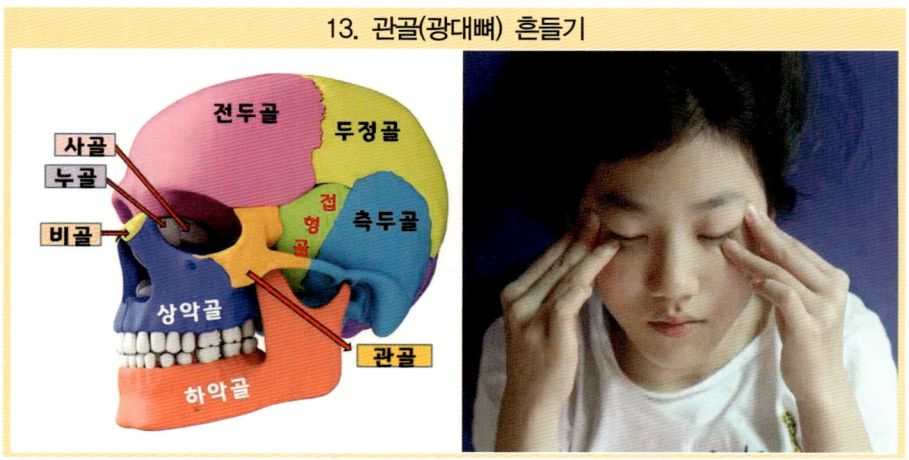

14. 치골결합과 골반 벌리기

치골과 골반은 앞에서 이야기 했듯이 방광과 직장(남자), 방광과 자궁과 직장(여자)을 앞과 뒤에서 고정하고 움직임을 만들어주는 뼈이다. 인간이 직립보행을 하면서 가장 취약해진 구조물이고 내장기들에 의해 끊임없이 압박을 받고 있다. 전립선염, 방광염, 치질, 난임, 불임, 발기부전, 생식기 쪽의 암 등 골반에서 나타나는 모든 질병들은 치골과 골반 움직임의 제한과 틀어짐에서 시작한다. 여성이 출산할 때 치골결합이 벌어지게 되고 끝나면 벌어진 치골결합이 다시 제자리로 가게 된다. 그런데 출산 후 산후관리를 잘 하지 못하게 되면 제자리로 돌아가면서 틀어지게 되는데 이 문제가 출산 후 산모의 건강에 많은 문제를 일으킨다. 치골결합은 시상면에서 시상봉합, 전두봉합과 연결되어 있기 때문에 전두엽 기능에 영향을 주고 산후우울증의 원인이 될 수도 있다. 왼쪽 무릎 통증, 왼쪽 발목 통증(족저근막염), 왼쪽 정맥류, 왼쪽 디스크 증상 등 왼쪽 다리 쪽의 모든 증상들은 왼쪽 치골과 전상장골극의 긴장감에서 시작되거나 악화되는 경우가 많다. 저주받은 하체도 치골과 골반 움직임의 제한이 생기면 나타날 수 있다.

> ❶ 치골결합 양쪽 높이 차이가 있는지 확인하고 치골결합을 위쪽과 앞쪽에서 가볍게 벌린다.
> ❷ 긴장이 있는 치골결합과 한쪽 전상장골극 사이를 벌린다.
> ❸ 양쪽 전상장골극을 잡고 가볍게 벌린다.

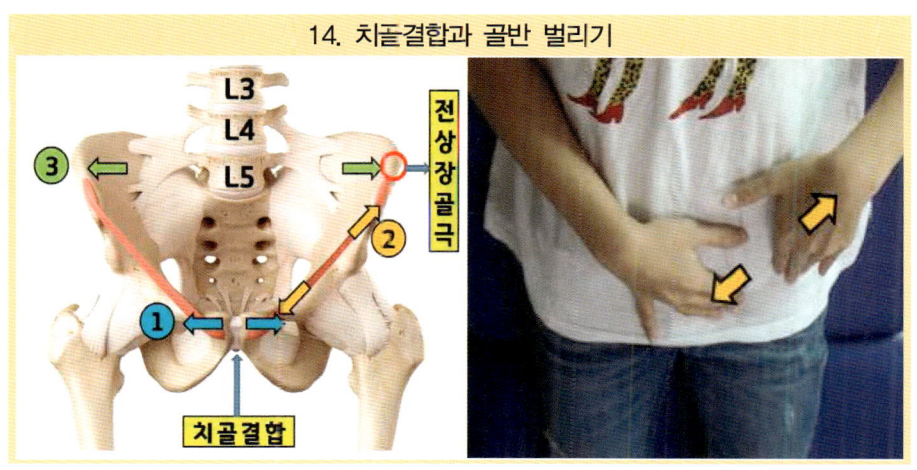

14. 치골결합과 골반 벌리기

15. 골반저근 자극하기

골반저근은 치골, 좌골, 미골에 연결되어 있는 여러 개의 근육들로 구성되고 직접적으로 방광, 자궁, 직장을 떠받치고 있는 해먹과 같은 형태를 한다. 항문괄약근, 구해면체근, 치골미골근 등이 대표적인 골반저근으로 성기능을 결정하고 몸 건강에 중요한 근육들이다. 골반저근은 임신과 출산, 노화 등에 의해 약해지는데 상담을 해보면 골반의 틀어짐 때문에 문제가 생기는 경우가 많다. 골반저근은 내전근들의 근막과 복근의 근막이 연결된 구조물이고 인류의 생존을 결정하는 중요한 생식기관을 보호하는 근육이지만 생식기 옆, 민감한 곳에 있기 때문에 다른 사람이 자극하기에는 어려움이 많다. 여기서 이야기하는 방법들은 필자들이 직접해보고 많은 사람들에게 시켜보았을 때 효과가 있었던 방법들이기 때문에 지속적으로만 하면 건강에 큰 도움이 될 것이다.

❶ 바로 누워서 무릎을 세운 상태에서 치골결합을 찾고 2~3cm 옆으로 가면 치골근을 찾을 수 있다.
❷ 치골근을 따라 내전근과 골반저근들이 붙어 있는 골반과 허벅지 안쪽 경계선을 따라 내려가면서 긴장감이 있거나 통증이 느껴지는 부위를 가볍게 마사지한다. 단단한 건(힘줄)들이 느껴지는 부위이다.
❸ 할 수 있다면 양쪽 손을 골반과 허벅지 경계선에 대고 벌린다.

15. 골반저근 자극하기

16. 귓속 자극법

귀는 소리를 분별하고 균형을 유지할 수 있게 하는 감각기관이다. 소음공해가 심해지면서 귀의 건강이 위협받고 있다. 이어폰으로 음악을 듣고 스마트폰으로 통화를 하고 차 소리, 지하철 소리, 사람 소리 등에 의해 우리의 귀가 피로해지고 있다.

귀가 2개가 있는 이유는 양쪽으로 들리는 소리의 미세한 시간 차이를 통해 어떤 대상의 위치를 파악하기 위한 생존의 필요성 때문이고 2개의 귀로 세상의 소리에 균형감을 가지고 귀를 기울여서 조화 있게 살기 위한 공존의 필요성 때문이다. 두개골 변위에 의해 측두골 움직임의 제한이 생기면 귀에 문제가 생길 수 있는데 귀가 긴장되면 양쪽 귀 구멍의 크기가 달라진다. 귀 구멍 크기가 달라지면 세상에서 들려오는 소리를 들을 때 균형감을 잃고 왜곡돼서 듣게 된다. 귀 밑에는 이하선이라는 침샘이 있기 때문에 귀의 문제는 침 분비에 문제를 일으킨다. 모든 것은 다 연결되어 있다.

❶ 양쪽 귀 바퀴를 부드럽게 골고루 마사지를 한다.
❷ 귓속에 2나 3번째 손가락을 넣어 전/후, 위/아래 여러 방향으로 움직여본다. 어느 쪽 귀 구멍이 작은지, 어떤 방향으로 잘 움직이지 않는지 확인한다.
❸ 비교적 작은 구멍이 있다면 손가락을 넣은 상태에서 좀 더 자극하고 입을 움직여 느껴지는 움직임이 비슷한지를 체크한다.

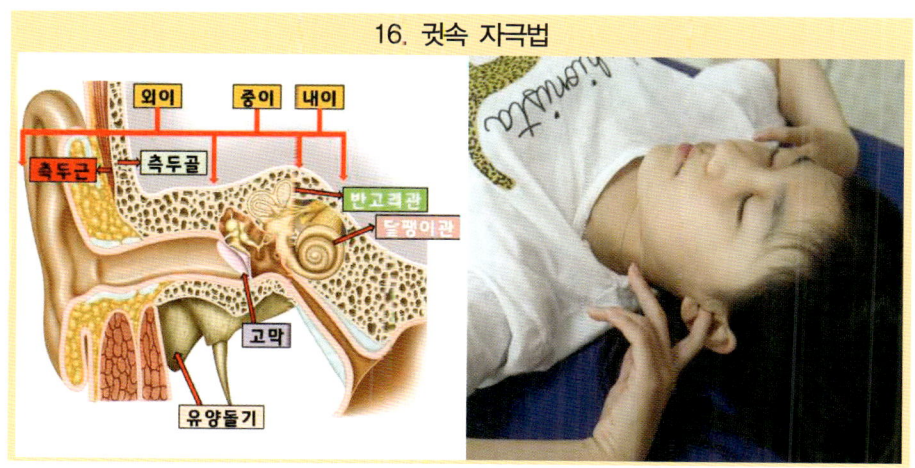

16. 귓속 자극법

17. 십자봉합선(Cruciate suture) 벌리기

입천장을 이루는 뼈는 상악골로 좌우의 뼈가 합쳐져 형성된다. 합쳐진 부위를 십자봉합이라고 하는데 두개골이 움직일 때 이 상악골이 좌우로 미세하게 벌어지고 닫힌다. 십자봉합선 위쪽으로 서골이란 뼈가 있고 이 뼈는 접형골과 연결되어 있다. 십자봉합선에 문제가 생기면 서골 움직임의 제한을 만들고 서골 위쪽에는 시상하부와 뇌하수체가 있는 접형골의 터어키안 움직임에 영향을 줘서 호르몬 분비의 이상이 발생한다.

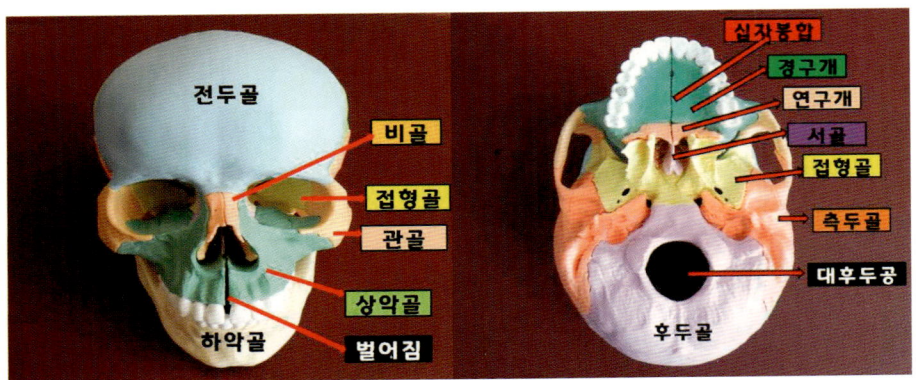

시상하부와 뇌하수체는 호르몬 분비를 조절하는 기관으로 이곳에 문제가 생기면 자연히 갑상선, 부신, 난소, 정소에 문제가 생기게 된다. 호르몬 기관에 문제가 생기는 사람들을 보면 대부분 입천장이 내려 앉아 있거나 연구개를 손가락으로 만져보면 약간 딱딱한 느낌이 든다. 십자봉합선을 벌린 후 연구개를 자극하면 효과가 좋다.

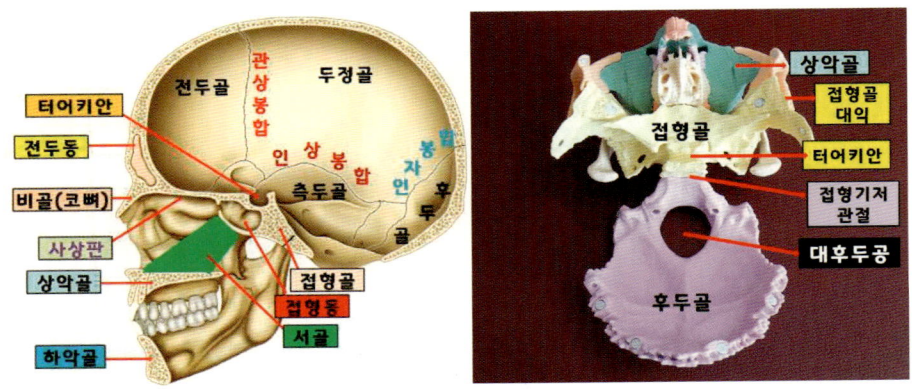

연구개를 너무 세게 만지거나 깊숙이 손가락을 넣으면 구토반사가 나타날 수 있으니

까 너무 깊이는 넣지 않는 것이 좋다. 상악골의 경구개와 연구개를 자극하고 십자봉합선을 자극해서 접형골의 움직임을 좋아지게 하면 호르몬 분비를 촉진시킬 수 있다. 상악골이 여러 가지 이유에 의해 좌우로 벌어질 수 있는데 이럴 경우에 앞니도 벌어지면서 틈이 생기게 된다. 상악골이 벌어지면서 관골을 바깥쪽과 약간 아래쪽으로 밀게 되고 접형골과 측두골이 반대 방향으로 회전하게 된다. 전두골, 두정골, 후두골도 이런 방향으로 변위가 되지만 다른 구조들에 의해 다른 방향으로 변위가 될 수 있다.

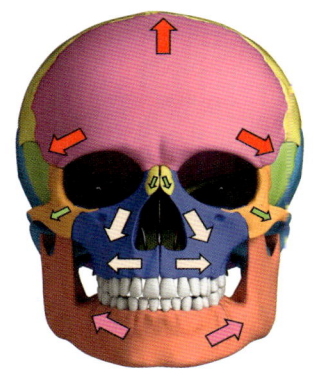 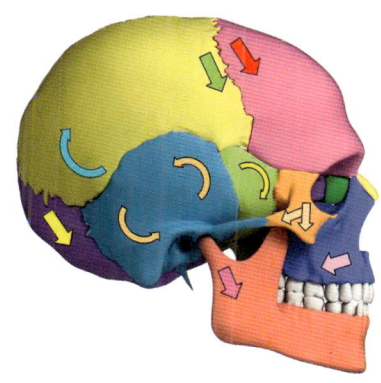

십자봉합선에 문제가 생기면 입을 크게 벌리기 어렵거나 목 근육의 긴장감이 생긴다.

❶ 엄지손가락으로 십자봉합선을 가볍게 마사지한다.
❷ 노란색 화살표 방향으로 엄지손가락을 이용해서 양쪽으로 벌린다.
❸ 경구개 뒤쪽 연구개를 가볍게 마사지한다. 양치질 끝나고 해주면 좋다.

17. 십자봉합선 벌리기

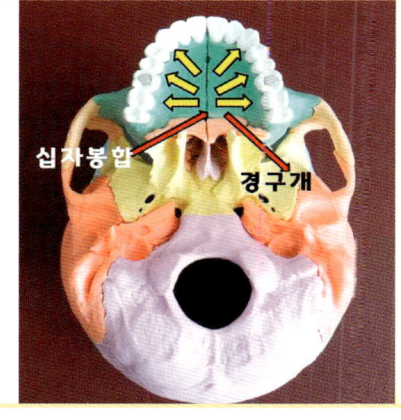 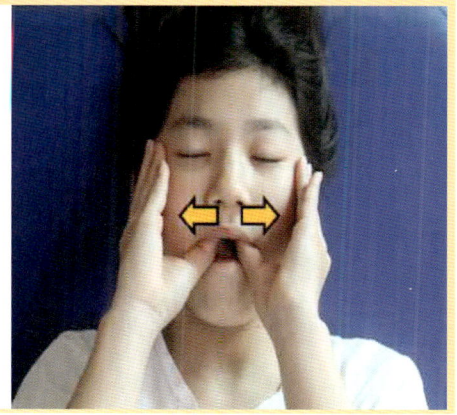

18. 잇몸 자극법

잇몸은 치아를 보호하기 때문에 잇몸이 손상되면 치아도 문제가 생기게 된다.

잇몸을 약하게 하는 이유들은 많이 있는데 여기서는 이갈이에 대해 이야기 하려고 한다. 이갈이를 하는 근본 이유는 두개골을 바로잡기 위해서이다. 두개골이 틀어지면 숨길이 좁아져 산소흡입이 적어지게 되고 혈액 순환과 뇌척수액 순환에 문제가 생기기 때문에 이갈이는 이것을 해결하기 위한 방어기전 중에 하나이다.

매사에 너무 열심히 사는 사람들, 특히 이를 악물고 세상을 살아야 된다고 여기는 사람들은 무의식적으로 입을 악물게 되고 강한 압력을 받은 치아는 빨리 닳게 되고 사각턱이나 턱관절에 문제가 발생하게 된다. 잘 참는 사람들도 주먹을 꽉 쥐거나 입을 꽉 다무는 습관을 가지고 있는데 이럴 경우, 치아교합에 문제가 생기면서 2차적으로 이갈이를 하게 된다. 치아는 수직방향의 힘에는 강하나 이갈이를 하면서 발생하는 수평적인 힘에는 취약하다. 수평적인 힘에 치아가 자극받게 되면 잇몸이 약해지게 되고 잇몸 염증 등에 의한 치과적인 문제가 생기게 된다. 자가두개천골요법으로 두개골 변위를 해결하고 잇몸 자극을 통해 잇몸을 건강하게 하는 방식으로 이갈이를 방지할 수 있다. 잇몸을 자극하는 방법은 아주 중요하기 때문에 양치질을 한 후 십자봉합 벌리기와 잇몸을 자극하는 습관을 가지면 아주 좋다. 평상 시 할 때는 손을 씻고 하는 것이 좋다.

이럴 경우 잇몸과 치아에 문제가 생기고 있는 것이다.
- 특정한 치아에 충치가 잘 생기고 시리다.
- 음식을 먹고 난 후에 치아 사이에 음식물이 잘 낀다.
- 특정 부위의 잇몸이 붓거나 양치질 할 때 피가 난다.
- 치아가 깨진 적이 있다.
- 양치질을 자주 하는데 입 냄새가 많이 난다.
- 치아가 흔들리기 시작한다.
- 입을 벌릴 때 턱에서 소리가 나고 질기고 딱딱한 것을 먹기 힘들다.
- 이를 악물고 이갈이를 한다.

- 아이가 아래턱을 움직이는데 좌우 움직임이 아니라 전후 움직임이 나타난다.
- 음식물을 잘 씹지 못하거나 한쪽으로만 음식물을 씹는다.
- 치아 사이가 점점 더 벌어지고 있다.

❶ 엄지와 검지를 이용해서 치아를 자극한다.
❷ 보통 한손으로 치아 위쪽에 있는 잇몸을 잡고 가볍게 하나씩 누른다.
❸ 잇몸에 통증이 있는 부위는 문제가 있기 때문에 좀 더 자극해준다.

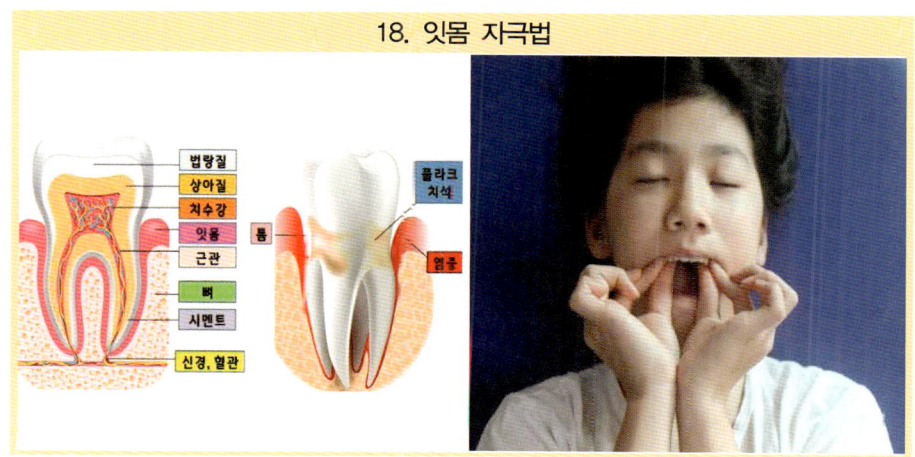

18. 잇몸 자극법

19. 콧속 자극법

코는 호흡기능, 냄새를 맡는 기능, 흡입하는 공기에서 먼지를 걸러내는 기능, 찬 공기를 따뜻하게 데우는 기능, 건조한 공기에 일정한 습도를 공급하는 기능을 한다.

코의 중앙에 수직형태로 위치하고 코를 양쪽으로 나누는 비중격(Nasal septum)이 있는데 대부분의 사람들의 비중격은 약간씩 휘어져 있다. 약간씩 휘어져 있어도 외관상 별 문제는 없다. 비중격이 휘는 경우는 두개골의 비대칭적인 변위, 외상, 압박 등에 의해 발생한다. 비중격이 심하게 만곡되면 숨길이 좁아져 코막힘, 비염, 후비루증후군, 수면장애, 수면 무호흡 등의 증상이 나타날 수 있다. 심하면 수술로 바로 잡는 것이 가장 좋지만 휜 정도가 심하지 않다면 손가락으로 꾸준히 밀어서 어느 정도 펴지게 할 수 있다. 조금만 펴져도 숨길이 넓어져 호흡할 때 많이 편해진다. 산소는 건강에 절대적으로 중요하기 때문에 이런 자극법을 통해서 코 안을 건강하게 하는 것은 아주 좋은 습관이다. 이 방법은 누가 해줄 수 있는 것이 아니기 때문에 혼자서 해야 한다. 필자가 해보니까 세수를 하고 나서 물 묻은 손가락을 코 안으로 넣고 좁은 부분에서 넓은 쪽으로 가볍게 2~3번 밀면 된다. 너무 세게 많이 하면 코 점막이 헐 수 있다.

코는 비강을 통해 들어온 공기에서 작은 입자들을 걸러내는 역할을 하기 때문에 코 안 점막에는 많은 이물질이 묻게 된다. 이런 방법을 통해 코 안도 깨끗해지게 된다.

주의할 점은 손톱으로 점막에 상처를 줄 수 있기 때문에 손톱이 긴 경우 조심하는 것이 좋다. 비중격만곡증이 의심된다면 병원에서 진단과 치료를 먼저 받는 것이 좋다.

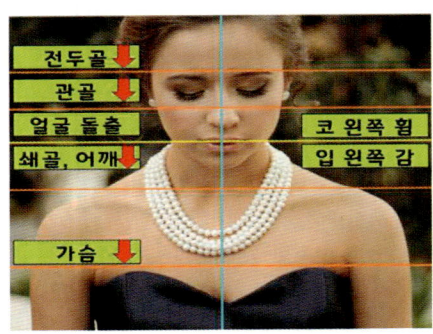
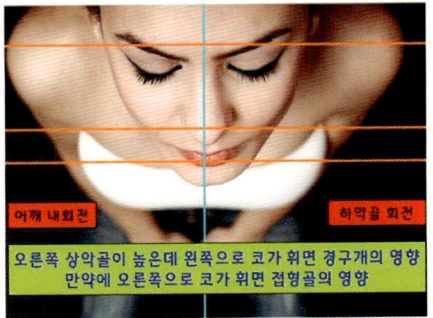

❶ 2번째나 3번째 손가락을 집어넣었을 때 꽉 끼는 콧구멍이 좁은 곳이다.
❷ 세수를 한 후에 새끼손가락으로 코 안쪽, 아래쪽을 부드럽게 누른다.
❸ 새끼손가락으로 콧구멍으로 넣고 긴장된 부분을 가볍게 자극한다.

19. 콧속 자극법

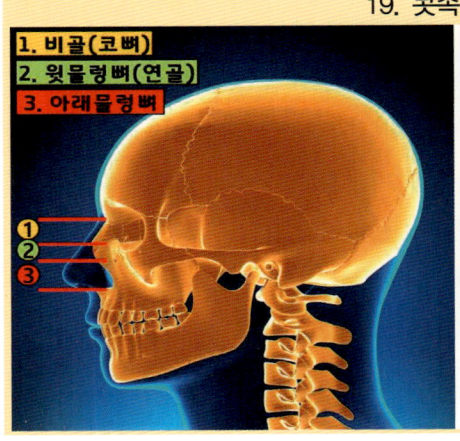
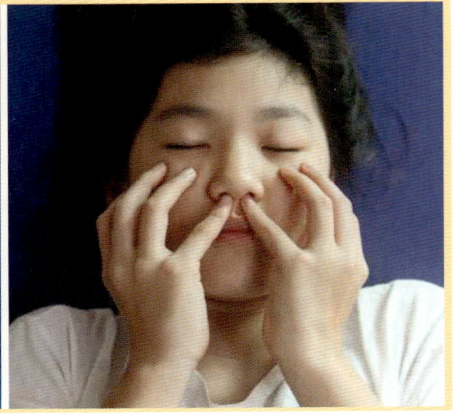

책을 마치면서

이 책의 내용들이 어떤 사람들에게 도움이 될 수 있을 거란 기쁨 마음이 있지만 너무 욕심을 가지고 강하게 자극하면 오히려 문제를 생길 수 있을 거란 약간의 우려감도 있다. 24개월 전의 영유아 아이들에게 이 방법들을 하려면 봉합선 위주로 약하게 마사지를 하듯이 하는 것이 좋다. 대천문이 닫히지 않았을 수도 있기 때문에 조심해야 한다. 약하게 한다고 해서 효과가 없는 것이 아니라는 것을 다시 한 번 강조한다.
자가두개천골요법을 스스로 해보면서 아이들에게 해주는 것이 좋다.
이 책은 임신 중, 출산 과정, 양육 과정에서 잘못된 부분을 지적해서 죄책감을 갖게 하고 부모를 탓하게 하려는 과거지향적인 책이 아니라 과거의 이런 문제들이 건강에 영향을 미칠 수 있다는 것을 인지하고 현재 두개골과 몸을 자극하는 방법을 통해 충분히 극복할 수 있다는 것을 말하고 싶은 미래지향적인 책이다.
태어나서 목 가누기를 잘 못하고 시간이 지나도 눈 맞춤이나 호명반응이 없는 아이,
뒤집기, 배밀이, 네발기기, 앉기, 서기, 걷기가 너무 늦거나 한두 개를 빼먹는 아이,
잠투정이 심하거나 잠을 충분히 자지 못하는 아이,
언어발달이 너무 늦거나 언어표현력이 많이 떨어지는 아이,
감정조절이 안되고 행동통제가 안 되는 아이,
비염, 아토피, 천식 등 각종 질병으로 아픈 아이들이 시간이 지나면 좋아질 수 있지만 시간만 지나갈 수도 있다. 안전하면서 좀 더 적극적인 방법들이 필요하다.
그리고 자신의 아이들이 좀 더 건강하고 커가면서 자신이 행복해할 수 있는 일을 찾게 되고 즐겁게 삶을 살 수 있었으면 하는 바램을 모든 부모들은 가지고 있다.
아이들을 위한 두개천골요법은 아픈 아이들의 질병을 좀 더 빨리 극복할 수 있게 하고 건강한 아이들은 좀 더 건강해지게 하는데 목적을 가지고 있다.
그리고 이 책에서 많은 연구결과를 제시했듯이 어릴 때 경험한 트라우마가 해결되지 않는다면 나이가 먹는다고 해서 없어지지 않는다. 이런 것들이 나의 건강을 해치고 삶을 힘들게 만들기 때문에 현재 삶의 힘듬과 버거움을 가지고 있는 사람들에게 이 책을 권한다. 여기서 제시한 방법들을 통해 충분히 극복 가능하다고 생각한다.

아이들을 위한 두개천골요법

각 단계는 한 번씩 하는 게 좋고 부위마다 좀 다르겠지만 자신의 눈을 눌렀을 때 압박감이 느껴지는 강도로 하면 적당하다. 각 단계는 5~10초 정도를 하고 다른 곳보다 긴장감이 더 느껴지는 곳은 좀 더 자극한다. 예민한 곳은 아이들이 간지러워 하거나 회피할 수 있는데 이곳을 계속 자극하지 말고 다음 단계로 넘어가면 된다. 계속 하다보면 괜찮아질 것이다. 효과적인 시간은 따로 없지만 자기 전에 해주면 더 좋다.

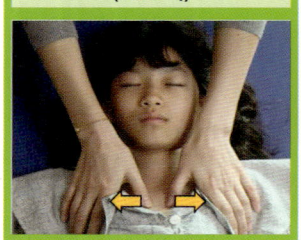
쇄골 양쪽 벌리기
(163쪽)

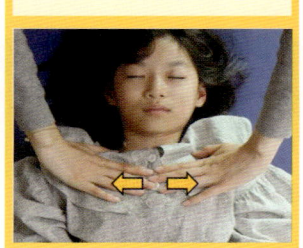
상부 늑골 벌리기

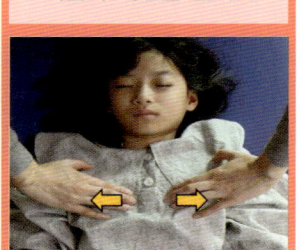
늑골과 늑연골 벌리기

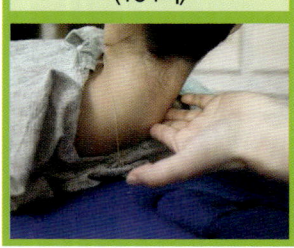
경추7번을 찾는다.
(164쪽)

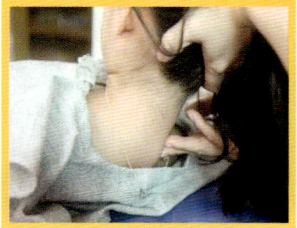
경추7번, 흉추1번 자극한다.

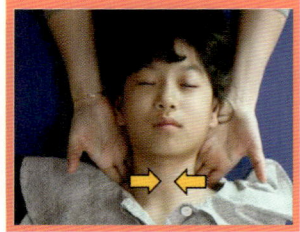
긴장감 있는 쪽을 더 민다.

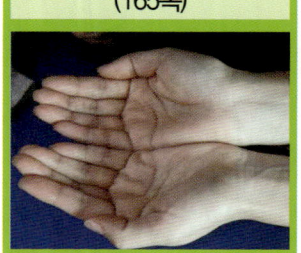
이런 손 모양을 한다.
(165쪽)

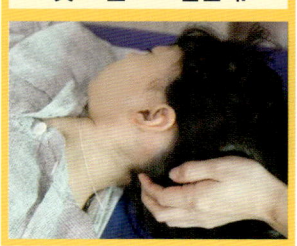
후두골과 경추2번 사이를 찾고 손으로 감싼다.

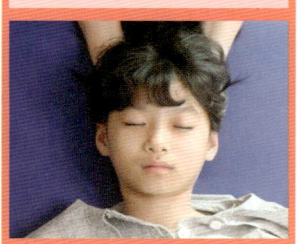
가볍게 위로 당긴다.

화살표 방향으로 인상봉합 마사지(167쪽)	인중·봉합 윗부분을 접촉해서 당긴다.	양쪽을 같이 당긴다.
	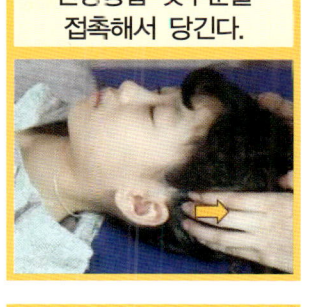	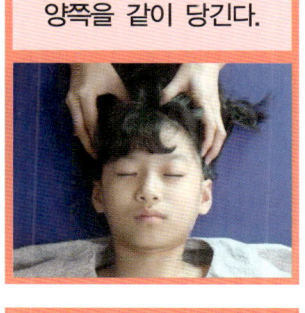
전두골 당기기 (168쪽)	전두골과 비골 분리하기	전두골과 상악골 분리하기
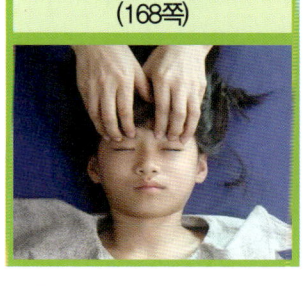	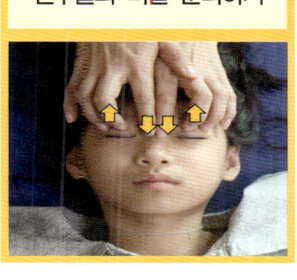	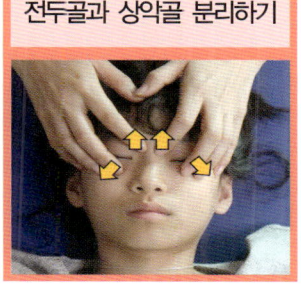
천골에 손바닥을 대기 (170쪽)	척추를 좌우로 흔들기	천골과 극돌기 감압
	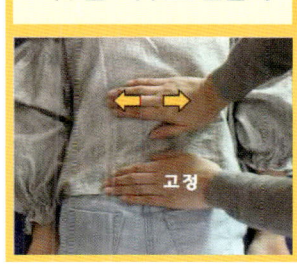	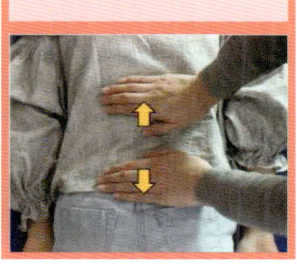
시상봉합선 마사지 (172쪽)	시상봉합선 벌리기	소천문에서 대천문 방향
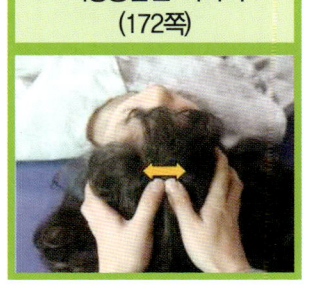	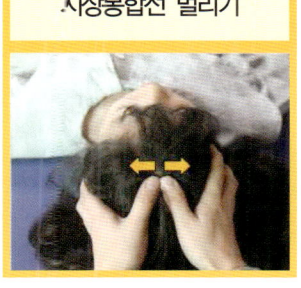	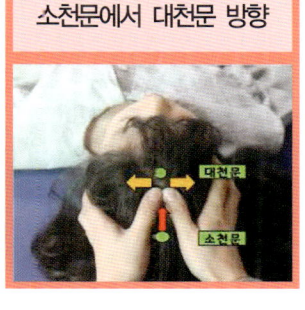

두개천골요법. 자가두개천골요법

전두봉합선 마사지 (173쪽)	전두봉합 벌리기	전두봉합을 따라 녹색 화살표 방향으로
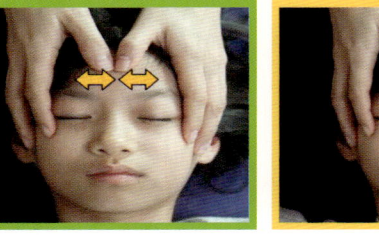		
상악골 벌리기 (174쪽)	상악골과 관골 벌리기	상악골과 윗니 자극
	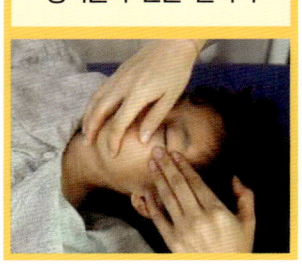	
하악골 가운데 마사지 (175쪽)	하악골 벌리기	치아와 하악골 사이 마사지
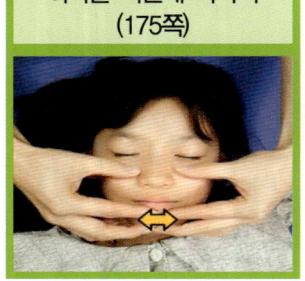	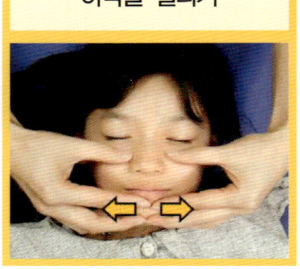	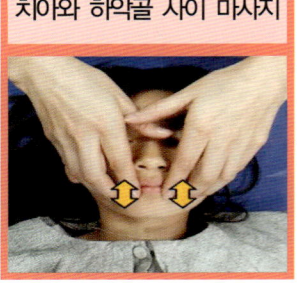
치골결합 벌리기 (177쪽)	치골과 전상장골극 벌리기	양쪽 전상장골극 벌리기
	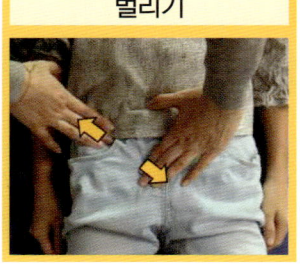	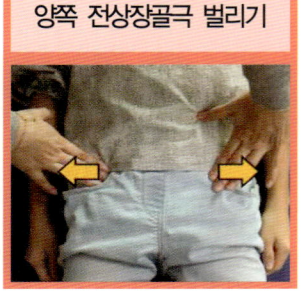

후두유돌봉합 들어올리기 (180쪽) 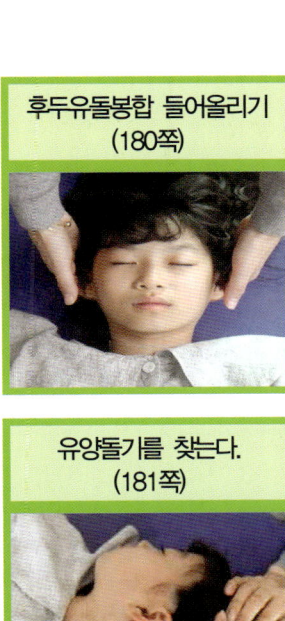	**인자봉합 들어올리기** 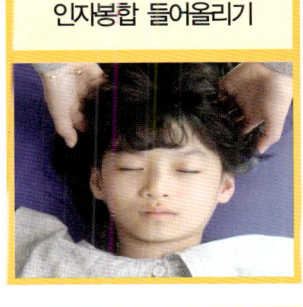	**관상봉합 문지르기** 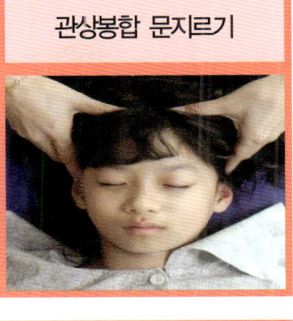
유양돌기를 찾는다. (181쪽) 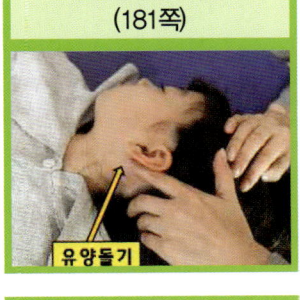	**유양돌기를 움직여본다.** 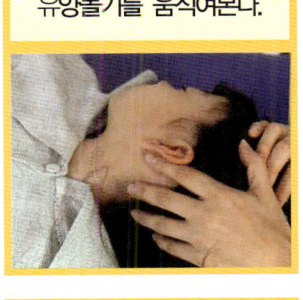	**귀 당기기** 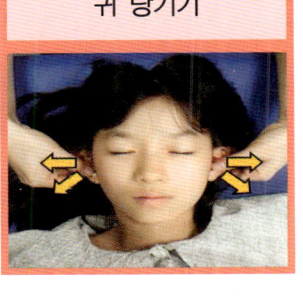
접형골 대익 안쪽으로 밀기 (183쪽) 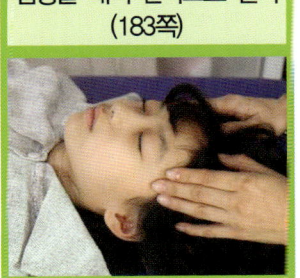	**접형골 대익을 위아래로 움직이기** 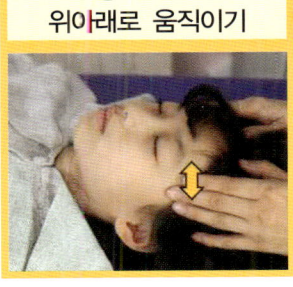	**접형골 대익 들어올리기** 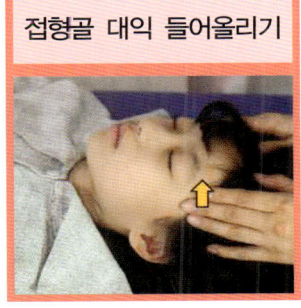
전두골과 관골 벌리기 (184쪽) 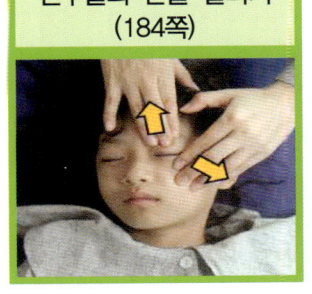	**상악골과 관골 벌리기** 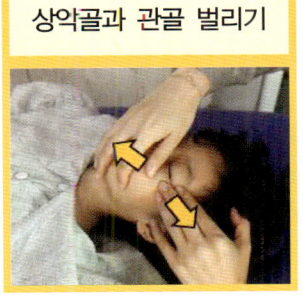	**관골 흔들기** 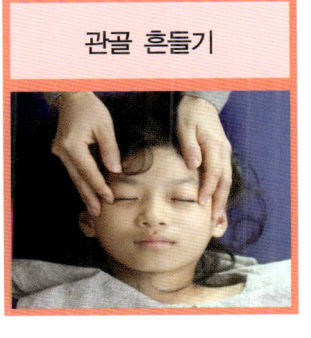

자신을 위한 자가두개천골요법

본문에서 이야기 했듯이 두개골은 다른 내장기와 근육들과 완벽하게 연결되어 있다. 그렇기 때문에 두개골을 자극해서 내장기와 근육의 기능을 조절할 수 있고 두개골을 통해서 건강해질 수 있다. 건강이 나빠지면 얼굴도 붓고 관골(광대뼈)이 더 나오는 것 같고 건강이 좋아지면 얼굴색도 좋아지고 더 예뻐지는 이유와 같다.

순서는 바뀌어도 상관없고 너무 강하게 자극하지 않으면 된다.

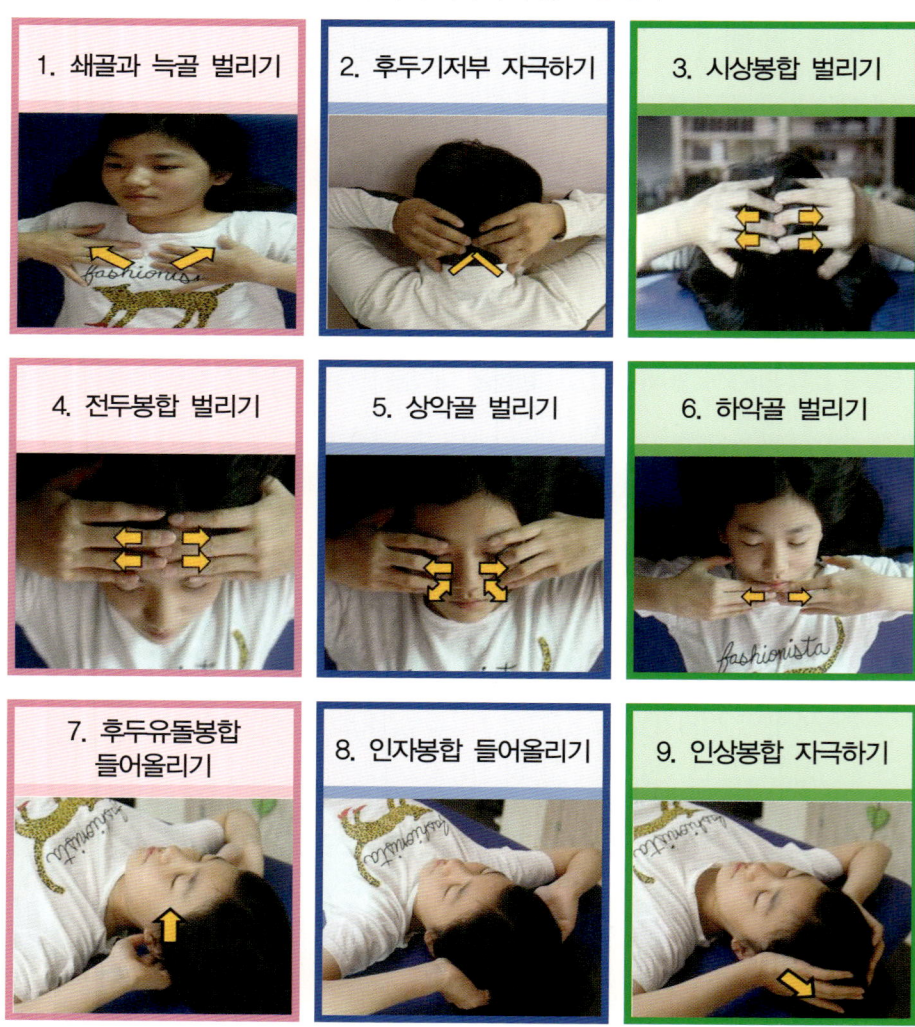

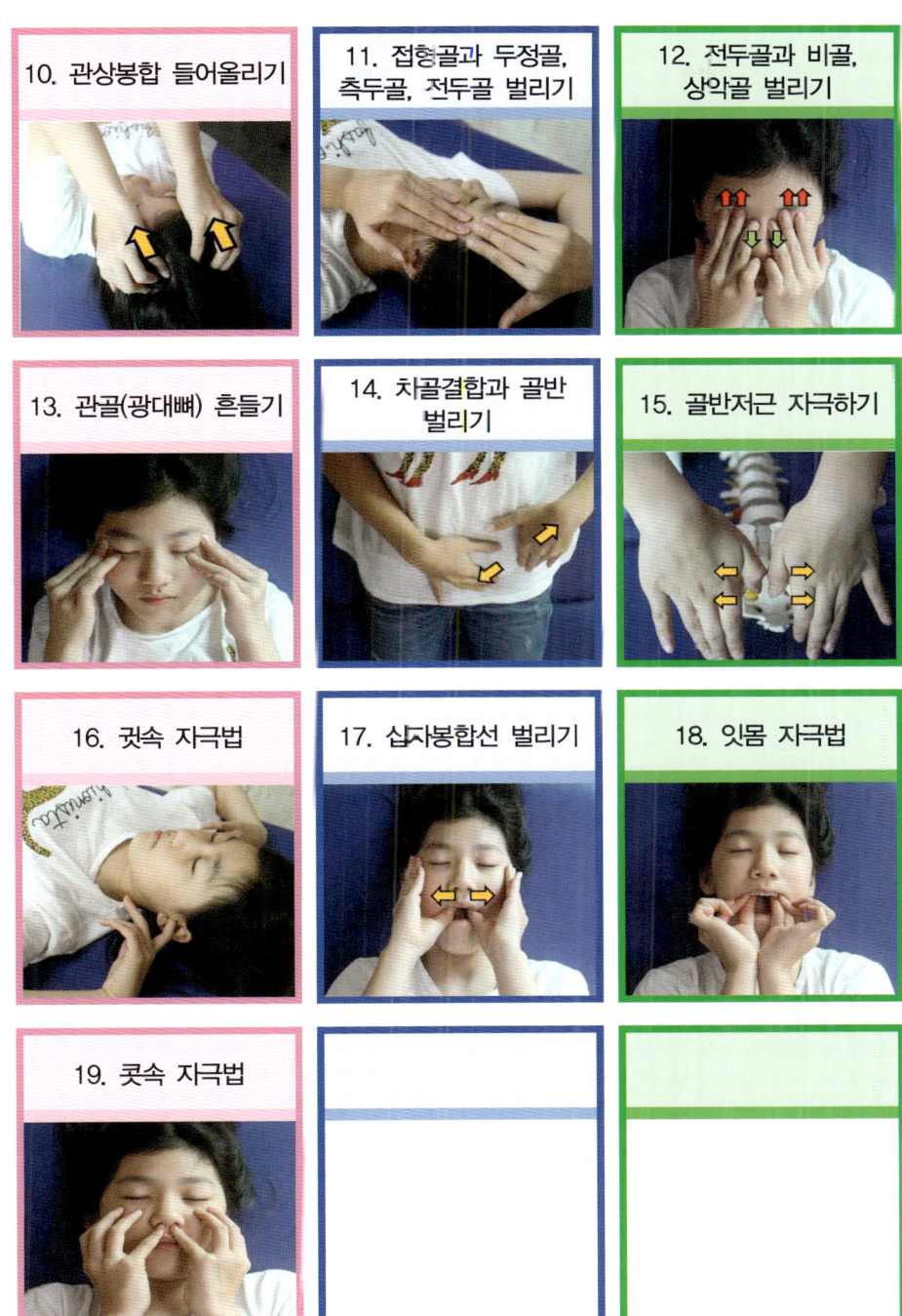